全国中医药行业高等教育"十四五"规划教材

全国高等中医药院校规划教材（第十一版）

中医诊断学

（新世纪第五版）

（供中医学、针灸推拿学、中西医临床医学等专业用）

主　编　李灿东　方朝义

中国中医药出版社

·北　京·

图书在版编目（CIP）数据

中医诊断学 / 李灿东，方朝义主编 . —5 版 . —北京：
中国中医药出版社，2021.6（2025.2 重印）
全国中医药行业高等教育"十四五"规划教材
ISBN 978-7-5132-6849-3

Ⅰ . ①中… 　Ⅱ . ①李… ②方… 　Ⅲ . ①中医诊断学—
中医学院—教材 　Ⅳ . ① R241

中国版本图书馆 CIP 数据核字（2021）第 053769 号

融合出版数字化资源服务说明

全国中医药行业高等教育"十四五"规划教材为融合教材，各教材相关数字化资源（电子教材、PPT 课件、
视频、复习思考题等）在全国中医药行业教育云平台"医开讲"发布。

资源访问说明

扫描右方二维码下载"医开讲 APP"或到"医开讲网站"（网址：www.e-lesson.cn）注
册登录，输入封底"序列号"进行账号绑定后即可访问相关数字化资源（注意：序列号
只可绑定一个账号，为避免不必要的损失，请您刮开序列号立即进行账号绑定激活）。

资源下载说明

本书有配套 PPT 课件，供教师下载使用，请到"医开讲网站"（网址：www.e-lesson.cn）认证教师身份后，
搜索书名进入具体图书页面实现下载。

中国中医药出版社出版

北京经济技术开发区科创十三街 31 号院二区 8 号楼
邮政编码　100176
传真　010-64405721
河北品睿印刷有限公司印刷
各地新华书店经销

开本 889×1194　1/16　印张 14.25　彩插 0.5　字数 390 千字
2021 年 6 月第 5 版　2025 年 2 月第 7 次印刷
书号　ISBN 978-7-5132-6849-3

定价　58.00 元
网址　www.cptcm.com

服 务 热 线　010-64405510　　微信服务号　zgzyycbs
购 书 热 线　010-89535836　　微商城网址　https://kdt.im/LIdUGr
维 权 打 假　010-64405753　　天猫旗舰店网址　https://zgzyycbs.tmall.com

如有印装质量问题请与本社出版部联系（010-64405510）

全国中医药行业高等教育"十四五"规划教材
全国高等中医药院校规划教材（第十一版）

《中医诊断学》
编 委 会

主　编

李灿东（福建中医药大学）　　　　　方朝义（河北中医学院）

副主编

李　峰（北京中医药大学）　　　　　董昌武（安徽中医药大学）

胡志希（湖南中医药大学）　　　　　魏　红（辽宁中医药大学）

成词松（成都中医药大学）

编　委（以姓氏笔画为序）

于志峰（天津中医药大学）　　　　　王郁金（陕西中医药大学）

王香婷（河北中医学院）　　　　　　王雪梅（云南中医药大学）

车志英（河南中医药大学）　　　　　师建平（内蒙古医科大学）

任　健（山东中医药大学）　　　　　刘文兰（首都医科大学）

刘亚梅（广州中医药大学）　　　　　刘晓谷（浙江中医药大学）

关慧波（黑龙江中医药大学）　　　　孙　立（暨南大学中医学院）

杜彩凤（山西中医药大学）　　　　　沈　会（大连医科大学）

沈宏春（西南医科大学）　　　　　　张广梅（青海大学）

张星平（新疆医科大学）　　　　　　陈　锐（长春中医药大学）

陈云志（贵州中医药大学）　　　　　陈少东（厦门大学医学院）

林雪娟（福建中医药大学）　　　　　姜瑞雪（湖北中医药大学）

祝美珍（广西中医药大学）　　　　　贾育新（甘肃中医药大学）

徐　征（南京中医药大学）　　　　　唐利龙（宁夏医科大学）

黄学宽（重庆医科大学）　　　　　　程绍民（江西中医药大学）

燕海霞（上海中医药大学）

学术秘书

王　洋（福建中医药大学）

全国中医药行业高等教育"十四五"规划教材
全国高等中医药院校规划教材（第十一版）

专家指导委员会

名誉主任委员

余艳红（国家卫生健康委员会党组成员，国家中医药管理局党组书记、局长）

王永炎（中国中医科学院名誉院长、中国工程院院士）

陈可冀（中国中医科学院研究员、中国科学院院士、国医大师）

主任委员

张伯礼（天津中医药大学教授、中国工程院院士、国医大师）

秦怀金（国家中医药管理局副局长、党组成员）

副主任委员

王　琦（北京中医药大学教授、中国工程院院士、国医大师）

黄璐琦（中国中医科学院院长、中国工程院院士）

严世芸（上海中医药大学教授、国医大师）

高　斌（教育部高等教育司副司长）

陆建伟（国家中医药管理局人事教育司司长）

委　员（以姓氏笔画为序）

丁中涛（云南中医药大学校长）

王　伟（广州中医药大学校长）

王东生（中南大学中西医结合研究所所长）

王维民（北京大学医学部副主任、教育部临床医学专业认证工作委员会主任委员）

王耀献（河南中医药大学校长）

牛　阳（宁夏医科大学党委副书记）

方祝元（江苏省中医院党委书记）

石学敏（天津中医药大学教授、中国工程院院士）

田金洲（北京中医药大学教授、中国工程院院士）

仝小林（中国中医科学院研究员、中国科学院院士）

宁　光（上海交通大学医学院附属瑞金医院院长、中国工程院院士）

匡海学（黑龙江中医药大学教授、教育部高等学校中药学类专业教学指导委员会主任委员）

吕志平（南方医科大学教授、全国名中医）

吕晓东（辽宁中医药大学党委书记）

朱卫丰（江西中医药大学校长）

朱兆云（云南中医药大学教授、中国工程院院士）

刘　良（广州中医药大学教授、中国工程院院士）

刘松林（湖北中医药大学校长）

刘叔文（南方医科大学副校长）

刘清泉（首都医科大学附属北京中医医院院长）

李可建（山东中医药大学校长）

李灿东（福建中医药大学校长）

杨　柱（贵州中医药大学党委书记）

杨晓航（陕西中医药大学校长）

肖　伟（南京中医药大学教授、中国工程院院士）

吴以岭（河北中医药大学名誉校长、中国工程院院士）

余曙光（成都中医药大学校长）

谷晓红（北京中医药大学教授、教育部高等学校中医学类专业教学指导委员会主任委员）

冷向阳（长春中医药大学校长）

张忠德（广东省中医院院长）

陆付耳（华中科技大学同济医学院教授）

阿吉艾克拜尔·艾萨（新疆医科大学校长）

陈　忠（浙江中医药大学校长）

陈凯先（中国科学院上海药物研究所研究员、中国科学院院士）

陈香美（解放军总医院教授、中国工程院院士）

易刚强（湖南中医药大学校长）

季　光（上海中医药大学校长）

周建军（重庆中医药学院院长）

赵继荣（甘肃中医药大学校长）

郝慧琴（山西中医药大学党委书记）

胡　刚（江苏省政协副主席、南京中医药大学教授）

侯卫伟（中国中医药出版社有限公司董事长）

姚　春（广西中医药大学校长）

徐安龙（北京中医药大学校长、教育部高等学校中西医结合类专业教学指导委员会主任委员）

高秀梅（天津中医药大学校长）

高维娟（河北中医药大学校长）

郭宏伟（黑龙江中医药大学校长）

唐志书（中国中医科学院副院长、研究生院院长）

彭代银（安徽中医药大学校长）

董竞成（复旦大学中西医结合研究院院长）

韩晶岩（北京大学医学部基础医学院中西医结合教研室主任）

程海波（南京中医药大学校长）

鲁海文（内蒙古医科大学副校长）

翟理祥（广东药科大学校长）

秘书长（兼）

陆建伟（国家中医药管理局人事教育司司长）

侯卫伟（中国中医药出版社有限公司董事长）

办公室主任

周景玉（国家中医药管理局人事教育司副司长）

李秀明（中国中医药出版社有限公司总编辑）

办公室成员

陈令轩（国家中医药管理局人事教育司综合协调处处长）

李占永（中国中医药出版社有限公司副总编辑）

张峘宇（中国中医药出版社有限公司副总经理）

芮立新（中国中医药出版社有限公司副总编辑）

沈承玲（中国中医药出版社有限公司教材中心主任）

编审专家组

全国中医药行业高等教育"十四五"规划教材
全国高等中医药院校规划教材（第十一版）

组　长

余艳红（国家卫生健康委员会党组成员，国家中医药管理局党组书记、局长）

副组长

张伯礼（天津中医药大学教授、中国工程院院士、国医大师）

秦怀金（国家中医药管理局副局长、党组成员）

组　员

陆建伟（国家中医药管理局人事教育司司长）

严世芸（上海中医药大学教授、国医大师）

吴勉华（南京中医药大学教授）

匡海学（黑龙江中医药大学教授）

刘红宁（江西中医药大学教授）

翟双庆（北京中医药大学教授）

胡鸿毅（上海中医药大学教授）

余曙光（成都中医药大学教授）

周桂桐（天津中医药大学教授）

石　岩（辽宁中医药大学教授）

黄必胜（湖北中医药大学教授）

前　言

为全面贯彻《中共中央 国务院关于促进中医药传承创新发展的意见》和全国中医药大会精神，落实《国务院办公厅关于加快医学教育创新发展的指导意见》《教育部 国家卫生健康委 国家中医药管理局关于深化医教协同进一步推动中医药教育改革与高质量发展的实施意见》，紧密对接新医科建设对中医药教育改革的新要求和中医药传承创新发展对人才培养的新需求，国家中医药管理局教材办公室（以下简称"教材办"）、中国中医药出版社在国家中医药管理局领导下，在教育部高等学校中医学类、中药学类、中西医结合类专业教学指导委员会及全国中医药行业高等教育规划教材专家指导委员会指导下，对全国中医药行业高等教育"十三五"规划教材进行综合评价，研究制定《全国中医药行业高等教育"十四五"规划教材建设方案》，并全面组织实施。鉴于全国中医药行业主管部门主持编写的全国高等中医药院校规划教材目前已出版十版，为体现其系统性和传承性，本套教材称为第十一版。

本套教材建设，坚持问题导向、目标导向、需求导向，结合"十三五"规划教材综合评价中发现的问题和收集的意见建议，对教材建设知识体系、结构安排等进行系统整体优化，进一步加强顶层设计和组织管理，坚持立德树人根本任务，力求构建适应中医药教育教学改革需求的教材体系，更好地服务院校人才培养和学科专业建设，促进中医药教育创新发展。

本套教材建设过程中，教材办聘请中医学、中药学、针灸推拿学三个专业的权威专家组成编审专家组，参与主编确定，提出指导意见，审查编写质量。特别是对核心示范教材建设加强了组织管理，成立了专门评价专家组，全程指导教材建设，确保教材质量。

本套教材具有以下特点：

1.坚持立德树人，融入课程思政内容

将党的二十大精神进教材，把立德树人贯穿教材建设全过程、各方面，体现课程思政建设新要求，发挥中医药文化育人优势，促进中医药人文教育与专业教育有机融合，指导学生树立正确世界观、人生观、价值观，帮助学生立大志、明大德、成大才、担大任，坚定信念信心，努力成为堪当民族复兴重任的时代新人。

2.优化知识结构，强化中医思维培养

在"十三五"规划教材知识架构基础上，进一步整合优化学科知识结构体系，减少不同学科教材间相同知识内容交叉重复，增强教材知识结构的系统性、完整性。强化中医思维培养，突出中医思维在教材编写中的主导作用，注重中医经典内容编写，在《内经》《伤寒论》等经典课程中更加突出重点，同时更加强化经典与临床的融合，增强中医经典的临床运用，帮助学生筑牢中医经典基础，逐步形成中医思维。

3.突出"三基五性"，注重内容严谨准确

坚持"以本为本"，更加突出教材的"三基五性"，即基本知识、基本理论、基本技能，思想性、科学性、先进性、启发性、适用性。注重名词术语统一，概念准确，表述科学严谨，知识点结合完备，内容精炼完整。教材编写综合考虑学科的分化、交叉，既充分体现不同学科自身特点，又注意各学科之间的有机衔接；注重理论与临床实践结合，与医师规范化培训、医师资格考试接轨。

4.强化精品意识，建设行业示范教材

遴选行业权威专家，吸纳一线优秀教师，组建经验丰富、专业精湛、治学严谨、作风扎实的高水平编写团队，将精品意识和质量意识贯穿教材建设始终，严格编审把关，确保教材编写质量。特别是对32门核心示范教材建设，更加强调知识体系架构建设，紧密结合国家精品课程、一流学科、一流专业建设，提高编写标准和要求，着力推出一批高质量的核心示范教材。

5.加强数字化建设，丰富拓展教材内容

为适应新型出版业态，充分借助现代信息技术，在纸质教材基础上，强化数字化教材开发建设，对全国中医药行业教育云平台"医开讲"进行了升级改造，融入了更多更实用的数字化教学素材，如精品视频、复习思考题、AR/VR等，对纸质教材内容进行拓展和延伸，更好地服务教师线上教学和学生线下自主学习，满足中医药教育教学需要。

本套教材的建设，凝聚了全国中医药行业高等教育工作者的集体智慧，体现了中医药行业齐心协力、求真务实、精益求精的工作作风，谨此向有关单位和个人致以衷心的感谢！

尽管所有组织者与编写者竭尽心智，精益求精，本套教材仍有进一步提升空间，敬请广大师生提出宝贵意见和建议，以便不断修订完善。

国家中医药管理局教材办公室

中国中医药出版社有限公司

2023 年 6 月

编写说明

　　中医诊断学是在中医学理论指导下，研究诊法、诊病、辨证的基本理论、基本知识和基本技能的一门学科，是基础理论与临床各科之间的桥梁。

　　中医诊断学作为中医学专业的一门主干课程，经过 60 多年的教学实践，其教材也经历了多版的修订与完善，已形成较为稳定的课程结构。其主要内容包括绪论、诊法、辨证、中医诊断思维与应用，以及医案与病历书写等。目的是使学习者掌握中医诊断的基本概念、中医诊断的原理和原则；掌握望、闻、问、切四诊，以及八纲、病性、病位辨证的基本知识和基本技能；掌握中医诊断的基本思维与方法，熟悉医案与病历书写的内容、格式和要求。

　　本教材是在全国中医药行业高等教育"十三五"规划教材的基础上，充分借鉴历版教材成功经验精心修订而成。在编写过程中，根据"十四五"规划教材提出的"坚持正本清源，突出中医特色"编写思路，进一步确立了"坚持立德树人核心，夯实中医理论基础，强化中医临床思维，注重理论联系实际，培养学生自主学习能力"的指导原则，重新修订教学大纲，着重在"传承、规范、准确"三方面体现本教材的特色；继续强调整体观念对四诊的指导，进一步理顺辨证与辨病、不同辨证方法、不同证之间的逻辑关系。本教材在保留原教材格式、体例、结构的合理部分之上又进行了适当调整；对"望诊、闻诊、问诊"中的部分内容重新进行了梳理和修订；对各章节内容和文字重新进行校正和补充；并在相关章节增加了课程思政元素等内容。

　　本教材编写分工如下：绪论由师建平、李峰编写；第一章第一、第二节由于志峰、程绍民、李峰编写，第三、第四、第五节由陈少东、王郁金、李峰编写；第二章由王雪梅、魏红编写；第三章第一、第二节由孙立、魏红编写，第三节由张星平、关慧波、任健、陈锐、魏红编写；第四章由祝美珍、沈宏春、杜彩凤、沈会、董昌武编写；第五章由徐征、董昌武编写；第六章由张广梅、林雪娟、贾育新、黄学宽、胡志希编写；第七章第一节一、二、三部分由刘晓谷、唐利龙、刘文兰、胡志希编写，第一节四、五、六部分由燕海霞、刘亚梅、陈云志、胡志希编写，第二至第五节由王香婷、车志英、胡志希编写；第八章由林雪娟、成词松编写；第九章由姜瑞雪、成词松编写。李峰、董昌武、胡志希、魏红、成词松负责统稿工作，李灿东、方朝义负责规划和终审工作。

　　本教材的编写，得到了全国中医诊断学界同行的高度重视和积极参与，历经两次编委会，数次网络信息的传递、修改，以及主编、副主编几轮交叉审稿，最终确定教学大纲和教材内容。此次编写工作突出了理论中医化、用语规范化、文字简练化和教学多元化等特点，体现了传承精华、守正创新的时代要求。

　　本教材数字化工作由李灿东、方朝义负责，编委会成员共同参与完成。

　　本教材凝聚了全体编委及参编单位各位老师的集体智慧，大家尽心尽力，但仍难以尽善尽美，若有疏误之处，敬请各位同道和广大师生提出宝贵意见，以便再版时修订提高。

《中医诊断学》编委会

2021 年 4 月

目　录

绪 论

诊，即诊察了解；断，指分析判断。"诊断"就是通过对患者的询问、检查，以掌握病情资料，进而对患者的健康状态和病变本质进行辨识，并做出概括性判断。

中医诊断学是根据中医学的理论，研究诊法、诊病、辨证的基础理论、基本知识和基本技能的一门学科。它是中医学专业的基础课，是基础理论与临床各科之间的桥梁，是中医学专业课程体系中的主干课程。

一、中医诊断学的发展简史

中医诊断理论和技能的形成可追溯至先秦时期。早在《周礼·天官冢宰》便有"以五气、五声、五色，眡其死生"的记载。春秋战国时期著名医家扁鹊，即可通过"切脉、望色、听声、写形"，而"言病之所在"。《史记·扁鹊仓公列传》记载："今天下言脉者，由扁鹊也。"

马王堆汉墓出土了一批大约成书于战国至秦汉之间的医书，包括《脉法》《阴阳脉死候》和《五十二病方》。其中《阴阳脉死候》被认为是现存最早的诊断专书；而《五十二病方》在对某些疾病的诊治上已展现出辨证论治的雏形。

中医学理论体系的经典著作《黄帝内经》，论述了望神、察色、观形、闻声、问病、切脉等内容，强调诊断疾病必须结合内外因素全面考虑的整体观，并体现出辨病与辨证相结合的诊断思路，为中医诊断奠定了理论基础。《难经》将望、闻、问、切四诊视为神圣工巧的技能，并特别重视脉诊，提出诊脉"独取寸口"的诊脉法，大大简化了诊脉的程序，对后世有很大的影响。

西汉名医淳于意（仓公）创立"诊籍"，记录患者的姓名、居址、病状及方药等内容，作为诊疗的原始资料。东汉伟大医家张仲景总结汉以前有关诊疗的经验，著成《伤寒杂病论》。该书将理、法、方、药有机结合，用以阐释病、脉、证、治，以六经为纲辨伤寒，以脏腑为纲辨杂病，建立了辨证论治的体系，被公认为辨证论治的创始人。《伤寒杂病论》在疾病的分类上基本做到了概念清楚、层次分明，具有很高的理论水平，其模式沿用至今。东汉名医华佗的诊病思想载于《中藏经》，其论症、论脉、论脏腑寒热虚实生死顺逆之法，甚为精当。

晋唐时期涌现许多对诊断进行专门研究的医家，因此产生了许多颇有见地的学术著作，其杰出代表有西晋王叔和所著的《脉经》。该书集汉以前脉学之大成，分述三部九候、寸口、二十四脉等脉法，成为脉理与脉法系统化、规范化的基础，为我国现存最早的脉学专著，影响较为深远，曾被翻译成多种文字，流传到朝鲜、日本、欧洲等地。晋代的有关医籍中，对于传染病、内外妇儿各科疾病的诊断已有比较翔实、具体的记载，如葛洪《肘后备急方》中对天行发斑疮（天花）、麻风等传染病的发病特点和临床症状进行描述和诊断。《肘后备急方》还记载"初唯觉四肢沉沉不快，须臾见眼中黄渐至面黄，及举身皆黄，急令溺白纸，纸即如黄柏染者，此热毒已入内"。这是对黄疸患者进行实验观察的早期记载。

隋代巢元方等编撰的《诸病源候论》，是我国第一部论述病源与病候诊断的专著。全书共分67门，列出包括内科、外科、妇科、儿科、眼科各种疾病的病候1739候，并对病因病机、诊断都有详细记载，同时对传染病、寄生虫病、妇科病、儿科病等的诊断有不少精辟的论述。

宋金元时期，中医呈现百家争鸣的局面，专攻诊断者颇多。这使中医诊断在望诊、脉诊、儿科疾病诊断和病因学等方面都取得了长足的进步。如宋代陈无择的《三因极一病证方论》，是病因辨证理论与方法比较完备的著作。南宋施发的《察病指南》是诊法的专著，重点阐述脉诊，并绘脉图33种，以图来示意脉象。南宋崔嘉彦的《紫虚脉诀》，以浮沉迟数为纲，用四字歌诀形式分类论述28脉。宋元间敖继翁所著《金镜录》，论伤寒舌诊，以舌验证，分12图，为我国现存的第一部舌诊专著，后经元代杜清碧增补为36图，即为现在所见的《敖氏伤寒金镜录》。

金元时期，戴起宗撰《脉诀刊误集解》，对当时脉象阐释中出现的谬误进行指正，对脉学颇有贡献。滑寿的《诊家枢要》为脉诊专著，提出举、按、寻三种指法，载脉30种。刘昉著《幼幼新书》，以图文并用的形式记载了小儿指纹诊法，是现存最早的小儿指纹诊法文献。危亦林的《世医得效方》，论述了危重疾病的"十怪脉"。金元四大家在诊法上也各有特点，刘完素重视辨识病机；李杲重视四诊合参；朱震亨主张从外知内；张从正重视症状的鉴别诊断，如对各种发疹性疾病的鉴别颇为明确。

明清时期，诊法中脉诊与舌诊的发展尤为突出，同时对诊病的原理和辨证的方法有进一步的阐发。

明代张介宾著《景岳全书》，其内容丰富，论述精辟，尤其是"脉神章""十问歌""二纲六变"等论述，对后世的影响甚大。李时珍所撰《濒湖脉学》，取诸家脉学之精华，详述27种脉的脉体、主病和同类脉的鉴别，言简意赅，便于习诵，为后世所推崇。此外，明末李中梓的《诊家正眼》、清代李延罡的《脉诀汇辨》、周学霆的《三指禅》、徐灵胎的《洄溪脉学》、周学海的《重订诊家直诀》等，都是脉诊专著，使脉学得到不断的充实和完善。

舌诊的研究，在清代有突出的成就。这一时期，舌诊著作的共同特点是大多附有舌图，如张登所辑《伤寒舌鉴》，载图120幅；梁玉瑜辑成《舌鉴辨正》，载图149幅。

对于四诊的综合性研究，影响较大者有清代吴谦等撰的《医宗金鉴·四诊心法要诀》，以四言歌诀简要介绍四诊的理论与方法，便于掌握要点。清代林之翰的《四诊抉微》，所论内容全面，注意色脉并重、四诊互参。此外，清代周学海的《形色外诊简摩》、陈修园的《医学实在易·四诊易知》等也都有一定成就。清代汪宏的《望诊遵经》，收集历代有关望诊的资料，说明气色与疾病的关系，从全身各部位的形态、色泽和汗、血、便、溺等各种变化中进行辨证，并预测其顺逆安危，是全面论述望诊的专著。

明清时期对杂病的诊断、辨证虽有深入研究，但该时期最为突出的贡献是深化了对温疫、温热类疾病的认识，创立了新的辨证方法。明代吴又可的《温疫论》提出"戾气"致病的病因说，对温病学说的发展起到极大的推动作用。清代叶天士的《温热论》创立了卫气营血辨证，阐明望舌、验齿、辨斑疹与白㾦在温病诊断中的意义。薛生白的《湿热条辨》对湿热病的病因病机、发病特点、传变规律等进行论述，充实了温病诊察的内容。吴鞠通的《温病条辨》创立了三焦辨证。另外，余师愚的《疫疹一得》、王孟英的《温热经纬》等，记载了丰富的温热类疾病的诊疗经验，完善了温病学的理论体系。

明清时期对于传染病的认识获得了较大的提升，出现不少相关的诊疗专著。如明代卢之颐的《痎疟论疏》，专述疟疾之常症与变症的证治；专论白喉证治的著作有《时疫白喉提要》《白喉全生集》《白喉条辨》等；而《麻科活人全书》《郁谢麻科合璧》《麻证新书》《麻症集成》等，均为论述麻疹的专著；王孟英的《霍乱论》、罗芝园的《鼠疫约编》则对霍乱、鼠疫的诊断与辨证有较详细的论述。

近现代编撰出版的很多中医诊断学专著中，较有代表性的如曹炳章的《彩图辨舌指南》、陈泽霖等的《舌诊研究》、赵金铎的《中医证候鉴别诊断学》、朱文锋的《中医诊断与鉴别诊断学》和《证素辨证学》等。尤其是《中医诊断学》教材的编撰，使中医诊断学的内容更为系统、完整和准确。

随着医学的发展和研究的深入，人们对诊察疾病的方法提出新的要求，如对临床表现不明显的患者，可以借助实验诊断或仪器检测的方法，从宏观到微观，从直接到间接，从定性到定量，使一部分不易为医生感官觉察的病情得以及时发现，为早期诊断及治疗提供依据。为达到中医诊断规范、统一的目的，近些年，来中医界开展了病证规范化研究，统一了病、证诊断术语，制定出各科病、证诊断标准，建立了病、证诊疗体系。为保证望、闻、切诊等资料的客观性，探索性地研发了一些中医诊察的仪器设备，如脉象仪、舌诊仪、色差计等，并且陆续运用声学、光学、电学、磁学等知识和生物医学工程、电子计算机等方面的技术，进行多学科综合研究，以丰富中医诊断技术手段，并取得了一些成就。在辨证方面，朱文锋创立证素辨证的方法，目的是挖掘现有各种辨证方法的本质特征，建立统一的辨证体系，为中医辨证的发展提供了新的思路。

总之，中医诊断学理论体系是中华优秀传统文化的重要组成部分，伴随着中华文明的不断进步和中医学的发展而不断得到充实和完善，在这个过程中，无数医家为之付出辛勤的劳动，同时它的发展也与当代科学技术的发展紧密结合，体现了中医学的"传承精华，守正创新"。随着医学模式从"疾病医学"向"健康医学"的转变，以状态为中心的中医健康认知理论研究必将为中医诊断学的发展提供新的机遇和平台。

二、中医诊断学的主要内容

中医诊断学主要包括诊法、诊病、辨证和病历书写等内容。

（一）诊法

诊法，是中医诊察、收集病情资料的基本方法和手段，主要包括望、闻、问、切"四诊"。

"望诊"是医生运用视觉观察患者的神、色、形、态、舌象、头面、五官、四肢、二阴、皮肤及排出物等，以发现异常情况，了解病情的诊察方法。"闻诊"是医生运用听觉诊察患者的语言、呼吸、咳嗽、呕吐、嗳气、肠鸣等声音，以及运用嗅觉诊察患者发出的异常气味、排出物等的气味，以了解病情的诊察方法。"问诊"是医生询问患者有关疾病的情况、自觉症状、既往病史、生活习惯等，从而了解患者的各种异常感觉及疾病的发生发展、诊疗等情况的诊察方法。"切诊"是医生用手触按患者的脉搏和肌肤、手足、胸腹、腧穴等部位，探测脉象变化及异常征象，从而了解病变情况的诊察方法。

通过四诊所收集到的病情资料主要包括症状、体征和病史。"症状"是指患者对痛苦或不适的自我感受，如头痛、耳鸣、胸闷、腹胀等；"体征"是指医生运用望、闻、切等方法获得的具有诊断意义的客观征象，如面色白、喉中哮鸣、大便腥臭、舌苔黄、脉浮数等。在中医学中，症状和体征又可统称症状，或简称"症"，古代还有将其称为病状、病形、病候者。

症虽然只是疾病所反映的现象，但它是判断病种、辨别证型的主要依据，因而在中医诊断中具有重要的意义。

（二）诊病

诊病，亦称辨病，是以中医学理论为指导，综合分析四诊资料，对疾病的病种做出判断，得出病名的思维过程。

疾病，是在致病因素作用下，机体阴阳失调，脏腑功能失衡，与自然、社会的协调统一遭到破坏的异常状态。每一种疾病往往具有一些共同的特点与发展变化规律。

病名，是对该疾病全过程的特点与规律所做的概括总结与抽象，如感冒、疟疾、痢疾、肺痈、痫病、消渴、滑胎、痛经、麻疹、夏季热、红丝疔、乳癖、脓疱疮、牛皮癣、内痔、股骨骨折、白喉、圆翳内障等都是病名。中医学中，有些疾病采用症状命名，实际上是中医整体思维的体现。

对疾病做出病名诊断，是临床各科讨论的主要内容。因此，中医诊断学只是就疾病诊断的基本方法，以及疾病的命名、分类等做初步介绍。

（三）辨证

"证"是中医学特有的诊断概念。在中医学的历史上及现代文献中，对于"证"的概念和使用不太统一，有以症状为证，如"痛证""厥证"；或称病为证，如"痹证""淋证"；亦有证与证候混称。

当代中医学对于"证"的约定：证是对疾病过程中所处一定（当前）阶段的病位、病性等所做的病理性概括，是指机体对致病因素做出的反应状态，是对疾病当前本质所做的结论。

"证"实际包括证名、证型、证候、证素等概念。

证名：将疾病当前阶段的病位、病性等本质，概括成一个诊断名称，这就是"证名"，如痰热壅肺证、肝郁脾虚证、卫分证、脾肾阳虚证、膀胱湿热证、瘀阻脑络证等，均为证名。

证型：临床较为常见、典型、证名规范或约定俗成的证，可称为"证型"。

证候：证的外候。临床上有时又将证称为"证候"，即证为证候的简称。但严格地说，证候应是指每个证所表现的、具有内在联系的症状及体征。

证素：证的要素，包括病位和病性，即任何复杂的证都是由病位、病性要素组成的。

"辨证"是在中医学理论的指导下，对患者的各种临床资料进行分析、综合，从而对疾病当前的病位与病性等本质做出判断，并概括为完整证名的诊断思维过程。

中医诊断学主要是介绍历史上各种辨证的分类方法，以及由各种辨证方法综合而形成的辨证统一体系、辨证思维和技巧、常见证型的概念及其临床表现。

（四）病历

病历，又称病案，古称诊籍，是对患者的病情、病史、诊断和治疗等情况的翔实记录。

病历也曾被称为医案。医案，是中医记录、解析个案的诊疗全过程的叙议结合的传统临证文本。因此，医案与现代病历在记录的内容、格式要求等方面存在一定差别。

病历是医疗、科研、教学、管理及司法的重要资料。病历书写是临床工作者必须掌握的基本技能，属于中医诊断学的内容之一。

三、中医诊断的基本原理

中医学在形成和发展的过程中，受到我国古代哲学思想的影响，形成了以象思维为特征，具有朴素的唯物辩证法思想的认识论和方法论，采用直观比较的方法从总体上看待自然界和人体生理病理的关系，构成了天人相应、神形相合、表里相关、时空统一的整体观念。

中医学认为，事物之间存在着相互作用和因果联系，人是一个有机的整体，局部和全身是统一的，机体的外部和内部是统一的。因此，疾病变化的病理本质虽然藏之于"内"，但必有一定的症状、体征反映于"外"，局部的表现常可反映出整体的状况，整体的病变可以从多方面表现出来。通过审察其反映于外的各种疾病现象，在医学理论的指导下进行分析、综合、对比、思考，便可求得对疾病本质的认识。

《素问·阴阳应象大论》曰："以我知彼，以表知里，以观过与不及之理，见微得过，用之不殆。"在认识事物时，我们应当采取知己知彼，从外测内，观察事物表现的太过或不及，通过微小的改变看出反常的所在，从而认识事物的本质。这便是中医学诊断病证的基本原理。

（一）司外揣内

外，指因疾病而表现出的"症"，包括症状、体征；内，指脏腑等内在的状态和病理本质。由于"有诸内者，必形诸外"，故《灵枢·论疾诊尺》说"从外知内"，就是说通过诊察其外部的征象，便有可能测知内在的变化情况。

《灵枢·本脏》说："视其外应，以知其内脏，则知所病矣。"这说明脏腑与体表是内外相应的，观察外部的表现，可以测知内脏的变化，从而了解疾病发生的部位、性质，认清内在的状态和病理本质，便可解释显现于外的证候。《丹溪心法·能合色脉可以万全》总结说："欲知其内者，当以观乎外；诊于外者，斯以知其内。盖有诸内者形诸外。"

（二）见微知著

"见微知著"，语出《医学心悟·医中百误歌》。微，指微小、局部的变化；著，指明显的、整体的情况。见微知著，是指机体的某些局部的、微小的变化，常包含着整体的生理、病理信息，局部的细微变化常可反映出整体的状况，整体的病变可以从多方面表现出来。通过这些微小的变化，可以测知整体的情况。中医对脉、面、舌、耳等的诊察，都是这一原理的体现。

例如，《灵枢·五色》将面部分为明堂、阙、庭、蕃、蔽等部，而在其中头面、手足、脏腑、胸背等整个人体皆有相应的分属部位，称之为"此五脏六腑肢节之部也，各有部分"。这是察面部以知全身病变的具体描述。

又如脉诊，《素问·五脏别论》便有"气口何以独为五脏主"之说，《难经·一难》更强调"独取寸口，以决五脏六腑死生吉凶之法"，并得到历代医家的认可。于是，详察寸口脉的三部九候以推断全身疾病的方法，一直沿用至今。

另外，诸如耳为宗脉之所聚，耳廓的不同部位能反映全身各部的变化；舌为心之苗，又为脾胃的外候，舌与其他脏腑也有密切联系，故舌的变化可以反映脏腑气血的盛衰及邪气的性质；五脏六腑之精气皆上注于目，故目可反映人体的神气，并可察全身及脏腑的病变等。

临床实践证明，某些局部的改变，确实有诊断全身疾病的意义。因而有人提出，中医学含有当代"生物全息"的思想，认为人体的某些局部可以看做脏腑的"缩影"。

（三）以常衡变

常，指健康的、生理的状态；变，指异常的、病理的状态。以常衡变，是指在认识正常的基础上，辨别、发现太过、不及的异常变化。

《素问·玉机真脏论》说:"五色脉变,揆度奇恒。"意思就是通过对色、脉的诊察比较,来揣测推断正常与否。要认识客观事物,必须通过观察比较,才能知常达变。中医望色、闻声、切脉等用以诊断病变,均含有这方面的原理。

健康与疾病,正常与异常,色泽的不同,脉象的虚、实、细、洪,都是相对的,是通过观察比较而做出的判别。诊断疾病时,一定要注意从正常中发现异常,从对比中找出差别,进而认识疾病的本质。这也就是所谓以我知彼,以观太过不及之理的诊断原理。

(四)因发知受

"发"指人在疾病中出现的证候表现,"受"指感受的邪气和机体的反应状态。因发知受,是根据机体在疾病中所反应的证候特征,确定是寒是热,是风是湿,这种寒、热或风、湿,不是根据气候变化或气温、湿度高低做出判断。各种外来的邪气作用于人体后,是否发病取决于邪正斗争的结果。邪气的性质主要是通过对证候的辨别确定的,如天气突然变化,并非所有的人都会感受外邪,是否感受外邪、感受何种邪气,主要是由机体的反应能力、反应状态决定的,必须通过人体表现的证候做出判断。正如清代钱潢《伤寒溯源集》言:"外邪之感,受本难知,发则可辨,因发知受。"

中医学这种探求病因的方法,称为"审症求因"。《伤寒论》说"观其脉证,知犯何逆",即通过审察临床所表现的证候推求疾病发生发展的内在机制和本质。这与西医学通过检测病原体而判断疾病的病因和病理,在思维和诊断依据上有着本质的区别。

四、中医诊断的基本原则

中医学整体观念认为人体是一个内外协调统一的有机整体,这种统一不仅存在于机体自身结构与功能方面,而且存在于对自然界与社会的适应调节能力方面。因此,中医诊断在诊察局部的同时,还要注意全身状况,并充分考虑自然与社会环境等因素可能对人体产生的影响。当医生面对错综复杂的病情,千变万化、纷纭复杂的临床表现,若要抓住疾病的本质,对病、证做出正确判断,除了应熟悉中医学的理论与知识外,还要遵循中医诊断的基本原则。

(一)整体审察

整体、联系的观点,是中医诊断时强调整体审察的认识论基础。由于人是一个有机的整体,内在的脏腑与体表的形体官窍之间是密切相关的;人体又受到社会环境和自然环境的影响。当人体脏腑、气血、阴阳协调,能适应社会、自然环境的变化,便表现为身心健康的状态;当内外环境不能维持在一定范围内的和谐统一,便可能发生疾病。人体一旦患病,局部的病变便可影响全身;精神的刺激可导致气机甚至形体的变化;而社会、自然环境适应能力的降低必然产生脏腑、气血、阴阳的失调。因此,任何疾病都是整体功能状态失调在全身或局部的反应。

整体审察的含义,一方面是在通过诊法收集患者的临床资料时,必须从整体上进行多方面考虑,而不能只看到局部的征象。不仅要对局部的病状进行详细的询问、检查,而且要通过寒热、饮食、二便、睡眠、精神状况、舌象、脉象等,了解全身的情况,还要了解病史、家庭、环境、时令、气候等机体以外可能对疾病产生影响的因素。只有全面、系统、准确、动态地收集临床资料,才能做出正确的诊断。另一方面是在对病情资料进行分析时,要求注重整体性,综合判断。既不能简单地把人分割成一个个"系统",只顾一点,不及其余,也不能只注意到当前的、局部的、明显的病理改变,而忽视了时、地、人、病的特殊关系,一定要站在整体的高度,从疾病的前因后果、发展演变上综合考虑。

（二）四诊合参

"四诊合参"，是指四诊并重，诸法参用，综合考虑所收集的病情资料，有利于得出准确的诊断。

疾病是一个复杂的过程，其临床表现可体现于多个方面且千变万化，而望、闻、问、切四诊是从不同的角度了解病情和收集临床资料，各有其独特的方法与意义，不能互相取代；若仅以单一的诊法进行诊察，势必造成资料收集的片面性，对诊断的准确性产生影响。因此，若要保证临床资料的全面、准确、详尽，必须强调诊法合参。正如《濒湖脉学》所说："上士欲会其全，非备四诊不可。"《四诊抉微》也说："然诊有四在，昔神圣相传，莫不并重。"

医生若对望诊或脉诊等单一诊法有精深的研究和专长，值得称道，但若独以某法为重而忽视其他诊法，甚至以一诊代替四诊，则不可取。张仲景批评说："省疾问病，务在口给。相对斯须，便处汤药。按寸不及尺，握手不及足，人迎趺阳，三部不参……明堂阙庭，尽不见察，所谓窥管而已。夫欲视死别生，实为难矣。"医生不能全面了解病情，便难以做出正确的诊断。

实际上，临床诊察过程中四诊资料具有相互参照、印证、补充的作用，收集时难以截然分开，往往望时有问、有闻，按时也有望、有问等。例如对排出物的诊察，往往是既要望其色，又要闻其气，还要问其感觉。又如在腹诊时，既要望其腹之色泽形状，又要叩之听其声音，还要按而知其冷热、软硬，并问其喜按、拒按等。古人称之"望而知之谓之神，闻而知之谓之圣，问而知之谓之工，切脉而知之谓之巧"。临床诊病时，有时是望色在先，有时是闻声在先，有时是问病在先，应根据具体情况而定。通过相互参照，判断需进一步检查的内容，而并非按照固定的顺序按部就班地进行。

（三）病证结合

在中医学中，"病"与"证"是密切相关的不同概念。

病是对疾病全过程的特点与发展变化规律所做的概括，证是对疾病当前阶段的病位、病性等所做的结论。病注重贯穿于整个疾病的基本病理变化，即从疾病发生、发展全过程纵向把握病情；证着眼于疾病某一阶段机体反应状态的病理变化，即从横向认识病情。辨病的目的是从疾病全过程、特征上认识疾病的本质，把握疾病的基本矛盾；辨证的目的则重在从疾病当前阶段的表现中判断病变的位置与性质，抓住当前的主要矛盾。由于"病"与"证"对疾病本质反映的侧重面有所不同，故中医学强调要"辨病"与"辨证"相结合，有利于对疾病本质的全面认识。

临床进行思维分析时，既可先辨病再辨证，也可先辨证再辨病。如果通过辨病而确定了病种，根据该病的一般演变规律往往也提示了常见的证型，以及基本病理的特点，并可通过辨证判断病情的轻重、缓急与转归。而当疾病的特征性反应不够充分时，可通过辨证先给予患者及时、有效的治疗，再通过观察病情变化，发现疾病的本质，从而明确疾病的诊断。这也从另一个角度体现医生要有对患者高度负责的职业精神。

（四）动静统一

由于疾病是发展变化的，在疾病的发生、发展变化过程中，人体的正气不断地与邪气进行抗争，以期恢复机体阴阳的动态平衡，症状的有无、轻重的变化，往往提示着病情的轻重、缓急与转归。通常情况下，一种疾病具有贯穿始终相对固定的基本病理，其发展演变有其相对的稳定性，是其"静"的一面；但由于个体差异和环境、气候、季节等因素的不同，在疾病的不同阶段，又有其不同的证候变化，是其"动"的一面。例如，感冒的基本病理是外邪侵犯肺卫，一般常见有表证，如果表证未及时治疗，邪气可由表入里，在邪气入里的过程中，由于正气强弱的不同，可以产生多种变化趋势，如寒邪可以化热，形成里热证；表证不解可转化为里证或形成表里同病；实证可以转化为虚证或虚实夹杂等。中医的辨证思维充分体现了对健康状态的动态把握，因此，在明确疾病诊断的同时，要注意观察证候的变化，把握病情发展的趋势，及时调整治疗的法则和方案。

五、学习中医诊断学的方法

中医诊断学是集理论性、实践性和科学性为一体的一门学科。它运用中医基本理论、基本思维和基本技能对疾病进行诊断，既有理论知识，又有实际操作，还强调运用中医的临床思维。因此，学习中医诊断学，必须培养正确的学习方法。

（一）注意中医诊断基础理论的学习

中医诊断基础理论是中医诊断和辨证思维的基础，中医诊断学是中医基础理论的延伸和连接临床的桥梁，二者密不可分。如中医诊断学中有关神、色的生理病理基础，舌象、脉象的临床意义，病性辨证，脏腑的证候特点等，都运用到阴阳五行、精神气化、脏腑经络、病因病机等基础理论。因此，要学习掌握好中医诊断的基本技能，必须要以了解、掌握中医基础理论为前提，而后才有可能灵活运用、举一反三。反之，便不能对四诊所收集的临床资料按照中医学理论进行归纳、分析，也不能确定其相互间的病理生理联系及其临床意义，更无法得出准确的诊断结果。所以，学习中医诊断学必须在系统掌握本门课程的基本理论、基本知识的同时，进一步提高中医基础理论水平。只有通过不断学习，真正做到融会贯通，才能提高学习效果，为提高临床诊断水平打下坚实的基础。

（二）注重中医临床思维的培养

中医思维方法是中医理论体系与临床实践的核心，从运用四诊收集病情资料进行分析开始，到再观察、再分析，最终形成病、证判断结论的完整认识过程，是在中医思维指导下完成的，是从感性认识到理性认识的飞跃，是医学理论知识和临床思维的综合运用。临床诊断的正确与否，是一个医生的专业水平的反映，也是其观察能力和临床思维能力的表达。因此，除了医生的医学理论与知识水平的不足或欠缺外，思维能力的低下，也将影响其收集病情资料的完整性、可靠性，以及诊断结果的正确性。所以，要提高临床诊断水平，除了要有渊博的医学理论与知识外，还要学习经典著作、中国古代哲学，以及辩证法、逻辑学、系统科学等知识，更要注意思维方法、思维方式的锻炼和培养，学会从不同角度和整体的高度，全面客观地观察问题、分析问题和解决问题，避免主观、片面、机械、孤立地看待问题、分析问题。

（三）强化临床实践与技能训练

中医诊断学既有理论性，又有实践性。临床病证错综复杂、千变万化，不可能像书本上所描述的那样单纯、固定，患者也不可能照章陈述，如果没有临床实践与严格的技能训练，即便相关知识背诵得滚瓜烂熟，但在临床实践中依然无法正确理解患者的表述，不能透过现象看本质。只有通过不断的实践，才有可能做到去伪存真、去粗存精。前人说"熟读王叔和，不如临证多"，阐明了理论必须同实践相结合的道理，更强调了临床实践在学习中医诊断中的重要意义。由此可见，技能训练与临床实践是成为合格中医必不可少的重要环节，也是马克思主义所强调的实践出真知的具体体现。所以，医学生一定要主动、积极地参与训练和实践，在实践中要勤练基本功，严格要求，规范操作，反复练习，并注意不断地总结经验教训；在与患者的接触中，还应注意交流沟通能力的培养，注重人文关怀，对患者做到态度和蔼、体贴爱护、耐心细致；通过模拟训练和临床实践，加深对理论与知识的理解和掌握，并有意识地加强诊察方法、辨证分析和病历书写等基本技能训练，养成严谨的学风和高尚的医德医风，才可能不断提升自己的能力和水平。

上　篇

扫一扫，查阅本章数字资源，含PPT、音视频、图片等

　　望诊，是指医生通过视觉对人体的全身、局部及排出物等方面进行有目的的观察，以了解健康状况，测知病情的方法。望全身情况包括望神、色、形、态四个方面，望局部情况包括望头面、五官、颈项、躯体、四肢、二阴及皮肤等，望舌包括望舌质、舌苔等，望排出物包括望分泌物、呕吐物及排泄物等。另外，儿科尚有望食指络脉的专门诊法。

　　由于人的视觉在认识客观事物中发挥着重要的作用，因而望诊作为四诊之首，在诊法中必然占有极其重要的地位，故《难经·六十一难》云："望而知之谓之神。"中医学理论认为，人是一个有机的整体，内在脏腑、经络、气血及津液等的生理状态和病理变化，必然会通过外在的表现反映出来。因此，观察人体全身、局部等方面的变化，不仅可以了解机体的健康状况，还可作为判断脏腑、气血等病理变化的依据。正如《灵枢·本脏》所说："视其外应，以知其内脏，则知所病矣。"

　　临床诊病过程中，医生一定要认真负责，仔细观察，并注意在日常生活中培养和训练自己的观察能力，不断地积累经验，使望诊技巧日臻熟练，以提高诊察水平。同时，在望诊实际操作过程中，还应注意以下几个方面：①光线充足，避免干扰。望诊最好在白天充足的自然光线下进行，若自然光线不足，则可采用日光灯，而不宜采用有色灯光。对夜诊的患者，必要时白天再进行复诊，尽量避免因光源及室温高低的干扰而造成误诊。②充分暴露，排除假象。诊察时应充分暴露受检部位，以便能完全、清楚地进行观察。注意细微之处，以免遗漏；注意排除因化妆、染发、整容或衣着等因素造成的假象；同时也要注意保护患者的隐私。③以常衡变，动态观察。要熟悉各部位组织的正常表现特点，以及某些生理性变异的现象，对所查部位的个别征象与整体病情不符的情况，应进一步深入了解、认真分析，以排除非病理性因素的影响；对某些变化迅速和危重的病证，还需注意动态地进行观察，为及时判断疾病变化提供准确的依据。④有机结合，综合判断。临证时不可机械、孤立地对待全身望诊与局部望诊，而应在整体观念指导下，将两者有机结合，综合观察。也不能以望诊代替其他诊法，因为单凭望诊所获取的信息往往不够全面，要注意结合其他三诊进行综合判断。

第一节　全身望诊

　　全身望诊又称整体望诊，指医生通过对患者的神气、色泽、形体及姿态等进行整体观察，借以了解机体精气的盛衰、脏腑功能的强弱，作为辨别疾病性质、推断病情预后的依据。

一、望神

（一）神的概念

神，是人体生命活动的总称，是对人体生命活动外在表现的高度概括。神的含义有广义、狭义之分。广义之神，即"神气"，指脏腑功能活动的外在表现；狭义之神，即"神志"，指人的意识、思维、情志活动。

望神，是指通过观察人体生命活动的整体表现来判断健康状态、了解病情的方法，既包括对脏腑功能活动表征的观察，也包括对意识、思维、情志活动状态的审察，是对神气与神志的综合观察判断。

（二）望神的原理及意义

神的产生来源于先天之精，即父母之精的结合孕育了生命，才产生了神。《灵枢·本神》指出："故生之来谓之精，两精相搏谓之神。"同时，神又必须依赖后天水谷精气的不断充养，才能维持健旺的神气状态，故《灵枢·平人绝谷》说："神者，水谷之精气也。"其次，气、血、津液等精微物质，均是神的物质基础，只有当气血津液充足，脏腑组织功能正常，人体才能表现出良好的神气状态。正如《素问·六节藏象论》所说："气和而生，津液相成，神乃自生。"《灵枢·营卫生会》亦云："血者，神气也。"再则，神作为机体生命活动的外在表现，不能离开人的形体而独立存在，有形才能有神，形健方可神旺，此即《素问·上古天真论》所谓"形与神俱"之意。由此可见，神的产生与人体精气、脏腑功能及形体的关系十分密切，精气是神的物质基础，神是精气的外在表现。若体健神旺，则说明精气充足，津血调匀，抗病力强，即使有病也多属轻病，预后较好；若体弱神衰，则说明精气亏虚或津血损伤，抗病力弱，有病多重，预后较差。因此，《素问·移精变气论》说："得神者昌，失神者亡。"

（三）望神的主要内容

神作为人体生命活动状态总的体现，其表现可以通过人的目光神情、面色表情、语言声音、体态举止、呼吸气息、舌象及脉象等诸多方面彰显于外，其中尤以两目、面色、神情及体态的表现为观察的重点。

1. 望神的重点

（1）两目　《医原·望病须察神气论》云："人之神气，栖于二目。"这说明两目最易传神。因为，目为五脏六腑精气汇聚之地，《灵枢·大惑论》说："五脏六腑之精气，皆上注于目而为之精。"目系通于脑，其活动直接受心神支配，《灵枢·大惑论》说："目者……神气之所生也。"所以，观察两目对于望神显得尤为重要。一般而言，若目光炯炯，精彩内含，两眼运动灵活，为有神，说明脏腑精气充足；若目无光彩、晦暗，两眼运动呆滞，为无神，说明脏腑精气虚衰。

（2）面色　人体面部皮肤的色泽，亦是神气外现的重要征象。心主藏神，其华在面，故面部皮肤的颜色及光泽的变化，能较为准确地反映心神健旺与否。皮肤荣润，红光满面，为神气充盛之象；皮肤枯槁，面色晦暗，乃神气衰败之征，故《医门法律·望色论》说："色者，神之旗也，神旺则色旺，神衰则色衰，神藏则色藏，神露则色露。"

（3）神情　所谓神情，是指精神意识和面部表情的综合体现，是心神和脏腑精气盛衰的外在表现。心为五脏六腑之大主，心神为人体生命活动的主宰，若神志清晰，思维有序，表情自然，表明心神健旺，脏腑精气充盛；反之，若神识不清，思维紊乱，表情淡漠，表明心神已衰，脏腑精气虚衰。

（4）体态　人体的形体动态也是反映神之盛衰的主要标志之一，因为形体的强弱胖瘦、动态的自如与否，均与脏腑精气的盛衰密切相关。凡形体丰满，动作敏捷，转摇自如者，多属精气充盛；若消瘦枯槁，动作迟缓，转侧艰难者，多属精气衰败，脏腑精气虚衰。

此外，临床察神除上述重点观察方面外，还需结合其他诊法，对语言、呼吸、舌象、脉象等进行综合判断，即所谓"声贵有神""舌贵有神"及"脉贵有神"等。

2. 神的判断　临床上一般将神的表现概括为得神、少神、失神、假神及神乱五类，作为判断病情的轻重、预后的重要依据。

（1）得神　又称"有神"，临床表现为神志清楚，语言清晰；目光明亮，精彩内含；面色红润，表情自然；肌肉不削，体态自如；动作灵活，反应灵敏；呼吸均匀。得神说明精气充盛，体健神旺，是健康的表现；若病而有神，则表明脏腑功能不衰，正气未伤，病多轻浅，预后良好。

（2）少神　又称"神气不足"，临床表现为精神不振，嗜睡健忘；目光乏神，双目少动；面色淡白少华；肌肉松弛，倦怠乏力，动作迟缓；气少懒言，食欲减退。少神多由正气不足，精气轻度损伤，脏腑功能减退所致，多见于轻病或疾病恢复期的患者；素体虚弱者，平时亦多出现少神。

（3）失神　又称"无神"，可见于久病虚衰或邪实神乱的重病患者。

精亏神衰而失神：临床表现为精神萎靡，意识模糊；目暗睛迷，瞳神呆滞，或目翻上视；面色晦暗无华，表情淡漠；肌肉瘦削，大肉已脱，动作失灵；循衣摸床，撮空理线；呼吸异常，气息微弱，提示人体精气大伤，脏腑功能严重受损，机能衰竭，预后不良。

邪盛扰神而失神：神昏谵语或昏愦不语，舌謇肢厥；或猝倒神昏，两手握固，牙关紧急，二便闭塞，多因邪陷心包，内扰神明，或因肝风夹痰，蒙蔽清窍，皆属病情危重。

（4）假神　是指久病、重病患者，精气本已极度衰竭，突然出现神气暂时"好转"的假象，并非佳兆，古人喻为"回光返照""残灯复明"，如本已神识不清，却突然精神转佳，语言不休，想见亲人；本已目光晦暗，却突然目似有光而浮露；本已面色晦暗枯槁，却突然颧赤如妆；本已久病卧床不起，却忽思下床活动；本来毫无食欲或久不能食，而突然食欲大增或主动索食。假神说明脏腑精气极度衰竭，正气将脱，阴阳即将离决，常为临终前的征兆。

得神、少神、失神、假神的临床表现鉴别见表1-1。

表1-1　得神、少神、失神、假神鉴别表

项目	得神	少神	失神	假神
目光	两目灵活 明亮有神	两目晦滞 目光乏神	两目晦暗 瞳神呆滞	原本目光晦暗 突然浮光暴露
神情	神志清晰 表情自然	精神不振 思维迟钝	精神萎靡 意识模糊	本已神昏 突然神识似清
面色	面色红润 含蓄不露	面色少华 色淡不荣	面色无华 晦暗暴露	本为面色晦暗 突然颧红如妆
体态	肌肉不削 反应灵敏	肌肉松软 动作迟缓	形体羸瘦 反应迟钝	久病卧床不起 忽思活动
语言	语言清晰 对答如常	声低懒言	低微断续 言语失伦	本不言语 突然言语不休
饮食	饮食如常	食欲减退	毫无食欲	久不能食 突然索食

（5）神乱　是指神志意识错乱失常，主要表现为焦虑恐惧，淡漠痴呆，狂躁妄动，猝然昏仆等，多见于脏躁、痴呆、癫、狂、痫等患者。

焦虑恐惧：患者常表现为焦虑不安，心悸不宁，或恐惧胆怯，不敢独处一室等，多由心胆气虚，心神失养所致，可见于脏躁等。

淡漠痴呆：患者表现为神识痴呆，表情淡漠，喃喃自语，哭笑无常，多因忧思气结，痰浊蒙蔽心神，或先天禀赋不足所致，常见于癫病或痴呆等。

狂躁不安：表现为狂妄躁动，呼笑怒骂，打人毁物，不避亲疏，甚或登高而歌，弃衣而走，妄行不休，力逾常人，多因暴怒化火，炼津为痰，痰火扰神所致，常见于狂病等。

猝然昏仆：表现为猝然扑倒，不省人事，口吐涎沫，口出异声，四肢抽搐，醒后如常，多与先天禀赋因素有关，因肝风夹痰，蒙蔽清窍所致，常见于痫病。

（四）望神的注意事项

临证望神，除了对上述各种神气的表现进行认真观察以外，还应注意以下事项。

1. 以神会神　患者神的表现往往在无意之时流露最真，故医生在接触患者之初，便要做到静心凝神，仔细观察，以医者之神会病者之神，才能达到"一会即觉"的境界。因此，在临床实践中，医生应逐步培养自己敏锐的观察能力，重视对患者神气盛衰的第一直觉印象，在短暂的时间内，便能对患者健康状态和病情轻重做出初步估计。

2. 神形相参　神为形之主，形为神之舍，望神是对整体生命活动外在表现的把握，故临床望神必须做到神形相参。一般而言，体健则神旺，体弱则神衰。当神形表现不一时，更应注意综合判断。例如，久病形羸色败，虽神志清醒，亦属失神；新病神昏，虽形体丰满，亦非佳兆。

3. 审慎真假　假神见于垂危患者，其"好转"的特点是突然"好转"、局部"好转"，所表现的"好转"的假象与整体病情恶化不相符合，一般为时短暂，且病情迅速恶化。而重病患者经治疗后的好转多表现为逐渐好转，并与全身状态的改善相一致，好转呈持续恢复。

4. 明辨得失　神乱与失神的患者都有神志异常的表现，但临床意义有所不同。失神所见神昏谵语、循衣摸床等，一般出现于全身性疾病的危重阶段，是脏腑功能严重衰败的表现，属病情重笃；神乱之神志错乱的表现多反复发作，缓解时常无"神乱"现象，是疾病某一阶段心神受扰的表现，并不标志着精亏神衰或邪盛神乱，发作时所出现的"神乱"症状仅作为相关疾病诊断的主要依据，临床上还须结合其他四诊的信息综合分析。

二、望色

望色，是指观察人体皮肤色泽变化以诊察病情的方法，又称"色诊"。色是颜色，即色调变化；泽是光泽，即明亮度。除了皮肤色泽之外，望色还包括对体表黏膜、排出物等颜色的观察，但在临证过程中望色的重点是面部皮肤的色泽。

望色诊病的方法具有悠久的历史，早在两千多年前的《黄帝内经》中就十分强调望色对于临床的重要性，指出诊病必当察色。《素问·阴阳应象大论》说："善诊者，察色按脉，先别阴阳。"在内容上，《素问·五脏生成》具体描述了五脏常色、善色、恶色等表现，《灵枢·五色》对面部分候脏腑的方法进行了系统阐释。后世医家也普遍重视色诊在临床诊病中的运用，在历代诸多医著中对望色论述甚多，使之得以逐步丰富完善。

（一）望色的原理及意义

1. 望面色的原理　《灵枢·邪气脏腑病形》指出："十二经脉，三百六十五络，其血气皆上于面而走空窍。"这说明面部色泽是由气血上荣于面而成。由于心主血脉，其华在面，手足三阳经皆上行于头面，特别是多气多血的足阳明胃经分布于面，故面部的血脉丰富，脏腑气血充盈而为之所荣。同时，面部皮肤色泽变化易于观察，凡脏腑的虚实、气血的盛衰，皆可通过面部色泽的变化而反映出来，因而临床上将面部作为望色的主要部位。

2. 望色、泽的意义

（1）颜色　一般将皮肤的颜色划分为青、赤、黄、白、黑五种色调。颜色可以反映气血的盛衰和运行情况，并在一定程度上反映疾病的不同性质和不同脏腑的病证。五脏之气外发，五脏之色可隐现于皮肤之中，当脏腑有病时，则可显露出相应的异常颜色。

（2）光泽　皮肤的光泽是脏腑精气盛衰的表现，《素问·脉要精微论》说："夫精明五色者，气之华也。"这说明人体的皮肤随着精气的充养而有光泽，而精气是由脏腑的功能活动所产生的。因此，肤色的荣润或枯槁，可反映脏腑精气的盛衰，对判断病情的轻重和预后有重要的意义。凡面色荣润光泽者，为脏腑精气未衰，属无病或病轻；凡面色晦暗枯槁者，为脏腑精气已衰，属病重。

《四诊抉微》说："夫气由脏发，色随气华。"临床所见凡有色有气，表示脏腑精气内藏未衰；若有色无气，表示脏腑精气泄露衰败。气与色相比较，气的盛衰有无对判断病情轻重和预后比色更为重要。五色之中，凡明润含蓄为气至，晦暗暴露为气不至。正如《望诊遵经》所说："有气不患无色，有色不可无气也。"临床诊病时，必须将泽与色两者综合起来，才能做出正确的判断。

3. 面部脏腑分候　根据传统中医学理论，面部的一定区域与某一脏腑存在一定的相关性，故而通过观察面部不同部位色泽的变化，可以诊察相应脏腑的病变情况。面部分候脏腑的方法，按照《黄帝内经》的有关论述，主要有两种：一种为《灵枢·五色》所提出，其方法是对面部的不同部位进行命名，分别配属不同脏腑，具体对应关系见图1－1和表1－2；另一种是《素问·刺热》所提出，以面部分候五脏，其对应关系为额部候心，鼻部候脾，左颊候肝，右颊候肺，颏部候肾。通常而言，《灵枢·五色》分候法多用于内伤杂病，《素问·刺热》分候法多用于外感热病。尽管面部分候脏腑的方法可作为临床诊病的参考，但应用时不可拘泥，应以观察患者面部整体色泽变化为主，分部诊察为辅。

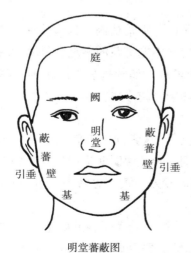

明堂蕃蔽图

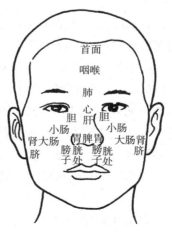

面部脏腑分属图

图1－1　《灵枢·五色》面部分候脏腑示意图

表1-2　《灵枢·五色》面部名称及所候脏腑

面部名称		所候	面部名称		所候脏腑
现用名称	《灵枢·五色》名称		现用名称	《灵枢·五色》名称	
额	庭（颜）	首面	鼻尖	肝下（面王）	脾
眉心上	阙上	咽喉	鼻翼旁	面王以上	小肠
眉心	阙中	肺	鼻翼	方上	胃
鼻根	下极（阙下）	心	颧骨下	中央	大肠
鼻柱	直下（下极之下）	肝	颊	夹大肠	肾
鼻柱旁	肝左者	胆	人中	面王以下	膀胱、子处

（二）常色

常色，是指人体健康时面部皮肤的色泽。我国正常人的常色特点是红黄隐隐，明润含蓄。红黄隐隐，即是面部红润之色隐现于皮肤之内，由内向外透发，是胃气充足、精气内含的表现，故《四诊抉微》说："内含则气藏，外露则气泄。"明润含蓄，即面部皮肤光明润泽，神采内含，是有神气的表现，说明人体精气充盛，脏腑功能正常，故《望诊遵经》云："光明者，神气之著；润泽者，精血之充。"

由于体质禀赋、季节、气候及环境等因素的影响，个体面色存在一定的差异，故常色包含主色和客色两部分。

1. 主色　个人生来所有、一生基本不变的肤色，称为主色，属于个体肤色特征，多由于种族、禀赋等原因影响，导致个体肤色出现偏青、赤、黄、白、黑的差异，如某些家族性肤色偏白、偏黑等。正如《医宗金鉴·四诊心法要诀》所说："五脏之色，随五形之人而见，百岁不变，故为主色也。"

2. 客色　因季节、气候、昼夜等外界因素变动而发生相应变化的肤色，称为客色，如春季可面色稍青，夏季可面色稍赤，长夏可面色稍黄，秋季可面色稍白，冬季可面色稍黑。正如《医宗金鉴·四诊心法要诀》所说："四时之色，随四时加临，推迁不常，故为客色也。"

（三）病色

人体在疾病状态时面部显露的色泽，称为病色。凡面色晦暗枯槁或暴露浮现，皆属病色。晦暗枯槁，即面部肤色暗而无光泽，是脏腑精气已衰，胃气不能上荣的表现；暴露浮现，即某种面色异常明显地显露于外，是病色外现或真脏色外露的表现，如肾病患者出现面黑暴露、枯槁无华，即为真脏色外露，或如假神之颧赤泛红如妆，为虚阳浮越之兆。

1. 病色善恶　根据有无光泽，病色分为善色与恶色。

（1）善色　凡五色光明润泽者为善色，亦称"气至"，《素问·五脏生成》中形象地描述为青如翠羽、赤如鸡冠、黄如蟹腹、白如豕膏、黑如乌羽。善色说明病变尚轻，脏腑精气未衰，胃气尚能上荣于面，多见于新病、轻病，其病易治，预后较好。黄疸患者面色黄而鲜明如橘皮色，即为善色。

（2）恶色　凡五色晦暗枯槁者为恶色，亦称"气不至"，《素问·五脏生成》中形象地描述为青如草兹、赤如衃血、黄如枳实、白如枯骨、黑如炲。恶色说明脏腑精气已衰，胃气不能上荣于面，多见于久病、重病，其病难治，预后不良。鼓胀患者面色黄黑、晦暗枯槁，即为恶色。

《素问·脉要精微论》和《素问·五脏生成》中对面色的"平、病、善、恶"有较为详细的论述（表1-3）。

表1-3　《黄帝内经》论述面部色泽变化归纳表

五色	五脏	平人		病人	
		有华无病	无华将病	有华主生（善色）	无华病危（恶色）
青	肝	如苍璧之泽	如蓝	如翠羽	如草兹
赤	心	如白裹朱	如赭	如鸡冠	如衃血
黄	脾	如罗裹雄黄	如黄土	如蟹腹	如枳实
白	肺	如鹅羽	如盐	如豕膏	如枯骨
黑	肾	如重漆色	如地苍	如乌羽	如炲

2. 五色主病　根据患者面部青、赤、黄、白、黑五色变化，以诊察疾病的方法，称为五色主病，又称"五色诊"。关于五色主病在《黄帝内经》中即有丰富记载，如《灵枢·五色》云："青为肝，赤为心，白为肺，黄为脾，黑为肾。"亦云："青黑为痛，黄赤为热，白为寒。"这说明五色变化不仅可以代表不同脏腑的疾病，而且可借以推断疾病性质的寒热虚实。

（1）**青色**　主寒证、气滞、血瘀、疼痛、惊风。

由于寒邪凝滞，或气滞血瘀，或因疼痛剧烈，或因筋脉拘急，或因热盛动风，致脉络阻滞，血行不畅，故见青色。

面色淡青或青黑者，多属阴寒内盛、疼痛剧烈，可见于寒盛所致的骤起脘腹疼痛患者，如寒滞肝脉等证。

突见面色青灰，口唇青紫，肢凉脉微，多属心阳不振，心脉闭阻之象，可见于胸痹、真心痛等患者。

久病面色与口唇青紫者，多属心气、心阳虚衰，心血瘀阻；或肺气闭塞，呼吸不利。

面色青黄（即面色青黄相兼，又称苍黄）者，多属肝郁脾虚、血瘀水停，可见于鼓胀，或胁下癥积的患者。

小儿眉间、鼻柱、唇周发青者，多属惊风或欲作惊风之象，可见于高热抽搐患儿。

（2）**赤色**　主热证，亦可见于真寒假热之戴阳证。

患者面色红赤，多因热迫血行，面部脉络扩张充盈，血色上荣于面所致。其中满面通红、目赤，为实热证，因热性炎上，血行加速而充盈于面，可见于脏腑火热炽盛或外感邪热亢盛患者；午后两颧潮红，为虚热证，因阴虚阳亢，虚火上炎所致，可见于肺痨病等患者。

久病重病患者面色苍白，却时而颧赤泛红如妆、游移不定，为戴阳证，是因久病阳气虚衰，阴寒内盛，阴盛格阳，虚阳浮越所致，属真寒假热之证，多见于久病脏腑精气极度衰竭患者，为病情危重征象。

（3）**黄色**　主脾虚、湿证。

患者面色发黄，多由脾虚失运，气血生化不足，无以上荣于面所致；或湿邪内蕴，脾失运化，以致脾土之色外现而见面黄。

面色黄而枯槁无光，称为萎黄，多属脾胃气虚，气血不足，因脾胃虚衰，无以运化水谷精微，气血化生无源，机体失养所致。

面色黄而虚浮者，称为黄胖，属脾虚湿蕴，因脾失健运，水湿内停，泛溢肌肤所致。

面目一身俱黄者，称为黄疸。其中黄而鲜明如橘皮色者，称为阳黄，多由湿热蕴结所致；黄而晦暗如烟熏者，称为阴黄，多因寒湿困阻而成。

（4）白色　主虚证、寒证、失血、夺气。

虚证患者见面色白，是因气血亏虚，或失血、夺气，气血不能上荣于面所致。寒证患者见面色白，是因寒凝气收，脉络收缩，血行迟滞；或阳气虚弱，推动无力，以致运行于面的血液减少，故亦见白色。

面色淡白无华，唇、舌色淡者，多属气血不足，或见于失血患者。

面色㿠白者，多属阳虚寒证；㿠白虚浮者，则多属阳虚水泛。

面色苍白伴大出血者，为脱血；面色苍白伴四肢厥冷、冷汗淋漓等，多属阳气暴脱之亡阳证。

（5）黑色　主肾虚、寒证、水饮、血瘀、疼痛。

肾属水，其色黑，故肾虚患者多面见黑色。肾阳虚衰，阴寒内盛，血失温养，或寒凝经脉，瘀阻不通则痛，或阳虚水饮内停，皆可导致脉络拘急，血行不畅，故寒证、痛证、血瘀、水饮患者皆可见面色黑。

面色黧黑晦暗，多属肾阳亏虚，为阳虚火衰，失于温煦，浊阴上泛所致。

面色黑而干焦，多属肾阴亏虚，为阴虚内热，虚火灼精所致。

面色紫暗黧黑，伴有肌肤甲错，多属瘀血，为瘀阻脉络，肌肤失养所致。

眼眶周围发黑，多属肾虚水饮内停，或寒湿带下。

（四）望色十法

望色十法，是根据面部皮肤色泽的浮、沉、清、浊、微、甚、散、抟、泽、夭十类变化，以分析病变性质、部位及其转归的方法。望色十法见于清·汪宏《望诊遵经》，其根据《灵枢·五色》中"五色各见其部，察其浮沉，以知浅深；察其泽夭，以观成败；察其散抟，以知远近；视色上下，以知病处"的论述，结合临床实践归纳总结而成。

1. 浮沉分表里　浮是面色浮显于皮肤之外，多主表证；沉是面色沉隐于皮肤之内，多主里证。面色由浮转沉，是邪气由表入里；由沉转浮，是病邪自里达表。

2. 清浊审阴阳　清是面色清明，多主阳证；浊是面色浊暗，多主阴证。面色由清转浊，是病从阳转阴；由浊转清，是病由阴转阳。

3. 微甚别虚实　微是面色浅淡，多主虚证；甚是面色深浓，多主实证。面色由微转甚，是病因虚而致实；由甚转微，是病由实而转虚。

4. 散抟辨新久　散是面色疏散，多主新病，或病邪将解；抟是面色壅滞聚结，多主久病，或病邪渐聚。面色由抟转散，是病虽久而邪将解；由散转抟，是病虽近而邪渐聚。

5. 泽夭测成败　泽是面色润泽，主精气未衰，病轻易治；夭是面色枯槁，主精气已衰，病重难治。面色由泽转夭，是病趋危重；由夭转泽，是病情好转。

（五）望色的注意事项

1. 排除非病理因素的影响　气候、昼夜、情绪、饮食等因素，均可在一定程度上影响人体气血运行而使面色发生相应的变化，故临床望色时应注意排除这些非病理因素对面色的影响，以免造成误诊。

（1）气候　如天热时面色可稍赤，因热则脉络扩张，气血易充盈于面；天寒时面色可稍白或稍青，因寒则脉络收缩，血行迟缓而运行于面减少。

（2）昼夜 昼则卫气行于表，故面色更显光华；夜则卫气循于内，故面色略为沉暗。

（3）情绪 例如，喜悦之时，神气外扬，可致面色稍赤；抑郁之时，肝气不舒，可致面色稍青；思虑之时，脾气结滞，可致面色稍黄。

（4）饮食 例如，饱食之后，胃气充盈，故面色稍红而光泽；过饥之时，胃气消减，故面色稍淡而少华；饮酒之后，脉络扩张，则易见面红目赤。

2. 注意色与脉症互参分析 临床望面色，常须结合患者的脉象、症状等表现，全面分析判断。通常情况下，疾病所表现的色、脉、症大多是一致的，如发热患者，面见红赤，脉亦数而有力，伴见口干、尿黄、便秘等症，辨证当属实热证。但若患者虽面色红，脉却浮大而数、按之空虚无根，伴见发热反欲近衣被、口干反欲热饮等症，则属真寒假热证。因此，在诊病过程中，必须全面观察，综合分析，特别是在病情表现较复杂时，更需色、脉、症互参，方能做出准确诊断。

3. 综合判断病色生克顺逆 前人根据五行理论，对病与色不相应时，提出按照五行生克关系以判断其顺逆，可作为临床诊病的参考。方法：若某脏患病，所见面色为其相生之色，则属顺证；若见相克之色，则属逆证。例如，脾病见面色赤，为顺证，其病较轻易治；脾病见面色青，为逆证，病多难治。必须指出，实际应用时不可过于机械，应当四诊合参，灵活运用。诚如《望诊遵经》所说："倘色夭不泽，虽相生亦难调治；色泽不夭，虽相克亦可救疗。"

三、望形

望形是指通过观察患者形体的强弱、胖瘦及体型特点等来诊察病情的方法，又称望形体。人体的形体与内脏在生理功能和病理变化上都有着密切的关系，审察形体有助于疾病的诊断和治疗，故望形诊病为历代医家所重视。《素问·三部九候论》云："必先度其形之肥瘦，以调其气之虚实。"这说明观察人的形体，在临床诊断中具有一定意义。

（一）望形的原理及意义

皮、肉、脉、筋、骨是构成躯体身形的五种基本要素，称为"五体"。五体的结构和功能直接影响身形动作和姿态。例如，肉盛而骨小为肥胖；肉削骨耸为消瘦；动作灵活，强劲有力多壮实；动作呆钝，迟缓无力多虚弱。五体与五脏有着密切的联系，肺合皮毛、脾合肌肉、心合脉、肝合筋、肾合骨。五体依赖五脏精气的充养，五脏精气的盛衰和功能的强弱又可通过五体反映于外。例如，心主血脉，面色荣润是心气充盛，气血调和的表现；面色枯槁则属心血不足。肺主皮毛，皮肤荣润光泽是肺气充沛，营卫充盛的表现；皮肤干枯，腠理疏松，则属肺气亏虚，营卫不足。脾主肌肉，肌肉丰满坚实是脾胃之气旺盛，气血充足的表现；肌肉消瘦、无力，则属脾胃气虚，气血不足。肝主筋，筋健运动灵活有力，是肝血充盛，血能荣筋的表现；筋弱关节屈伸不利，则属肝血不足，筋失濡养。肾主骨，骨骼健壮是肾气充盛，髓能养骨的表现；骨骼细弱，或有畸形，则属肾气不足，发育不良。《难经·十四难》中有五损之说，其云："一损损于皮毛，皮聚而毛落；二损损于血脉，血脉虚少，不能荣于五脏六腑；三损损于肌肉，肌肉消瘦，饮食不能为肌肤；四损损于筋，筋缓不能自收持；五损损于骨，骨痿不能起于床。"这体现了五体在疾病过程中由轻到重的病理变化，一般内盛则外强，内衰则外弱。因此，观察患者形体强弱、胖瘦等特点，可以了解内在脏腑的虚实、气血的盛衰、体质特征等，从而有助于疾病的诊断。

（二）望形的内容

1. 形体强弱 观察形体强弱时，要将形体的外在表现与机体的功能状态、神的盛衰等结合起来，进行综合判断。

（1）体强　体强是指身体强壮，表现为骨骼健壮，胸廓宽厚，肌肉充实，皮肤润泽，筋强力壮等，为形气有余，说明气血旺盛，脏腑坚实，抗病力强。体强之人，一般不易患病，若患病后恢复能力亦强，预后往往较好。

（2）体弱　体弱是指身体衰弱，表现为骨骼细小，胸廓狭窄，肌肉消瘦，皮肤干枯，筋弱无力等，为形气不足，说明气血不足，体质虚弱，脏腑脆弱，抗病力弱。体弱之人易于患病，患病后恢复能力亦弱，预后往往较差。

2. 形体胖瘦　正常人胖瘦适中，各部组织匀称，可因年龄、体质等因素影响，而使形体微胖或偏瘦，属正常，但过于肥胖或过于消瘦都可能是病理状态。

（1）肥胖　其体形特征是"肉盛于骨"，脂肪偏多，多集中于肩颈、背部、腹部等，表现为头圆、颈短粗、肩宽平、胸厚短圆、大腹便便等。若胖而能食，为形气有余；肥而食少，是形盛气虚。肥胖多因嗜食肥甘、喜静少动，脾失健运，痰湿脂膏积聚等所致。肥胖之人由于形盛气虚，常多痰湿积聚，即所谓"肥人多痰湿"。

（2）消瘦　其特征是肌肉消瘦，严重者形瘦骨立，大肉尽脱，毛发枯槁，称为形脱。形瘦之人常表现为头颈细长，肩狭窄，胸狭平坦，腹部瘦瘪，体形瘦长。若形瘦食多，为中焦火炽；形瘦食少，是中气虚弱，多因脾胃虚弱，气血亏虚，或病气消耗等所致；若消瘦伴五心烦热、潮热盗汗，为阴虚内热；若久病卧床不起，骨瘦如柴者，为脏腑精气衰竭，病属危重。形瘦之人，多气火有余，阴虚居多，即所谓"瘦人多虚火"。

观察形体胖瘦时，应注意与精神状态、食欲食量等结合，尤其注重将形与气两者综合起来加以判断。《四诊抉微》云："凡人之大体为形，形之所充者气。形胜气者夭，气胜形者寿。"此即是说精气充于形体之中，形体胖而精气不足，少气乏力者，抗病力弱，故主夭；形体虽瘦而精力充沛，神旺有力者，抗病力强，故主寿。由此可见，形与气两者相比较，气的强弱尤具重要意义。

3. 形体体质　"体质"是指在人体生命过程中，在先天禀赋和后天获得的基础上所形成的形态结构、生理功能和心理状态方面综合的、相对稳定的固有特质，是人类在生长、发育过程中所形成的与自然、社会环境相适应的人体个性特征。体形与体质常常具有一定的联系，往往代表阴阳气血等禀赋特点，在一定程度上反映了对某些疾病的易感性，不同体质的人患病后的转归也有不同。中医体质学说具有丰富的内容，早在《黄帝内经》中就有关于体形分类和体质与疾病关系的论述，包括"五形人""五态人""阴阳二十五人"等有代表性的分类法。相对简单易行的是根据体形体质分类，一般可以分为阴脏人、阳脏人和平脏人三种。

（1）阴脏人　阴脏人多阳虚阴盛，体形偏于矮胖，头圆颈短粗，肩宽胸厚，身体姿势多后仰，平时喜热恶凉。其特点是阳气较弱而阴气偏旺，易感寒湿邪气，患病易从阴化寒，多寒湿痰浊内停。《医法心传》云："阴脏者阳必虚，则虚者多寒故也。"亦云："阴脏所感之病，阴者居多。"

（2）阳脏人　阳脏人多阴虚阳盛，体形偏于瘦长，头长颈细长，肩窄胸平，身体姿势多前屈，平时喜凉恶热。其特点是阴气较亏而阳气偏旺，易感火热邪气，患病易于从阳化热，导致伤津耗阴。《医法心传》云："阳脏者阴必虚，阴虚者多火。"亦云："阳脏所感之病，阳者居多。"

（3）平脏人　又称阴阳和平之人，体型介于阴脏人和阳脏人两者之间。其特点是阴阳平衡，气血调匀，在平时无明显寒热喜恶之偏，是大多数人的体质类型。《医法心传》云："平脏之人，或寒饮或热食，俱不妨事。即大便一日一度，不坚不溏。若患病，若系热者不宜过凉，系寒者不宜过热。至用补剂，亦当阴阳平补。"

此外，望形的内容还包括对各种形体畸形的观察，其具体表现和临床意义详见局部望诊。

四、望态

望态又称望姿态，是指观察患者的动静姿态和肢体异常动作以诊察病情的方法。

（一）望态的原理及意义

正常人能随意运动而且动作协调，体态自然，无明显不适，是脏腑气血阴阳条畅的表现。患者的动静姿态、体位动作与机体的阴阳气血消长和寒热虚实变化关系密切。疾病状态下，患者动静姿态、体位动作的改变往往是机体病理变化的外在反映。这些表现可以归纳为"阳主动，阴主静"。一般而言，阳、热、实证患者，机体功能亢进，多表现为躁动不安；阴、寒、虚证患者，机体功能衰减，多表现为喜静少动。此外，不同的疾病常常可使患者产生不同的体位和动态。因此，观察患者的动静姿态和体位动作可以判断邪正关系、疾病的寒热虚实等，有助于疾病的诊断。正如《望诊遵经》所云："善诊者，观动静之常，以审动静之变，合乎望闻问切，辨其寒热虚实。"

（二）望态的内容

人的姿态各有不同，《望诊遵经》将其归纳为"望诊八法"。其曰："体态异焉，总而言之，其要有八：曰动、曰静、曰强、曰弱、曰俯、曰仰、曰屈、曰伸，八法交参，则虽行住坐卧之际，作止语默之间，不外乎此。"其一般诊断规律是，动者、强者、仰者、伸者，多属阳证、热证、实证；静者、弱者、俯者、屈者，多属阴证、寒证、虚证。"望诊八法"是望姿态的要点。

1. 动静姿态　疾病状态下，常表现出肢体动静失调，或不能运动，或处于强迫、被动、护持等特殊姿态。

（1）坐姿　坐而仰首，多见于哮病、肺胀，多因痰饮停肺，肺气壅滞所致；坐而喜俯，少气懒言，多属气虚体弱；但卧不能坐，坐则晕眩，不耐久坐，多为肝阳化风，或气血俱虚、夺气脱血；但坐不得卧，卧则咳逆，多为肺气壅滞，气逆于上，或心阳不足，水气凌心。坐卧不宁是烦躁之征，或腹满胀痛之故；坐时常以手抱头，头倾不能昂，凝神直视，为精神衰败。

（2）卧姿　卧时常喜向内，喜静懒动，身重不能转侧，多属阴证、寒证、虚证；卧时常喜向外，身轻自能转侧，躁动不安，多属阳证、热证、实证。仰卧伸足，掀去衣被，多属实热证；蜷卧缩足，喜加衣被者，多属虚寒证。

（3）立姿　行走站立不稳，如坐舟车，不能自持，常并见于眩晕，多属肝风内动或气血亏虚；不耐久立，立则常欲倚物支撑，多属气血虚衰。坐立之时常以手扪心，闭目蹙额，多见于心虚怔忡；若以手护腹，俯身前倾者，多为腹痛之征。此即所谓"护处必痛"。

（4）行态　行走时身体震动不定，是肝风内动，或筋骨虚损；行走之际，突然止步不前，以手护心，不敢行动，多为真心痛；以手护腰，弯腰曲背，转摇不便，行动艰难，多为腰腿病。

2. 异常动作　患者的动静姿态与疾病关系密切，不同的疾病可产生不同的病态，观察患者肢体的异常动作有助于疾病的诊断。风主动，善行而数变，风气通于肝，形体的异常动作常与风和肝关系密切。

（1）颤动　患者睑、面、唇、指、趾不时颤抖或振摇不定，不能自主，若见于外感热病，多为热盛动风；若见于内伤虚证，多为血虚阴亏，经脉失养，属虚风内动。

（2）手足蠕动　手足时时掣动，动作迟缓无力，类似虫之蠕行，多为脾胃气虚，气血生化不足，筋脉失养，或阴虚动风所致。

（3）手足拘急　手足筋肉挛急不舒，屈伸不利（图 1 - 2），如在手可表现为腕部屈曲，手指强直，拇指内收贴近掌心与小指相对；在足可表现为踝关节后弯，足趾挺直而倾向足心，多因寒邪凝滞或气血亏虚，筋脉失养所致。

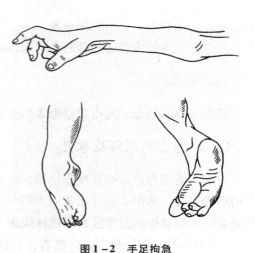

图 1 - 2　手足拘急

（4）四肢抽搐　四肢筋脉挛急与弛张间作，舒缩交替，动作有力，多因肝风内动，筋脉拘急所致，可见于惊风、痫病。

（5）角弓反张　患者颈项强直，脊背后弯，反折如弓，为肝风内动，筋脉拘急之象，可见于热极生风、破伤风、马钱子中毒等。

（6）循衣摸床，撮空理线　患者重病神识不清，不自主地伸手抚摸衣被、床沿，或伸手向空，手指时分时合，为病重失神之象。

（7）猝然跌倒　猝然昏仆，不省人事，伴半身不遂，口眼㖞斜者，多属中风病。猝倒神昏，口吐涎沫，四肢抽搐，醒后如常者，多属痫病。

（8）舞蹈病状　儿童手足伸屈扭转，挤眉眨眼，努嘴伸舌，状似舞蹈，不能自制，多由先天禀赋不足或气血不足，风湿内侵所致。

3. 衰惫姿态　脏腑精气充足和功能正常，是人体强壮的根本保证。脏腑精气虚衰和功能低下时，必然影响机体出现相应的衰惫姿态。观察这些衰惫姿态，可以了解脏腑的病变程度和预测疾病的转归。

《素问·脉要精微论》云："夫五脏者，身之强也。头者，精明之府，头倾视深，精神将夺矣；背者，胸中之府，背曲肩随，府将坏矣；腰者，肾之府，转摇不能，肾将惫矣；膝者，筋之府，屈伸不能，行则偻俯，筋将惫矣；骨者，髓之府，不能久立，行则振掉，骨将惫矣。"意思是，头为精明之府，患者如头部低垂，无力抬起，两目深陷，呆滞无光，是精气神明将衰败的表现；背为胸中之府，患者如后背弯曲，两肩下垂，是心肺宗气将衰惫的表现；腰为肾之府，患者如腰酸软疼痛不能转动，是肾中精气将衰惫的表现；膝为筋之府，患者如两膝屈伸不利，行则俯身扶物，是肝不养筋，筋将衰惫的表现；骨为髓之府，患者如不能久立，行则振摇不稳，是髓不养骨，骨将衰惫的表现。"五府"的衰惫姿态皆是脏腑精气虚衰的表现，多属病情较重，预后不良。

第二节　局部望诊

局部望诊是在全身望诊的基础上，根据诊断的需要，对具体局部进行深入、细致地观察，以测知病情的诊察方法。中医学认为，人体是一个有机整体，各脏腑组织之间在功能上互相协调、病理上互为影响。全身的病变可反映于相应的局部，局部的病变也可影响全身，故观察局部的异常变化，既可诊断局部相应具体疾病，也有助于了解整体的病变。

局部望诊的内容包括望头面、五官、颈项、躯体、四肢、二阴及皮肤等。

一、望头面

头为精明之府，为元神所居之处，内藏脑髓，髓为肾精所化；头为诸阳之会，手足三阳经及督脉皆上行于头，足厥阴肝经和任脉亦上达于头，故脏腑精气皆上荣于头部；面为心之华，脏腑精气上荣于面；肾之华在发，发为血之余。望头面主要观察头部的形态、囟门及头发和面部的状况。

（一）望头

1. 头形 主要观察头的大小、外形和动态。头形的大小可以通过头围来衡量，测量时用卷尺从双眉上方，通过枕骨粗隆绕头一周。一般新生儿头围约34cm，6个月时约42cm，1周岁时约45cm，2周岁时约47cm，3周岁时约48.5cm，5岁以后接近成人。如果新生儿头围小于32cm，或3岁后仍小于45cm，则为头形过小；如果新生儿头围大于37cm，则为头形过大。头围是测量脑和颅骨的重要指标，也可用来判断婴儿的某些脑部疾病。头形异常包括头颅过大、过小及方颅等。

（1）头大 头颅增大，颅缝开裂，颜面较小，智力低下者，多因先天不足，肾精亏损，水液停聚于脑所致。

（2）头小 头颅狭小，头顶尖圆，颅缝早合，智力低下者，多因肾精不足，颅骨发育不良所致。

（3）方颅 前额左右突出，头顶平坦，颅呈方形，多因肾精不足或脾胃虚弱，颅骨发育不良所致，多见于佝偻病或先天性梅毒患儿。

2. 动态 头部不自觉地摇动而不能自制者，为头摇，俗称"摇头风"，无论成人或小儿，多为肝风内动之兆。《医学准绳六要》云："头摇，属风属火，年高病后，辛苦人，多属虚。"

3. 囟门 是婴幼儿颅骨接合处尚未完全闭合所形成的骨间隙，有前囟、后囟之分。后囟呈三角形，在出生后2～4个月内闭合；前囟位于顶骨与额骨之间，呈菱形，在出生后12～18个月内闭合，是临床观察的主要部位。

（1）囟填 即囟门突起，多属实证，多因热邪炽盛，火毒上攻；或颅内水液停聚；或脑髓有病所致。小儿哭泣时囟门可暂时稍微突起，安静后即恢复正常。

（2）囟陷 即囟门凹陷，多属虚证，多因吐泻伤津，气血不足和先天肾精亏虚，脑髓失充所致。但6个月以内的婴儿囟门微陷属正常。

（3）解颅 即囟门迟闭，骨缝不合，也称"囟解""囟开不合"。此为先天肾精不足，或后天脾胃虚弱，发育不良的表现，多见于佝偻病患儿，常兼有"五迟"（立迟、行迟、发迟、齿迟、语迟），"五软"（头项软、口软、手软、足软、肌肉软）等表现。《幼幼集成》云："解颅者……是由禀气不足，先天肾元大亏，肾主脑髓，肾亏则脑髓不足，故颅为之开解。"《小儿卫生总微论方》曰："囟门者系于脾胃。"

（二）望发

头发的生长与肾气和精血的盛衰关系密切，故望发可以诊察肾气的强弱和精血的盛衰。正常人发黑稠密润泽，是肾气充盛，精血充足的表现。

1. 色泽 发黄干枯，稀疏易落，多属精血不足，可见于大病后或慢性虚损患者；小儿头发稀疏黄软，生长迟缓，多因先天不足，肾精亏损所致；青壮年白发，俗称"少白头"，若伴有耳鸣、腰酸等症者，属肾虚；伴有失眠、健忘等症者，为劳神伤血所致；短时间内须发大量变白，伴情志抑郁者，为肝郁气滞，也见于先天禀赋所致者；小儿发结如穗，枯黄无泽，兼面黄肌瘦，腹大便溏者，常见于疳积。

2. 脱发　头发突然呈片状脱发，显露圆形或椭圆形光亮头皮，称为斑秃，俗称"鬼剃头"，多为血虚受风。发稀而细易脱，质脆易断者，多因肾虚、精血不足所致。青壮年头发稀疏易落，若兼眩晕、健忘、腰膝酸软者，为肾虚；若兼头皮发痒、多屑、多脂者，为血热生风所致头发部分或全部脱落；头发日久不长，伴头痛、面色暗滞，舌质暗或有紫斑，脉细涩者，为瘀血阻滞。

（三）望面

面部是指包括额部在内的颜面部。望面部应从色泽、形态入手。由于面部色泽已在望色一节中讲述，此处重点观察颜面的形态异常。

1. 面形异常

（1）面肿　面部浮肿，皮色不变者，多见于水肿病；颜面红肿，色如涂丹，焮热疼痛，为"抱头火丹"，多由风热火毒上攻所致；头肿大如斗，面目肿甚，目不能开，伴壮热、口渴、苔黄者，为"大头瘟"，因天行时疫，毒火上攻所致。

（2）腮肿　一侧或两侧腮部以耳垂为中心肿起，边缘不清，按之有柔韧感及压痛者，为"痄腮"，因外感温毒之邪所致，多见于儿童。若颐颌部肿胀疼痛，张口受限，伴有寒热者，为"发颐"，多因阳明热毒上攻所致。

（3）面削颧耸　又称"面脱"，表现为面部肌肉消瘦，两颧高耸，眼窝、颊部凹陷，多因气血虚衰，脏腑精气耗竭所致，为失神的表现。

（4）口眼㖞斜　口目歪斜而不能闭合，又称为"面瘫""㖞僻"。若单见口眼㖞斜，患侧面肌弛缓，肌肤不仁，额纹消失，鼻唇沟变浅，目不能合，口不能闭，不能皱眉鼓腮，口角下垂，偏向健侧，名"口僻"，为风邪中络所致；若口眼㖞斜兼半身不遂者，多为肝阳化风，风痰阻闭经络所致。

2. 特殊面容

（1）惊恐貌　面部呈现惊悚恐惧的表现，常因闻听高声或见水时而引发，多见于狂犬病。

（2）苦笑貌　面部呈现无可奈何的苦笑样表现，多因面部肌肉痉挛所致，为破伤风的特殊征象。

二、望五官

目、耳、口、鼻、舌五官，分别与五脏相关联。《灵枢·五阅五使》云："鼻者肺之官也，目者肝之官也，口唇者脾之官也，舌者心之官也，耳者肾之官也。"因此，观察五官的神、色、形、态变化，可以了解相关脏腑的常与变。其中，望舌将另做专节论述，故本处主要介绍目、耳、鼻、口唇、齿龈及咽喉等望诊内容。

（一）望目

目为肝之窍，心之使，五脏六腑之精气皆上注于目，因而目与五脏六腑皆有密切联系。古人将目的不同部位分属于五脏，《灵枢·大惑论》曰："精之窠为眼，骨之精为瞳子，筋之精为黑眼，血之精为络，其窠气之精为白眼，肌肉之精为约束。"后世医家据此而归纳为"五轮学说"，即瞳仁属肾，称为水轮；黑睛属肝，称为风轮；两眦血络属心，称为血轮；白睛属肺，称为气轮；眼睑属脾，称为肉轮（图1-3），并且认为观察五轮的形色变化，可以诊察相应脏腑的病变。因此，望目不仅在望神中有重要意义，而且可以测知五脏的病变，甚至对某些疾病的诊断，也可起到"见微知著"的作用。《重订通俗伤寒论》曰："凡病至危，必察两目，视其目色，以知病之存亡也，故观目为诊法之首要。"

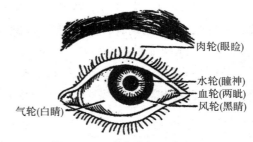

图1-3　五轮部位与五脏分属图

肉轮(眼睑)
水轮(瞳神)
血轮(两眦)
风轮(黑睛)
气轮(白睛)

望目可以从神、色、形、态四方面来观察。由于目神在望神中已介绍，故本处重点介绍目色、目形和目态的异常改变。

1. 目色　正常人的眼睑内及两眦红润，白睛色白，黑睛褐色或棕色，角膜无色透明，异常改变有以下几种。

（1）目赤　双眼或单眼白睛红赤，俗称"红眼""火眼"。目赤若伴见肿痛，多属实热证。如全目赤肿，多为肝经风热上攻；两眦赤痛，多为心火上炎；白睛发红，多为肺火；睑缘赤烂，多为脾经湿热。若白睛红赤灼热，眵多黏结，羞明畏光，有传染性者，多为感受时邪热毒所致，也称"天行赤眼"。

（2）白睛发黄　为黄疸的主要标志。《杂病源流犀烛·诸疸源流》云："经言目黄者曰黄疸，以目为宗脉所聚，诸经之热上熏于目，故目黄，可稔知为黄疸也。"黄疸常伴身面发黄、尿黄等症，多因湿热内壅或寒湿内困，肝胆疏泄失常，胆汁外溢所致，有阳黄、阴黄之分。

（3）目眦淡白　属血虚、失血，是血少不能上荣于目所致。

（4）目胞色黑晦暗　多属肾虚；目眶周围色黑，多因肾虚水泛，或寒湿下注所致；目眶色黑，伴肌肤甲错，多为瘀血内阻所致；睡眠欠佳也可见目眶发黑。

（5）黑睛灰白混浊　为目翳，属外障眼疾。若黑睛深层呈圆盘状翳障，妨碍视力，为混睛障，多因邪毒侵袭，或肝胆实火上攻，或湿热熏蒸，或阴虚火旺等所致，常见于眼外伤及某些全身疾病；若小儿疳积日久也可见目生翳障，表现为目干夜盲，黑睛生翳糜烂，甚则溃破穿孔等。

2. 目形

（1）胞睑肿胀　胞睑肿胀是指上胞下睑肿胀不适。目胞浮肿，如新卧起之状，皮色不变或较光亮，是水肿病初起之征；胞睑红肿，若眼睑边缘起疖肿，状若麦粒，红肿痒痛，易成脓溃破者，为"针眼"；若整个胞睑漫肿，红如涂丹，热如火灼，化脓溃破者，为"眼丹"。后二者皆为风热毒邪相搏客于胞睑，或脾胃蕴积热毒，上攻于目，以致局部气血瘀滞。

（2）眼窝凹陷　若见于吐泻之后，多因吐泻伤津所致；若见于久病、重病患者，为脏腑精气衰竭，病属难治。

（3）眼球突出　眼突而喘，属肺胀，多因痰浊阻肺，肺气不宣，呼吸不利所致；眼突颈肿，为瘿病，因肝郁化火，痰气壅结所致。

3. 目态　正常人瞳孔圆形，双侧等大，直径为3~4mm，对光反应灵敏，眼球运动随意灵活。其异常改变主要有以下几种。

（1）瞳孔缩小　多因肝胆火炽，或劳损肝肾，虚火上扰所致，也可见于中毒（吗啡、川乌、草乌、毒蕈、有机磷农药中毒）等。

（2）瞳孔散大　多属肾精耗竭，见于危重患者，是濒死前的征象之一；也见于肝胆风火上扰的绿风内障、中毒（如杏仁、麻黄、曼陀罗中毒）及某些西药（如阿托品）所致的药物性瞳孔散大等。

（3）目睛凝视　患者两眼固定，转动不灵，固定前视者，称"瞪目直视"；固定上视者，称"戴眼反折"；固定侧视者，称"横目斜视"。目睛凝视多属肝风内动之征，常伴神昏、抽搐等症，属病重，或见于脏腑精气耗竭，或痰热内闭证。瞪目直视还可见于瘿病。

（4）嗜睡露睛　是指患者入睡后胞睑未闭合而睛珠外露，多因脾虚清阳不升，或津液大伤，胞睑失养，启闭失常所致，多见于脾胃虚衰或吐泻伤津的患儿。此外，睡时露睛也可见于正常人，俗称"羊眼"。

（5）胞睑下垂　又称"睑废"，是指上睑下垂，难以抬举，轻者半掩瞳仁，重者全遮黑瞳，垂闭难张。胞睑下垂分为先天与后天两类，其中双眼上睑下垂者，多为先天禀赋不足，脾肾亏虚，睑肌失养所致；单眼上睑下垂者，多因脾气虚衰，脉络失养，肌肉松弛所致，也可见于外伤。

（二）望耳

耳为肾之窍，手足少阳经脉布于耳，手足太阳经和足阳明经也分布于耳或耳周围。《灵枢·邪气脏腑病形》说："十二经脉，三百六十五络……其别气走于耳而为听。"耳为"宗脉之所聚"。此外，在耳廓上有全身脏器和肢体的反应点。所以，耳与全身均有联系，而尤与肾、胆的关系最为密切，望耳可以察知肾、胆乃至全身的病变。耳部望诊主要是观察耳廓色泽、形态及耳内病变。

1. 耳之色泽

（1）润枯　正常人表现为耳廓色泽红润，是气血充足的表现；耳廓焦黑干枯，多属肾精亏虚。

（2）颜色　耳廓淡白，多属气血亏虚；耳轮红肿，多属肝胆湿热或热毒上攻；耳轮青黑，多见于阴寒内盛或有剧痛的患者；小儿耳背有红络，耳根发凉，多为麻疹先兆。

2. 耳之形态

（1）耳廓形大　耳廓外形厚而大，属形盛，为肾气充足；耳廓肿大，伴见色红，为邪气实，多属少阳相火上攻。

（2）耳廓瘦小　耳廓瘦小而薄，属先天亏损，肾气不足；耳廓瘦削而干焦，为正气虚，多为肾精耗竭或肾阴不足；耳廓萎缩，为肾气竭绝。

（3）耳轮甲错　即耳轮肌肤甲错，多属久病血瘀。

3. 耳内病变

（1）耳内流脓　耳道内流出脓液，其色或黄或青，其质或稠或稀，称为"脓耳"。耳内流脓有虚实之别，涉及肝、胆、肾三经。发作急骤，脓液黄稠，耳痛剧烈者，属实证，多因风热上扰或肝胆湿热所致；流脓日久，脓液清稀，耳痛较缓者，属虚证，多因肾阴虚损，虚火上炎所致。

（2）耳道红肿　耳道局部红肿疼痛，突起如椒目状，为"耳疔"，多因邪热搏结耳窍所致。

（三）望鼻

鼻居面部中央，为肺之窍，属脾，与足阳明胃经亦有联系。望鼻可诊肺、脾、胃等脏腑的病变。鼻部望诊应注意观察色泽、形态及鼻内病变。

1. 鼻之色泽

（1）润枯　鼻端微黄明润，见于新病，为胃气未伤，属病势较轻；见于久病，为胃气来复，属病势向愈；鼻端晦暗枯槁，为胃气已衰，属病重。

（2）颜色　鼻端色白，多为气血亏虚；色赤为肺脾蕴热；色黄为有湿热；色青为阴寒腹痛；小儿山根青筋，多因肝经气滞寒凝、肝脾不和、乳食积滞所致。

2. 鼻之形态

（1）鼻头肿胀　若属红肿或生疮，并感疼痛，属邪热盛，常见于胃热或血热。若鼻及鼻周围皮色暗红或血络扩张，伴丘疹、脓疱或鼻赘，称为"酒渣鼻"，多因肺胃蕴热，瘀血凝滞所致。

（2）鼻柱溃陷　多见于梅毒患者；若鼻柱塌陷，兼眉毛脱落，为麻风恶候。

（3）鼻翼扇动　鼻孔两翼因呼吸急促而扇动的症状，也称为"鼻扇"，多属肺热，或见于哮病，是肺气不宣，呼吸困难的表现；若重病中出现鼻孔扇张，喘而额汗如油，是肺气衰竭之危候。

3. 鼻内病变

（1）鼻流清涕　若伴见恶寒发热、鼻塞等，多属风寒表证；若常流清涕，量多，经久不愈，多为"鼻鼽"，多因阳气虚弱所致。

（2）鼻流浊涕　若伴见恶寒发热、咽痛等，多属风热表证；若常流浊涕，量多不止，其气腥臭，常伴头痛、鼻塞、嗅觉减退，为"鼻渊"，多因外感风热，或胆经蕴热上攻于鼻所致。

（3）鼻腔出血　鼻腔出血称为"鼻衄"，外感引起者，多因风热犯肺、燥邪伤肺所致；出血量多，色深红质稠者，多因肝火犯肺，或胃火炽盛，火热上炎，灼伤阳络，迫血外溢所致；血色淡红而质稀，多因脾不统血，血不循经而外溢所致。个别妇女经期鼻衄随月经周期而作，称为"倒经"，多因肝郁化火犯肺，或阴虚肺热所致。

（4）鼻内赘生物　鼻腔内长有状若葡萄或榴子，光滑柔软，带蒂可活动，而无痛感的肉状物，为"鼻痔"（鼻息肉）。若其撑塞鼻孔，则致气息难通，多因湿热邪毒壅结鼻窍所致。

（四）望口与唇

口为饮食通道，脏腑要冲，脾开窍于口，其华在唇，手足阳明经环绕口唇，故望口与唇的异常变化，可以诊察脾与胃的病变。望口与唇注意观察形色、润燥及动态的变化。

1. 望口

（1）口角流涎　小儿口中流涎，称为"滞颐"，多因脾虚湿盛。《诸病源候论》曰："滞颐之病，是小儿多涎唾流出，渍于颐下，此由脾冷液多故也。"成人见之多为中风口㖞不收所致。

（2）口疮　指口腔内膜出现黄白色如豆大、表浅的小溃疡点，周围红晕，局部灼痛，《黄帝内经》也称为"口糜"或"口疡"，多因心脾积热，或由阴虚火旺所致。若口疮反复发作，时轻时重，疮面色淡，疼痛较轻，伴少气乏力、大便溏薄，舌淡嫩，脉虚者，多为中气不足所致。

（3）鹅口疮　指小儿口腔、舌面满布片状白屑，状如鹅口者，又称"雪口"，多因感受邪毒，心脾积热，上熏口舌所致；也可因肾阴亏损，虚火上炎而为。

（4）口之动态　正常人口唇可随意开合，动作协调。《望诊遵经》将口唇的异常动态归纳为"口形六态"。

口张：口开而不闭，属虚证。若状如鱼口，张口气出，但出不入，则为肺气将绝之候。

口噤：口闭难开，牙关紧闭，属实证。口噤不语，兼四肢抽搐，多为痉病或惊风；兼半身不遂，则为中风入脏之重证。

口撮：上下口唇紧聚，为邪正交争所致。口撮兼见角弓反张，多为破伤风患者；新生儿撮口不能吮乳，多为脐风。

口僻：口角向一侧歪斜，见于风邪中络，或风中脏腑之患者。

口振：战栗鼓颌，口唇振摇，常见于疟疾初起。

口动：口频繁开合，不能自禁，是胃气虚弱之象；若口角掣动不止，为动风之象。

2. 望唇　唇部色诊与望面色基本相同，但因唇黏膜薄而透明，故其色泽变化比面色更为明显，易于观察。正常人唇色红润，是胃气充足，气血调匀的表现。

（1）唇色淡白　多属血虚或失血。

（2）唇色深红　多属热盛；深红干燥，属热盛伤津。

（3）唇色青紫　多属阳气虚衰，血行瘀滞。

（4）唇色青黑　因寒凝血瘀，或痛极血络瘀阻所致。

（5）口唇干裂　为津液损伤，多因燥热伤津或阴虚液亏所致。

（6）口唇糜烂　多因脾胃积热上蒸，热邪灼伤唇部所致；唇内溃烂，其色淡红，为虚火上炎。

（7）唇边生疮，红肿疼痛　为心脾积热。

（五）望齿与龈

齿为骨之余，骨为肾所主；龈护于齿，为手足阳明经分布之处，故望齿与龈可诊察肾与胃肠的病变，以及津液的盈亏。温病学派对验齿十分重视，在阳明热盛和热伤肾阴的情况下，观察齿与龈的润燥情况，可以了解胃津、肾液的存亡。

1. 望牙齿

（1）牙齿形色　正常人牙齿洁白润泽而坚固，是肾气充足，津液未伤的表现。若牙齿干燥，为胃阴已伤；牙齿光燥如石，为阳明热甚，津液大伤；牙齿燥如枯骨，多为肾阴枯竭，精不上荣所致，可见于温热病的晚期，属病重；久病牙齿枯黄脱落，为骨绝，属病重。

（2）牙齿动态　牙关紧急，多属风痰阻络或热极动风；咬牙龂齿，即上下牙齿相互磨切，格格有声，多为热盛动风，或见于痉病；睡中龂齿，多因胃热、食滞或虫积所致，亦可见于正常人。

2. 望牙龈

（1）牙龈色泽　正常人牙龈淡红而润泽，是胃气充足，气血调匀的表现。牙龈淡白，多因血虚或失血，龈络失养所致；牙龈红肿疼痛，多因胃火亢盛，火热循经上熏牙龈所致。

（2）牙龈形态　龈肉萎缩，牙根暴露，牙齿松动，常有渗血和脓液，称为"牙宣"，多因肾虚或胃阴不足，虚火燔灼，龈肉失养所致，也可见于气血不足者；牙龈溃烂，流腐臭血水，牙齿脱落，口气腐臭者，称为"牙疳"，多为平素胃腑积热，复感风热或疫疠之邪，邪毒上攻牙龈所致。

（3）齿衄　指牙缝出血，多因胃肠实热所致，也可因胃、肾阴虚，虚火上炎，脉络受损，或脾不统血所致。

（六）望咽喉

咽喉为口鼻与肺胃之通道，是呼吸、饮食之门户，又是经脉循行交会之处，与五脏六腑关系密切。因此，五脏六腑病变可反映于咽喉，以肺、胃、肾的病变表现更为突出，也更具诊断意义。望咽喉主要观察咽喉的红肿疼痛、溃烂和伪膜等情况。

健康人咽喉色淡红润泽，不痛不肿，呼吸通畅，发音正常，食物下咽顺利无阻。

1. 红肿

（1）新病咽部深红，肿痛较甚，多属实热证，因风热邪毒或肺胃热毒壅盛所致。

（2）久病咽部嫩红，肿痛不甚，多属阴虚证，因肾阴亏虚，虚火上炎所致。

（3）若咽部淡红漫肿，疼痛轻微，多因痰湿凝聚所致。

（4）咽喉部一侧或两侧喉核红肿突起，形如乳头，或如蚕蛾，表面或有黄白色脓样分泌物，咽痛不适者，为"乳蛾"（图1-4），又名"喉蛾"，因风热外侵，邪客肺卫；或肺胃热盛，壅滞喉核所致。若喉核肿胀，热痛不甚，经久不消，时作时止，反复不已，多因肺肾阴虚，虚火上炎，气血瘀滞所致。

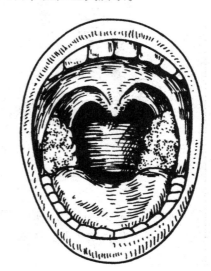

图1-4 乳蛾

（5）咽喉部红肿高突，疼痛剧烈，吞咽、言语困难，身发寒热者，为"喉痈"，多因脏腑蕴热，复感外邪，热毒客于咽喉所致。

2. 溃烂 新病咽部溃烂，分散表浅，周围色红，为肺胃之热轻浅；若溃烂成片或洼陷，周围红肿，为肺胃火毒壅盛，蒸灼肌膜而致；咽部溃腐浅表分散，反复发作，周围淡红，多属虚火上炎；若成片洼陷，周围淡白或苍白，久不愈者，多为气血不足，肾阳亏损，邪毒内陷所致。

3. 伪膜 咽部溃烂，表面所覆盖的一层黄白或灰白色腐膜，称为伪膜。若伪膜松厚易拭去者，为病轻，为肺胃热浊之邪上壅于咽所致；若伪膜坚韧不易拭去，强剥出血，或剥后复生，伴犬吠样咳嗽、喘鸣者，为病重，称为"白喉"，因外感时行疫邪，疫毒内盛，或热毒伤阴所致。

三、望颈项

颈项是连接头部和躯干的部分，其前部为颈，后部为项，合称颈项。颈项内有呼吸气道与饮食路径，又是经脉上达头面必经之处。颈项经脉阻滞，可引起全身的病变；而脏腑气血失调，亦可在颈项部反映出来。

正常人的颈项直立，两侧对称，气管居中；矮胖者略粗短，瘦高者略细长；男性喉结突出，女性喉结不显；颈侧动脉搏动在安静时不易见到。颈项转侧俯仰自如，左右旋转30度，后仰30度，前屈30度，左右侧屈各45度。望颈项主要观察其外形和动态等变化。

1. 外形变化

（1）瘿瘤 颈前结喉处，单侧或双侧，有肿块突起，或大或小，可随吞咽上下移动，称为"瘿瘤"（图1-5），多因肝郁气结，痰凝血瘀，或因水土失调，痰气凝结所致。

（2）瘰疬 颈侧颌下、耳后皮里膜外，有肿块如豆，累累如串珠，称为"瘰疬"（图1-6）。大者属瘰，小者属疬，多由肺肾阴虚，虚火灼液，结成痰核；或因外感风热时毒，气血壅滞于颈部所致。

2. 动态变化

（1）项强 是指项部筋脉肌肉拘紧或强硬，俯仰转动不利，伴头痛、恶寒、脉浮，多为风寒侵袭太阳经脉，经气不利所致；伴高热神昏，甚则抽搐，多属热极生风；睡醒后突觉项强不便，为"落枕"，多因睡姿不当，或风寒客于经络，或颈部肌肉劳损所致。

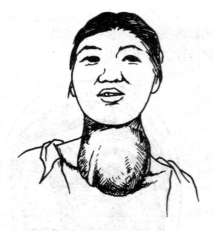

图 1-5 瘿瘤

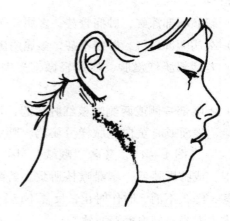

图 1-6 瘰疬

（2）**项软** 是指颈项软弱，抬头无力。小儿项软，多因先天不足，肾精亏损，或后天失养，发育不良，可见于佝偻病患儿；久病、重病颈项软弱，头垂不抬，眼窝深陷，多为脏腑精气衰竭之象，属病危。

（3）**颈脉怒张** 是指颈部脉管明显胀大，平卧时更甚，多见于心血瘀阻，肺气壅滞及心肾阳衰，水气凌心的患者。

四、望躯体

（一）望胸胁

胸属上焦，内藏心、肺等重要脏器，为宗气所聚，是经脉、血管循行布达之处。胸廓前有乳房，属胃经，乳头属肝经。胁肋是肝胆经脉循行之处。望胸胁可以诊察心、肺的病变，宗气的盛衰，以及肝胆、乳房等的疾患。

正常人的胸廓呈扁圆柱形，两侧对称，左右径大于前后径（比例约为1.5∶1），小儿和老人则左右径略大于前后径或相等，两侧锁骨上下窝亦对称。常见的胸廓异常有以下几种。

1. 扁平胸 胸廓前后径较常人明显缩小，小于左右径的一半，呈扁平形，多见于肺肾阴虚、气阴两虚的患者（图1-7）。

2. 桶状胸 胸廓前后径较常人增大，与左右径几乎相等，呈圆桶状，多为素有伏饮积痰，壅滞肺气，久病伤及肾气，肾不纳气，日久胸廓变形所致，见于久病咳喘之患者（图1-8）。

3. 鸡胸 胸骨下部明显向前突出，形似鸡之胸廓畸形，因先天禀赋不足，肾精亏虚，或后天失养，脾胃虚弱，骨骼失于充养所致，常见于小儿佝偻病。

4. 漏斗胸 胸骨下段及与其相连的两侧肋软骨向内凹陷，形成漏斗状，多因先天发育不良所致。

5. 肋如串珠 肋骨与肋软骨连接处变厚增大，状如串珠，因肾精不足，或后天失养，发育不良所致，多见于佝偻病患儿。

6. 胸不对称 一侧胸廓塌陷，肋间变窄，肩部下垂，脊骨常向对侧凸出者，多见于肺痿、肺部手术后等患者；若一侧胸廓膨隆，肋间饱满，按之软，咳则引痛，气管向健侧移位，多见于悬饮证或气胸患者。

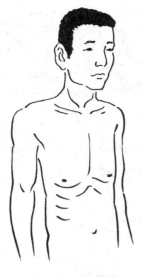
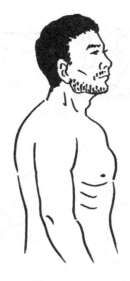

图 1 - 7　扁平胸　　　　　　　　图 1 - 8　桶状胸

7. 乳痈　妇女哺乳期乳房局部红肿热痛，乳汁不畅，甚则破溃流脓，身发寒热，多因肝气郁结，胃热壅滞，或外感邪毒所致。

（二）望腹部

腹部是指躯干正面剑突以下至耻骨以上的部位，属中下焦，内藏肝、胆、脾、胃、大肠、小肠、膀胱、胞宫等脏腑，故望腹部可以诊察内在脏腑的病变和气血的盛衰。腹部望诊主要观察其形态变化。

正常人腹部对称、平坦（仰卧时腹壁平于胸骨至耻骨中点连线，即胸耻连线，或稍凹陷。图1 - 9①），直立时腹部可稍隆起，约与胸平齐，老人和小儿腹略呈圆形。脐腹过度膨隆或凹陷均为异常。

1. 腹部膨隆　仰卧时前腹壁明显高于胸耻连线（图1 - 9②）。若腹部胀大，伴周身俱肿者，为水肿病，因肺、脾、肾三脏功能失调，水湿内停所致；若仅见腹部肿大，四肢消瘦者，为鼓胀，多因肝郁或脾虚，以致气滞血瘀水停所致。《医学入门》曰："凡胀初起是气，久则成水。"

2. 腹部凹陷　仰卧时前腹壁明显低于胸耻连线（图1 - 9③），腹部凹陷如舟状，肌肉松弛失去弹性，伴形体消瘦，可见于久病脾胃气虚，机体失养，或新病吐泻太过，津液大伤的患者。若腹皮甲错，深凹着脊，称为"肉消着骨"，为脏腑精气耗竭，属病危。

3. 腹露青筋　腹部皮肤青筋暴露，常与腹部膨隆同时出现，可因肝郁气滞，脾失健运，气滞湿阻，或脾肾阳虚，水湿内停等，导致气血运行不畅，脉络瘀阻，见于鼓胀重证。

（三）望腰背部

背为胸中之府，为心、肺之外围，与心、肺密切相关。腰为身体运动的枢纽，为肾之府，故望腰背部的异常表现，可以诊察相关脏腑经络的病变。望腰背时应注意观察脊柱及腰背部的形态变化。

正常人腰背部两侧对称，俯仰转侧自如，直立时脊柱居中，颈、腰段稍向前弯曲，胸、骶段稍向后弯曲，但无左右侧弯。其异常改变主要有以下几种。

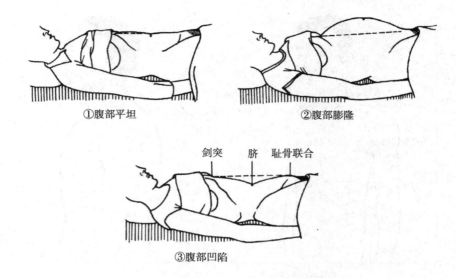

①腹部平坦　　　　　②腹部膨隆

剑突　脐　耻骨联合

③腹部凹陷

图 1－9　腹部平坦、膨隆、凹陷测量法

1. 脊柱后突　脊骨过度后弯，以致背高如龟，称为"龟背"，俗称"驼背"。若见于小儿，多因胎禀怯弱，肾精亏虚，或后天失养，骨髓失充，督脉虚损，脊柱弯曲变形所致；若见于成年后，多为脊椎疾患；若久病见后背弯曲，两肩下垂，称为"背曲肩随"，为脏腑精气虚衰之象。

2. 脊柱侧弯　脊柱的某一段持久地偏离身体正中线，使脊柱形成侧向弧形或"S"形，多因小儿发育期坐姿不良所致，亦可见于先天禀赋不足，肾精亏虚，发育不良的患儿或一侧胸部疾患者。

3. 脊疳　背部肌肉消瘦，脊骨突出如锯齿状，为脏腑精气极度亏损之象。

4. 腰部拘急　腰部疼痛，活动受限，转侧不利，多因寒湿侵袭，经气受阻，跌仆闪挫，血脉瘀滞所致。

五、望四肢

双上肢和双下肢总称为四肢。上肢包括肩、臂、肘、腕、掌、指；下肢包括髀、股、膝、胫、踝、跗、趾。四肢由筋、骨、血脉、肌肉、皮毛组成。因心主四肢血脉，肺主四肢皮毛，脾主四肢肌肉，肝主四肢之筋，肾主四肢之骨，故五脏均与四肢有关，而脾与四肢的关系尤为密切。手足是人体十二经脉必经之地，手指端和足趾端是人体阴阳经脉交会之处，手足部最能反映人体阴阳的协调与否。因此，望四肢可以诊察脏腑和经脉的病变。望诊时应注意观察四肢、手足、掌腕、指趾的外形和动态变化。

（一）外形

1. 肢体肿胀　即四肢浮肿发胀，表现为四肢同时肿胀，或肿胀偏于一侧，或仅见上肢或下肢，或见于单一肢体。若四肢关节肿胀，灼热疼痛者，多因湿热郁阻经络，气血运行不畅所致，常见于热痹；若足跗肿胀，兼全身浮肿，多见于水肿病；若下肢肿胀，皮肤粗厚如象皮者，多见于丝虫病。

2. 四肢畸形

（1）膝部肿大　膝部红肿热痛，屈伸不利，多因风湿郁久化热所致，常见于热痹；膝关节肿大疼痛，股胫肌肉消瘦，形如鹤膝，称为"鹤膝风"，多因气血亏虚，寒湿久留，侵于下肢，流注关节所致；膝部紫暗，漫肿疼痛，为膝骨或关节受损，多因外伤所致。

（2）下肢畸形 两下肢自然伸直或站立时，两足内踝并拢而两膝不能靠拢者，称为膝内翻，又称"O"型腿（图1-10）；两下肢自然伸直或站立时，当两膝相碰而两足内踝分离不能靠拢者，称为膝外翻，又称为"X"型腿（图1-11）。若踝关节呈固定型内收位，称为足内翻；呈固定外展位，称为足外翻。上述畸形皆因先天禀赋不足，肾气不充，或后天失养，脾胃虚弱，发育不良所致。

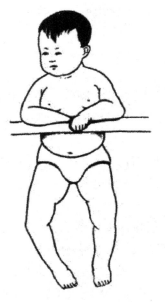 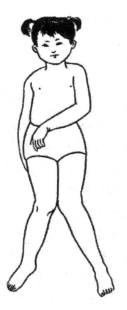

图1-10 "O"型腿   图1-11 "X"型腿

（3）手指变形 手指关节呈梭状畸形，活动受限，称为梭状指（图1-12），多因风湿久蕴，痰瘀结聚所致；指趾末端增生、肥厚，呈杵状膨大，称为杵状指（图1-13），亦称鼓槌指，常兼气喘唇暗，多因久病心肺气虚，血瘀痰阻所致。

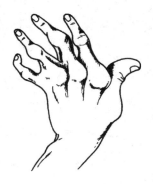 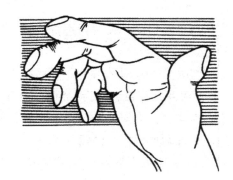

图1-12 梭状指   图1-13 杵状指

3. 小腿青筋 小腿青筋怒张隆起，形似蚯蚓，或呈青紫色树枝状，多因寒湿内侵，络脉血瘀所致，或由体质素虚，或久病气虚，兼以长时间负重站立或行走所致。

（二）动态

肢体痿废 四肢肌肉萎缩，筋脉弛缓，软弱无力，甚则痿废不用。多见于痿病，因肺热伤津，或湿热浸淫，或脾胃虚弱，或肝肾亏虚，或外伤瘀血阻滞所致。《证治准绳》曰："痿者手足痿软而无力，百节缓纵而不收也。"若一侧上下肢痿废不用者，称为半身不遂，多见于中风患者；若双下肢痿废不用者，多见于截瘫患者。

六、望二阴

前阴为生殖和排尿器官，后阴指肛门，为排便之门户。前阴为肾所司，宗筋所聚，太阴、阳明经所会，阴户通于胞宫并与冲任二脉密切相关，肝经绕阴器，故前阴病变与肾、膀胱、肝关系密切。后阴亦为肾所司，又脾主运化，升提内脏，大肠主传导糟粕，故后阴病变与脾、胃、肠、肾关系密切。

（一）望前阴

望男性前阴应注意观察阴茎、阴囊是否正常，有无结节、肿胀、溃疡和其他异常的形色改变。对女性前阴的诊察要有明确的适应证，由妇科医生负责检查，男医生需在女护士陪同下进行。前阴常见的异常改变有以下几种。

1. 阴囊肿大　男性阴囊肿大，因小肠坠入阴囊所致者，为"疝气"；或因内有瘀血、水液停积，或脉络迂曲，睾丸肿胀等引起；若阴囊红肿热痛，皮紧光亮，寒热交作，形如瓢状，称为"囊痈"，多为肝经湿热下注所致。

2. 阴部湿疹　男子阴囊或女子大小阴唇起疹，瘙痒灼痛，湿润或有渗液，反复发作，为湿疮，多因肝经湿热下注，风邪外袭所致；日久皮肤粗糙变厚，呈苔藓样变，则为阴虚血燥。

3. 子宫脱垂　妇女阴部有物下坠或挺出阴道口外，又称"阴挺"。《景岳全书·妇人规》曰："妇人阴中突出如菌如芝，或挺出数寸，谓之阴挺。"本病多因气虚下陷，带脉失约，冲任虚损，或生育过多，或产后劳伤，损伤胞络及肾气，系胞无力而使胞宫下坠于阴户之外。

（二）望后阴

患者取侧卧位，医者望诊时应注意观察肛门周围有无脓肿、痔疮、裂口、瘘管外口、脱垂、息肉及肛周湿疹等。必要时结合肛管直肠指诊及借助相关仪器进行检查。常见异常改变有以下几种。

1. 肛裂　肛管的皮肤全层纵行裂开，并伴有多发性小溃疡，久不愈合，排便时疼痛流血者，为"肛裂"（图1-14），多因热结肠燥或阴虚津亏，大便秘结，排便努责，使肛管皮肤裂伤，伤口染毒，逐渐形成慢性溃疡。

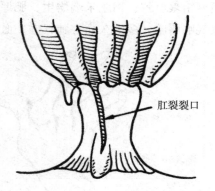

肛裂裂口

图1-14　肛裂示意图

2. 痔疮　肛门内、外生有紫红色柔软肿块，突起如峙者，为"痔疮"（图1-15），常伴便血、疼痛、脱出、便秘，或肛周潮湿、瘙痒等症状。其生于肛门齿状线以上者为内痔，生于肛门齿状线以下者为外痔，内外皆有者为混合痔，多因肠中湿热蕴结或血热肠燥，或久坐、负重、便秘等，使肛门部血脉瘀滞，热与血相搏，结滞不散而成。

3. 肛瘘　直肠或肛管与周围皮肤相通所形成的瘘管，称为"肛瘘"，也称为"肛漏"，以局部反复流脓、疼痛、瘙痒为特征，多因肛门周围痈肿余毒未尽，溃口不敛所致。

4. 脱肛　直肠黏膜或直肠反复脱出肛门外，伴肛门松弛（图1-16），常因大便、咳嗽、用力而脱出。轻者便时脱出，便后缩回；重者脱出后不能自回，须用手慢慢还纳，多因脾虚中气下陷所致，常见于老人及产妇，也常见于久泻、久咳和习惯性便秘者。

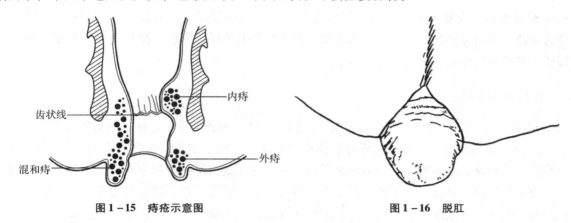

图 1-15 痔疮示意图   图 1-16 脱肛

5. 肛痈 肛门周围局部红肿疼痛，状如桃李，破溃流脓者，为"肛痈"，以发病急骤，疼痛剧烈，伴高热，破溃后形成肛漏为特点，多因湿热下注，或外感邪毒阻于肛周所致。

七、望皮肤

皮肤为一身之表，内合于肺，卫气循行其间，有抵御外邪、保护机体的作用，脏腑气血亦通过经络而外荣于皮肤。感受外邪，皮表首当其冲，脏腑气血的病变亦可通过经络反映于肌表。因此，望皮肤可了解邪气的性质和气血津液的盛衰，测知内在脏腑的病变，判断疾病的轻重和预后。

望皮肤应注意观察皮肤的色泽、形态变化。正常人皮肤荣润有光泽，是精气旺盛，津液充沛的征象。常见异常表现有以下几类。

（一）色泽异常

皮肤色泽亦可见五色，与五色诊法基本相同，其常见而有特殊意义者，为发黄、发赤、发黑和白斑。

1. 皮肤发黄 面目、皮肤、爪甲俱黄者，为黄疸。其黄色鲜明如橘皮色者，属阳黄，因湿热蕴蒸所致；黄色晦暗如烟熏色者，属阴黄，因寒湿阻遏所致。

2. 皮肤发赤 皮肤突然鲜红成片，色如涂丹，边缘清楚，灼热肿胀者，为"丹毒"，因发生部位不同，名称有别。发于头面者，名"抱头火丹"；发于小腿足部者，名"流火"；发于全身、游走不定者，名"赤游丹"。其发于上部者多因风热化火所致，发于下部者多因湿热化火所致，亦有因外伤染毒而引起者。

3. 皮肤发黑 皮肤黄中显黑，黑而晦暗，称为"黑疸"，多见于黄疸病后期，多由劳损伤肾所致。全身皮肤发黑者，亦可见于肾阳虚衰患者。

4. 皮肤白斑 局部皮肤出现点、片状白色改变，大小不等，边界清楚，称为"白驳风"或"白癜风"，多因风湿侵袭，气血失和，血不荣肤所致。

（二）形态异常

1. 皮肤干枯 皮肤干枯无华，甚至皲裂、脱屑，多因阴津耗伤，营血亏虚，肌肤失养，或燥邪侵袭，气血滞涩所致。

2. 肌肤甲错 皮肤发生局限性或广泛性的干枯粗糙，状若鱼鳞，多因血瘀日久，肌肤失养所致。

3. 肌肤水肿　皮肤水肿有阳水与阴水之分。阳水以肿起较速，眼睑、颜面先肿，继则遍及全身为特征，多由外感风邪，肺失宣降所致；阴水以肿起较缓，下肢、腹部先肿，继则波及颜面为特征，多由脾肾阳衰，水湿泛溢所致。

（三）皮肤病症

1. 斑疹　斑、疹均为全身性疾病表现于皮肤的症状，两者虽常常并称，但实质有别。

（1）斑　指皮肤出现的深红色或青紫色片状斑块，平铺于皮下，抚之不碍手，压之不褪色，可由外感温热邪毒，热毒窜络，内迫营血所致；或因脾虚血失统摄，阳衰寒凝气血所致；或因外伤等，使血不循经，外溢肌肤所致。其中，因外感热病，热入营血，迫血外溢而发，表现为斑点成片，或红或紫，平铺皮下者，为阳斑；因内伤气虚，气不摄血所致，表现为斑点大小不一，色淡红或紫暗，隐隐稀少，发无定处，但不见于面、背部，出没无常，为阴斑。

（2）疹　指皮肤出现红色或紫红色、粟粒状疹点，高出皮肤，抚之碍手，压之褪色，常见于麻疹、风疹、瘾疹等病，多因外感风热时邪或过敏，或热入营血所致。

麻疹：是儿童常见的一种急性发疹性传染病，多因感受时邪疫毒所致，表现为出疹前先有发热恶寒，咳嗽喷嚏，鼻流清涕，眼泪汪汪，耳根冰冷，或耳后有红丝出现，3～4天疹点出现于皮肤，从头面到胸腹、四肢，色如桃红，形如麻粒，尖而稀疏，抚之触手，逐渐稠密，2～5天出全，然后按出疹顺序逐渐回隐，留下棕褐斑状色素沉着，并有糠麸脱屑。根据麻疹的出疹次序、疹的疏密、色泽和兼症，可以判断病情的顺逆。

风疹：是一种较轻的发疹性传染病，以初起类似感冒，发热1～2天后，皮肤出现淡红色斑丘疹，瘙痒不已，耳后及枕部臀核肿大为其特征。本病因皮疹细小如沙，故又称"风痧"，多因感受风热时邪，与气血相搏所致。

瘾疹：是一种以皮肤丘疹为特征的疾患，表现为皮肤突然出现大小不等、形状不一、边界清楚的红色或苍白色丘疹，多剧烈瘙痒，抓挠后增大、增多，发无定处，骤起骤退，退后不留痕迹，且具有反复发作的特点，多因正气不足，卫外不固，外感风邪；或因饮食失节，肠胃积热，复感风邪；或因情志内伤，冲任不调，血虚生风；或对某些物质过敏所致。

不论斑或疹，在外感热病中见之，若色红身热，先见于胸腹，后延及四肢，斑疹发后热退神清者，是邪去正安，为顺；若布点稠密成团，色深红或紫暗，先见于四肢，后延及胸腹，斑疹现后仍壮热不退、神识不清者，是邪气内陷，为逆。

2. 水疱　是指皮肤上出现成簇或散在性小水疱的表现，可有白痦、水痘、热气疮、缠腰火丹、湿疹等。

（1）水痘　属儿科常见传染病。小儿皮肤出现粉红色斑丘疹，很快变成椭圆形的小水疱，其后结痂，常伴发热。其疱疹特点为，顶满无脐，晶莹明亮，浆液稀薄，皮薄易破，大小不等，分批出现，多因外感时邪，内蕴湿热所致。

（2）白痦　暑湿、湿温患者皮肤出现的一种白色小疱疹，晶莹如粟，又称白疹，多因外感湿热之邪郁于肌表，汗出不彻，蕴酿所致，乃湿温患者湿热之邪透泄外达之机。白痦晶莹饱满，颗粒清楚者，称为晶痦，为津气尚充足，是顺证；白痦色枯而白，干瘪无浆者，称为枯痦，为津气已亏竭，是逆证。

（3）热气疮　口唇、鼻孔周围、面颊及外阴等皮肤黏膜交界处，出现针头至绿豆大小簇集成群的水疱，灼热瘙痒，溃后结痂，多因外感风温热毒，阻于肺胃，湿热蕴蒸皮肤所致；或因肝经湿热下注，阻于阴部而成。

（4）缠腰火丹 多见于一侧腰部或胸胁部，初起皮肤灼热刺痛，继之出现粟米至黄豆大小簇集成群的水疱，排列如带状，局部刺痛，多因肝经湿热熏蒸所致。

（5）湿疹 周身皮肤出现红斑，迅速形成丘疹、水疱，破后渗液，出现红色湿润之糜烂面，多因禀赋不耐，饮食失节，湿热内蕴，复感风邪，内外两邪相搏，郁于肌肤所致。

3. 疮疡 是指各种致病因素侵袭人体后引起的体表化脓性疾病，主要有痈、疽、疔、疖等。

（1）痈 红肿高大，根盘紧束，焮热疼痛，具有未脓易消、已脓易溃、疮口易敛的特点，属阳证，多因湿热火毒蕴结，气血壅滞，热蒸肉腐成脓所致。

（2）疽 发于皮肤肌肉间，初起局部有粟粒样脓头，焮热红肿胀痛，易向深部及周围扩散，脓头相继增多者，称为有头疽，属阳证，多因外感热邪火毒、内有脏腑蕴毒，凝聚肌表，气血壅滞而成。而漫肿无头，皮色不变，无热少痛，具有难消、难溃、难敛，溃后易伤筋骨的特点者，称为无头疽，属阴证，多因气血亏虚，寒痰凝滞所致。

（3）疔 形小如粟，根深坚硬，状如钉丁，麻木疼痛，多发于颜面和手足等处。本病病情变化迅速，容易造成毒邪走散，多因竹木刺伤，或感受疫毒、疠毒、火毒等邪所致。

（4）疖 形小而圆，根浅局限，红肿不甚，容易化脓，脓溃即愈，因外感火热毒邪，或湿热蕴结所致。

4. 痤疮 以颜面、胸、背等处生丘疹如刺，可挤出白色碎米样粉汁者，又称"粉刺""青春痘"及"暗疮"等，多因肺经风热阻于肌肤所致；或因过食肥甘、油腻、辛辣食物，脾胃蕴热，湿热内生，熏蒸于面而成；或因青春之体，阳热较盛，劳汗当风，风寒之邪与阳热相搏，郁阻肌肤所致。

第三节 舌 诊

舌诊是通过观察舌质、舌苔和舌下络脉的变化，了解人体生理功能和病理变化的诊察方法，又称望舌。舌诊是望诊的重要内容，也是中医学独具特色的诊法之一。舌诊具有悠久的历史，早在《黄帝内经》中便记载有舌诊的基本理论及舌与内脏之间的关系。《素问·刺热》曰："肺热病者，先淅然厥，起毫毛，恶风寒，舌上黄。"《灵枢·热病》曰："舌本烂，热不已者死。"东汉名医张仲景在《伤寒杂病论》中也将舌诊作为中医辨证的重要组成部分。《伤寒论·辨太阳病脉证并治》指出："脏结，无阳证，不往来寒热，其人反静，舌上苔滑者，不可攻也。"《敖氏伤寒金镜录》记载舌象图 36 幅，并结合临床，详细论述了各种舌象所主病证及治法，是我国历史上第一部舌诊专著。明清时期，随着温病学派的兴起，医者尤为重视辨舌验齿，对温病临床辨证起到了重要的指导作用。实践证明，在疾病发展过程中，舌的变化迅速而明显，能较为客观地反映病位的浅深、病邪的性质、邪正的盛衰及病势的进退，是临床上辨证论治的重要依据。近年来，随着现代科学技术的发展，对舌诊的研究更加深入，以多学科融合为手段，开展了舌诊现代化、客观化、数字化的研究，使舌诊的理论和临床应用得以不断完善和发展。

一、舌的形体结构

舌是口腔中的主要器官之一，附着于口腔底部、下颌骨、舌骨，是由许多纵横交错的横纹肌组成的肌性器官，故《灵枢·经脉》曰："唇舌者，肌肉之本也。"其主要功能是感受味觉、搅拌食物、协助吞咽、辅助发音。《灵枢·忧恚无言》曰："舌者，音声之机也……横骨者，神气所使，主发舌者也。"《中藏经·论小肠虚实寒热生死逆顺脉证之法》曰："小肠主于舌之官也，和则能言，而机关利健，善别其味也。"

舌的上面称为舌背，中医称为舌面；舌的下面称为舌底。舌体的前端称为舌尖；舌体的中部称为舌中；舌体的后部、人字形界沟之前，称为舌根；舌体两侧称为舌边。舌的正中有一条不甚明显的纵行皱褶，称为舌正中沟（图1-17）。当舌上翘时，可看到舌底，舌底正中线上有一条连于口腔底的皱襞，称为舌系带。舌系带终点两侧各有一个小圆形突起，称为舌下肉阜，皆有腺管开口，左侧为金津，右侧为玉液，是胃津、肾液上潮的孔道（图1-18）。

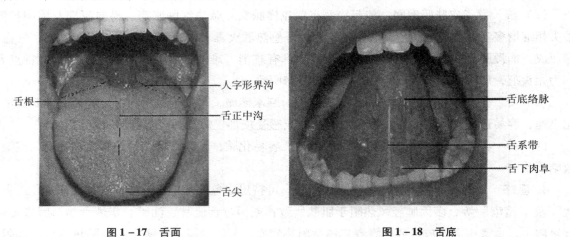

図1-17　舌面　　　　　　　　　　　　　図1-18　舌底

舌背表面上覆盖着黏膜，薄而透明，舌背黏膜粗糙，有许多突起，称为舌乳头。根据舌乳头的不同形态，分为丝状乳头、蕈状乳头、轮廓乳头和叶状乳头4种。其中丝状乳头和蕈状乳头与舌象的形成有着密切联系，轮廓乳头、叶状乳头与味觉有关。

丝状乳头数目最多，遍布于舌背的前2/3，形如圆锥状乳白色的软刺。它的复层扁平上皮常有角化和脱落，混以食物残渣、唾液等，使舌黏膜表面覆以一层白色薄苔，称为舌苔。舌上皮细胞的形状，常随健康状态而发生改变。蕈状乳头上部圆钝如球，根部细小呈蕈状，多见于舌尖及舌边，分散在丝状乳头之间。上皮表面比较平滑，有时可见有味蕾存在，固有膜中血管丰富，故乳头呈红色，肉眼观察呈红色小点。蕈状乳头的形态及色泽改变，是舌质变化的主要因素。轮廓乳头体积较大，数目少，分布于舌根与舌体的交界处。叶状乳头位于舌体后部两侧边缘，数目最少。人类叶状乳头已经退化，形状变化很大，只有新生儿较为明显。

二、舌诊原理

（一）脏腑经络联系于舌

舌与脏腑主要是通过经络构成联系。在脏腑中，尤以心和脾胃与舌的关系最为密切。

舌为心之苗窍，手少阴心经之别系舌本。《灵枢·脉度》曰："心气通于舌，心和则舌能知五味矣。"因心主血脉，而舌的脉络丰富，心血上荣于舌，故人体气血运行情况，可反映在舌质的颜色上；心主神明，舌体的运动又受心神的支配，因而舌体运动是否灵活自如，语言是否清晰，与神志密切相关。因此，舌可以反映心、神的病变。

舌为脾之外候，足太阴脾经连舌本、散舌下，舌居口中司味觉。《灵枢·脉度》认为"脾气通于口，脾和则口能知五谷矣"，故曰脾开窍于口。中医学认为，舌苔是由胃气熏蒸谷气上承于舌面而成，与脾胃运化功能相应。正如章虚谷所说："脾胃为中土，邪入胃则生苔，如地上生草也。"舌体赖气血充养，故舌象能反映气血的盛衰，而与脾主运化、化生气血的功能直接相关。

此外，肝藏血、主筋，足厥阴肝经络舌本；肾藏精，足少阴肾经循喉咙，夹舌本；足太阳膀胱经经筋结于舌本；肺系上达咽喉，与舌根相连。其他脏腑组织由经络沟通，也直接或间接与舌产生联系，脏腑一旦发生病变，舌象也会出现相应的变化。所以，舌可以作为观察体内脏腑气血盛衰变化的窗口。

（二）舌面的脏腑分候

脏腑的病变反映于舌面，具有一定的分布规律。对此，古代医籍有不同的划分记载，具体划分方法有 3 种。

以五脏来划分，各家学说略有不同，但比较一致的观点是，舌尖属心肺，舌边属肝（胆），舌中属脾（胃），舌根属肾（图 1 - 19）。

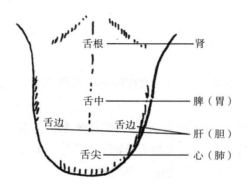

图 1 - 19 舌面脏腑部位分属图

以胃经来划分，舌尖属上脘，舌中属中脘，舌根属下脘。此法适用于胃病的诊断。

以三焦来划分，舌尖属上焦（心肺），舌中属中焦（脾），舌根属下焦（肝肾）。此法适用于温热病的诊断。

上述舌面分候理论，说明内脏病变在舌象变化方面有一定的规律，是历代医家临床经验的总结，具有一定的参考价值，但不可过于机械与拘泥，应四诊合参，结合全身其他症状，综合分析。

（三）气血津液充养于舌

舌为血脉丰富的肌性器官，有赖气血的濡养和津液的滋润。舌体的形质和舌色，与气血的盛衰和运行状态有关；舌苔和舌体的润燥与津液的盈亏有关。舌下肉阜部有金津、玉液，中医学认为，唾为肾液、涎为脾液，皆为津液的一部分，其生成、输布离不开脏腑功能，尤其与肾、脾胃等脏腑密切相关，所以，通过观察舌体的润燥，可判断体内津液的盈亏及病邪性质的寒热。

三、舌诊的方法和注意事项

（一）舌诊的方法

望舌时，医者姿势可略高于患者，以便俯视口舌部位。患者可以采用坐位或仰卧位，头略扬起，尽量张口，自然地将舌伸出口外，舌体放松，舌尖略向下，舌面平展，使舌体充分暴露。望舌的顺序是先看舌尖，再看舌中、舌边，最后看舌根部。由于舌质的颜色易变，伸舌较久则随血脉的运行变化而使舌质色泽失真，而舌苔覆盖于舌体上，一般不会随观察的久暂而变化，因而，望舌应当先看舌质，再看舌苔；然后根据舌质、舌苔的基本特征，分项察看。望舌质主要观察舌质的颜色、光泽、形状及动态等；察舌苔重点观察舌苔的有无、色泽、质地及分布状态等。在望舌过程中，既要迅速敏捷，又要全面准确，尽量缩短患者伸舌的时间，以免口舌疲劳。若一次望舌判断不准，可让患者休息片刻后，再重新望舌。根据临床需要，还可察看舌下络脉。

舌诊以望诊为主，为了使诊断更加准确，必要时还须结合闻诊、问诊和扪摸揩刮等方法进行全面诊察。《舌鉴辨正》提出用刮舌验苔的方法进行舌诊，认为刮去浮苔，观察苔底是辨舌的一个重要方面。刮舌可用消毒压舌板的边缘，以适中的力量，在舌面上由舌根向舌尖刮三五次。若刮之不去或刮而留有污质，多为里有实邪；刮之即去，舌体明净光滑者，多为虚证。如需揩舌，可用消毒棉签蘸少许清水在舌面上揩抹数次。这两种方法可用于鉴别舌苔有根无根，以及是否属于染苔。此外，还可以询问味觉的情况，舌体是否有疼痛、麻木、灼辣等异常感觉，舌体运动是否灵活等，以协助诊断。

（二）舌诊的注意事项

为了使舌诊所获得的信息准确，必须注意排除各种操作因素所造成的虚假舌象。望舌时应注意以下几点。

1. 光线的影响　光线的强弱与色调对颜色的影响极大，常常会使望诊者对同一颜色产生不同的感觉，稍有疏忽易产生错觉。正如《辨舌指南》所说："灯下看黄苔，每成白色，然则舌虽可凭，而亦未尽可凭，非细心审察，亦难免于误治矣。"

望舌以白天充足而柔和的自然光线为佳，如在夜间或暗处，用白色日光灯为好，光线要直接照射到舌面，避免有色光源对舌色的影响。

2. 饮食或药品的影响　饮食及药物的摄入可使舌象发生变化。如进食之后，由于食物的反复摩擦，使舌苔由厚变薄；饮水后，可使干燥舌苔变为湿润。过冷过热的饮食及刺激性食物可使舌色发生改变，如刚进辛热食物，舌色可由淡红变为鲜红，或由红色转为绛色。长期服用某些抗生素，可产生黑腻苔或霉腐苔。

某些食物或药物会使舌苔染色，称为染苔。例如，饮用牛奶、豆浆、钡剂、椰汁等可使舌苔变白、变厚；食用花生、瓜子、豆类、核桃、杏仁等富含脂肪的食品，往往在短时间可使舌面附着黄白色渣滓，易与腐腻苔相混；食用蛋黄、橘子、柿子、核黄素等，可将舌苔染成黄色；各种黑褐色食品、药品，或吃橄榄、酸梅等，可使舌苔染成灰色、黑色。一般染苔多在短时间内自然退去，或经揩舌除去，多不会均匀附着于舌面，且与病情亦不相符。如有疑问时，可询问饮食、服药等情况进行鉴别，慎勿误认。

3. 口腔对舌象的影响　牙齿残缺，可造成同侧舌苔偏厚；镶牙、牙床不规整，可以使舌边留有齿痕；睡觉时张口呼吸，可以使舌苔增厚、干燥等。这些因素所致的舌象异常，不能作为病理征象，临床上应仔细鉴别，以免误诊。

4. 伸舌姿势的影响　伸舌时舌体蜷缩，或过分用力，或伸舌时间过长，会影响舌体血液运行而引起舌色改变，或导致舌苔紧凑变样，或舌苔干湿度发生变化。因此，要引导患者放松，进行舌诊观察的时间不宜过久。

四、舌诊的内容和正常舌象

(一)舌诊的内容

舌诊的内容主要包括望舌质和望舌苔两方面。舌质,即舌体,是舌的肌肉脉络组织,为脏腑气血之所荣。望舌质包括舌的神、色、形、态四方面,以察脏腑的虚实,气血的盛衰。舌苔是指舌面上附着的一层苔状物,是胃气上蒸所生。望舌苔包括诊察苔质和苔色两方面,以察病位的浅深、病邪的性质、邪正的消长。舌诊时,必须全面观察舌质与舌苔,综合分析,才能做出正确诊断。

(二)正常舌象

正常舌象,简称"淡红舌,薄白苔",具体来说,舌质荣润,舌色淡红,大小适中,舌体柔软灵活自如;舌苔薄白均匀,苔质干湿适中,不黏不腻,揩之不去,其下有根。正常舌象说明胃气旺盛,气血津液充盈,脏腑功能正常。

(三)舌象的生理性变异

正常舌象受内外环境变化的影响,可产生生理性变异。因此,在掌握正常舌象基本特征的前提下,了解生理性变异的特征、原因及其在健康人群中的分布,才能知常达变,避免误诊。

1. 年龄、性别因素 年龄是舌象生理性变异的重要因素之一。例如,儿童阴阳稚弱,脾胃功能尚弱,生长发育很快,往往处于代谢旺盛而营养相对不足的状态,故舌多淡嫩,舌苔偏少易剥;老年人精气渐衰,气血常常偏虚,脏腑功能减退,气血运行迟缓,舌色多暗红。

舌象一般与性别无明显关系,但女性受月经周期的生理影响,在经期可以出现舌蕈状乳头充血而舌质偏红,或舌尖边部点刺增大,月经过后恢复正常。

2. 体质禀赋因素 由于先天禀赋差异,每个人体质不尽相同,舌象可以出现一些差异。《辨舌指南》曰:"无病之舌,形色各有不同,有常清洁者,有稍生苔层者,有鲜红者,有淡白色者,或为紧而尖,或为松而软,并有牙印者……此因无病时各有禀体之不同,故舌质亦异也。"肥胖之人舌质多见胖大而色淡,消瘦之人舌体略瘦而舌色偏红。裂纹舌、齿痕舌、地图舌等,均有属于先天性者,除有相应病理表现外,一般情况下多无诊断意义。

3. 气候环境因素 季节与地域的改变会引起气候环境的变化,导致舌象发生相应的改变。在季节方面,夏季暑湿盛行,舌苔多厚,或有淡黄色;秋季燥气当令,苔多偏薄、偏干;冬季严寒,舌常湿润。在地域方面,我国东南地区偏湿、偏热,西北及东北地区偏寒冷干燥,均会使舌象发生一定的差异。此外,由于舌象能灵敏地反映机体内部的病变,可以先于自觉症状而出现变化。因此,若发现正常人有异常舌象时,要结合实际,认真分析,一般有符合舌象变异的因素存在,而无任何不适症状者,多属于生理性变异,否则应考虑是疾病的前期征象,必要时进行随访观察。

五、望舌质

舌质,即舌的本体,故又称舌体,是舌的肌肉和脉络组织。望舌质包括观察舌的神、色、形、态4个方面的内容。

（一）望舌神

舌之有神与否，主要表现在舌质的荣枯与灵动方面。

1. 荣舌

【舌象特征】舌质荣润红活，有生气，有光彩，舌体活动自如，故谓舌之有神。

【临床意义】为气血充盛的表现，常见于健康人。在病中，虽病也是善候。

【机理分析】气血旺盛，气帅血液上荣于舌，故而荣润红活。《辨舌指南》曰："荣者谓有神……凡舌质有光有体，不论黄、白、灰、黑，刮之而里面红润，神气荣华者，诸病皆吉。"

2. 枯舌

【舌象特征】舌质干枯死板，毫无生气，失去光泽或活动不灵，故谓舌之无神。

【临床意义】为气血衰败的征象。病见枯舌，多属危重病证，是为恶候。

【机理分析】脏腑气血败坏，不能荣润舌体，故而晦暗干枯死板。《辨舌指南》曰："若舌质无光无体，不拘有苔无苔，视之里面枯晦，神气全无者，诸病皆凶。"

（二）望舌色

舌色即舌质的颜色，多分为淡红、淡白、红、绛、青紫5种。

1. 淡红舌

【舌象特征】舌色淡红润泽（彩图1）。

【临床意义】常见于健康人；外感病见之，多属表证；内伤杂病见之，多病轻。

【机理分析】红为血之色，明润光泽为胃气之华。淡红舌则说明心血充足、胃气旺盛。健康之人气血调和，故舌见淡红。《舌胎统志》曰："舌色淡红，平人之常候……红者心之气，淡者胃之气。"《舌鉴辨正》亦曰："全舌淡红，不浅不深者，平人也。"

外感表证初起，病情轻浅，邪尚未伤及气血、脏腑，故舌色仍见淡红。内伤杂病中，若舌色淡红明润，表明阴阳平和，气血未损，病情尚轻，或为疾病转愈之佳兆。

2. 淡白舌

【舌象特征】比正常舌色浅淡（彩图2）。舌色白而几无血色者，称为枯白舌。

【临床意义】主气血两虚、阳虚。枯白舌主亡血夺气。

【机理分析】气血亏虚，血不荣舌，或阳气虚衰，运血无力，不能温运血液上荣于舌，致舌色浅淡，故《舌鉴辨正》指出淡白舌是"虚寒舌之本色"。若淡白光莹，舌体瘦薄，属气血两虚；若淡白湿润，舌体胖嫩，多属阳虚水湿内停。亡血夺气，病情危重，舌无血气充养，则显枯白无华。

3. 红舌

【舌象特征】比正常舌色红，或呈鲜红色（彩图3）。

【临床意义】主热证。舌鲜红而起芒刺，或兼黄厚苔，多属实热证。鲜红而少苔，或有裂纹，或红光无苔，为虚热证。舌尖红，多为心火上炎；舌两边红，多为肝经有热。

【机理分析】由于血得热则循行加速，舌体脉络充盈，故舌质鲜红。《舌胎统志》曰："舌本之正红者，为脏腑已受温热之气而致也。"或因阴液亏乏，虚火上炎，而舌失津液滋润，故舌色鲜红而少苔，或有裂纹。《辨舌指南》指出："舌色鲜红，无苔点，舌底无津，舌面无液者，阴虚火炎也。"

4. 绛舌

【舌象特征】较红舌颜色更深，或略带暗红色（彩图 4）。

【临床意义】主热盛证。

【机理分析】绛舌多由红舌进一步发展而成。其形成的原因是热入营血，气血沸涌，耗伤营阴，血液浓缩；或虚火旺盛，上炎于舌络，血络充盈，故舌呈绛色。

舌绛有苔，多属温热病热入营血，或脏腑内热炽盛。绛色愈深，热邪愈甚。《辨舌指南》曰："绛，深红色也。心主营、主血，舌苔绛燥，邪已入营中。"

舌绛少苔或无苔，或有裂纹，多属久病阴虚火旺，或热病后期阴液耗损。《辨舌指南》曰："绛而光亮者，胃阴涸也。"亦曰："舌虽绛而不鲜，干枯而萎者，肾阴涸也。"

5. 青紫舌

【舌象特征】全舌淡紫而无红色，称为青舌，有古籍谓之水牛舌（彩图 5）。深绛而色暗，称为紫舌。其中，舌淡而泛现青紫者，为淡紫舌；舌红而泛现紫色者，为紫红舌；舌绛而泛现紫色者，为绛紫舌；舌体局部出现紫色斑点，大小不等，称为紫斑或紫点。

【临床意义】主气血瘀滞。

【机理分析】由于气血运行不畅，故舌见青紫。青紫舌多由淡白舌或红绛舌发展而成，故其主病即是在淡白舌或红绛舌基础上出现气血运行不畅的病理改变。

全舌青紫者，其病多是全身性血行瘀滞；舌有紫色斑点者，可能是瘀血阻滞于局部，或局部血络损伤所致，故常称为"瘀斑"或"瘀点"。

舌色淡红中泛现青紫者，多因肺气壅滞，或肝郁血瘀，或气虚无力推动血液运行，血流缓慢所致；亦可见于先天性心脏病，或某些药物、食物中毒等。

淡紫舌多由淡白舌转变而成，其舌淡紫而湿润，可由阴寒内盛，阳气被遏，血行凝滞，或阳气虚衰，气血运行不畅，血脉瘀滞所致。

紫红舌、绛紫舌多为红绛舌的进一步发展，其舌紫红、绛紫而干枯少津，为热毒炽盛，内入营血，营阴受灼，津液耗损，气血壅滞所致。

（三）望舌形

舌形是指舌质的形状，包括老嫩、胖瘦、点刺、裂纹、齿痕等方面的特征。

1. 老、嫩舌

【舌象特征】舌质纹理粗糙或皱缩，形色坚敛苍老，舌色较暗者，为苍老舌；舌质纹理细腻，形色浮胖娇嫩，舌色浅淡者，为娇嫩舌。

【临床意义】老舌多主实证；嫩舌多主虚证。

【机理分析】舌质老、嫩是疾病虚实的标志之一。实邪亢盛，充斥体内，而正气未衰，邪正交争，邪气壅滞于上，故舌质苍老。气血不足，舌体脉络不充，或阳气亏虚，运血无力，寒湿内生，以致舌嫩色淡白。正如《辨舌指南》所说："凡舌质坚敛而苍老，不论苔色白、黄、灰、黑，病多属实；舌质浮胖兼娇嫩，不拘苔色灰、黑、黄、白，病多属虚。"

2. 胖、瘦舌

【舌象特征】胖舌有胖大、肿胀之分。舌体比正常舌大而厚，伸舌满口，称为胖大舌（图 1-20）；舌体肿大满嘴，甚至不能闭口，伸出则难以缩回，称为肿胀舌。舌体比正常舌瘦小而薄，称为瘦薄舌（图 1-21）。

【临床意义】胖大舌多主水湿、痰饮内停；肿胀舌多主湿热、热毒上壅；瘦薄舌多主气血两虚、阴虚火旺。

【机理分析】舌淡胖大者，多为脾肾阳虚，津液输布障碍，水湿之邪停滞于体内的表现。舌红胖大者，多属脾胃湿热或痰热相搏，湿热痰饮上泛所致。舌肿胀色红绛，其成因主要有心脾热盛，热毒上壅；或素嗜饮酒，又病温热，邪热夹酒毒上壅；或因中毒导致血液瘀滞。此外，先天性舌血管瘤患者，可因舌局部血络瘀闭，呈现青紫肿胀。

瘦薄舌总由气血阴液不足，不能充盈舌体，舌失濡养所致。舌体瘦薄而色淡者，多是气血两虚；舌体瘦薄红绛，舌干少苔或无苔者，多见于阴虚火旺。

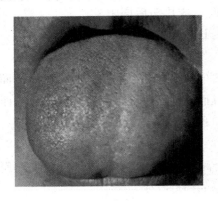
图 1-20　胖大舌

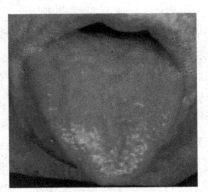
图 1-21　瘦薄舌

3. 点、刺舌

【舌象特征】点指突起于舌面的红色、白色或黑色星点。大者为星，称红星舌；小者为点，称红点舌。刺指舌乳头突起如刺，摸之棘手的红色或黄黑色点刺，称为芒刺舌。点和刺相似，时常并见，故可合称点刺舌。点刺多见于舌的边尖部分。

【临床意义】主脏腑热极，或血分热盛。

【机理分析】点是由蕈状乳头增生，数目增多，充血肿大而形成。刺是蕈状乳头增大高突，形成尖峰，形如芒刺。舌生点刺是邪热炽盛，充斥舌络所致，一般点刺愈多，邪热愈甚。

观察点刺的颜色，可以判断气血运行情况及病情的轻重。例如，舌红而生芒刺，多为气分热盛；点刺色鲜红，多为血热内盛，或阴虚火旺；点刺色绛紫，为热入营血而气血壅滞。

根据点刺出现的部位，一般可区分热在何脏，如舌尖生点刺，多为心火亢盛；舌边有点刺，多属肝胆火盛；舌中生点刺，多为胃肠热盛。

4. 裂纹舌

【舌象特征】舌面上出现各种形状的裂纹、裂沟，深浅不一，多少不等（彩图 6）。舌上裂纹可见于全舌，亦可仅见于舌的局部，裂纹可呈现"人""川""爻""丨"等形状，严重者可如脑回状、辐射状、卵石状，或如刀割、剪碎一样。

【临床意义】主阴血亏虚、脾虚湿侵。

【机理分析】舌红绛而有裂纹，多属热盛伤阴。因邪热内盛，阴液大伤，或阴虚液损，使舌体失于濡润，舌面萎缩所致。

舌淡白而有裂纹，多为血虚不润。因血虚不能上荣于舌，舌体失养，故见裂纹。

舌淡白胖嫩，边有齿痕又兼见裂纹者，则多属脾虚湿侵。因脾失健运，湿邪内侵，则舌胖嫩有齿痕；精微不能上输濡养舌体，则舌淡而见裂纹。

若生来舌面上就有较浅的裂沟、裂纹，裂纹中一般有苔覆盖，且无不适感觉者，称为先天性舌裂，应与病理性裂纹加以鉴别。

5. 齿痕舌

【舌象特征】舌体边缘有牙齿压迫的痕迹，又称齿印舌。

【临床意义】主脾虚、湿盛证。

【机理分析】舌边有齿痕，多因舌体胖大而受牙齿挤压所致，故多与胖大舌同见；亦有舌体不大而呈现齿痕者，是舌质较嫩的齿痕舌。

舌淡胖大而润，舌边有齿痕者，多属寒湿壅盛，或阳虚水湿内停；舌质淡红而舌边有齿痕者，多为脾虚或气虚；舌红而肿胀满口，舌有齿痕者，为内有湿热痰浊壅滞。

舌淡红而嫩，舌体不大而边有轻微齿痕者，可为先天性齿痕舌，病中见之示病情较轻，多见于小儿或气血不足者。

（四）望舌态

舌态是指舌体的动态。正常舌态多表现为舌体伸缩自如，运动灵活，提示脏腑机能旺盛，气血充足，经脉调匀。常见的病理舌态包括痿软、强硬、歪斜、颤动、吐弄、短缩等。

1. 痿软舌

【舌象特征】舌体软弱，无力伸缩，痿废不用。

【临床意义】主气血俱虚、阴亏已极。

【机理分析】痿软舌多因气血亏虚，阴液亏损，舌肌筋脉失养而废弛，致使舌体痿软。舌痿软而淡白无华者，多属于气血俱虚，多因慢性久病，气血虚衰，舌体失养所致。舌痿软而红绛少苔或无苔者，多见于外感病后期，热极伤阴，或内伤杂病，阴虚火旺所致。舌红干而渐痿者，乃肝肾阴亏，舌肌筋脉失养所致。

2. 强硬舌

【舌象特征】舌体板硬强直，失于柔和，屈伸不利，甚者语言謇涩。

【临床意义】主热入心包、热盛伤津、风痰阻络。

【机理分析】强硬舌多因外感热病，邪入心包，扰乱心神，致舌无主宰；或热盛伤津，筋脉失养，使舌体失其柔和之性，故见强硬；或肝风夹痰，风痰阻滞舌体脉络等，亦可使舌体强硬不灵。

舌强硬而色红绛少津者，多因邪热炽盛所致。舌体强硬、胖大兼厚腻苔者，多因风痰阻络所致。舌强语言謇涩，伴肢体麻木、眩晕者，多为中风先兆。

由于舌能调节发音，故强硬舌多兼见语言謇涩。《备急千金要方》曰："舌强不能言，病在脏腑。"《辨舌指南》曰："凡红舌强硬，为脏腑实热已极。"这说明，舌强硬虽为局部表现，但与内在脏腑病变密切相关。

3. 歪斜舌

【舌象特征】伸舌时舌体偏向一侧，或左或右（图1-22）。

【临床意义】多见中风或中风先兆。

【机理分析】歪斜舌多因肝风内动，夹痰或夹瘀，痰瘀阻滞经络，使一侧舌肌弛缓，伸缩无力，导致伸舌时舌体向此侧偏斜。《辨舌指南》曰："若色紫红势急者，由肝风发痉，宜息风镇痉；色淡红势缓者，由中风偏枯。若舌偏歪，语塞，口眼㖞斜，半身不遂者，偏风也。"

4. 颤动舌

【舌象特征】舌体震颤抖动，不能自主，轻者仅伸舌时颤动；重者不伸舌时亦抖颤难宁。

【临床意义】多主肝风内动。

【机理分析】凡气血亏虚，使筋脉失于濡养而无力平稳伸展舌体；或因热极阴亏而动风、肝阳化风等，皆可出现舌颤动。

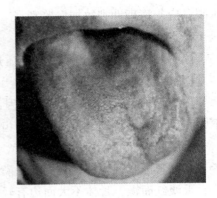

图 1-22　歪斜舌

久病舌淡白而颤动者，多属血虚动风；新病舌绛而颤动者，多属热极生风；舌红少津而颤动者，多属阴虚动风、肝阳化风。另外，酒毒内蕴，亦可见舌体颤动。

5. 吐弄舌

【舌象特征】舌伸于口外，不即回缩者，称为吐舌；舌微露出口，立即收回，或舌舐口唇四周，掉动不停者，称为弄舌。

【临床意义】多主心脾有热。

【机理分析】心开窍于舌，脾开窍于口，心脾有热，故舌常伸于口外。吐舌可见于疫毒攻心，或正气已绝；弄舌多见于热甚动风先兆。吐弄舌亦可见于小儿智力发育不全。

6. 短缩舌

【舌象特征】舌体卷短、紧缩，不能伸长，甚者伸舌难于抵齿。

【临床意义】主寒凝、痰阻、血虚、津伤。

【机理分析】舌短缩，色淡白或青紫而湿润者，多属寒凝筋脉，舌脉挛缩；或气血俱虚，舌失充养，筋脉萎弱而显短缩。舌短缩而胖，苔滑腻者，多因脾虚不运，痰浊内蕴，经气阻滞所致。舌短缩而红绛干燥者，多因热盛伤津，筋脉挛急所致。总之，病中见舌短缩，是病情危重的表现。

此外，先天性舌系带过短，亦可显现舌短缩，但无辨证意义，应与短缩舌鉴别。

六、望舌苔

舌苔是指散布在舌面上的一层苔状物，由胃气向上熏蒸胃中谷气、食浊，凝聚于舌面而形成。正常的舌苔，一般是薄白均匀、干湿适中，舌面的中部和根部稍厚。由于患者的胃气有强弱、病邪有寒热，故可形成各种不同的病理性舌苔。望舌苔要注意苔质和苔色两方面的变化。

（一）望苔质

苔质是指舌苔的质地、形态。临床上常见的苔质变化有薄厚、润燥、腻腐、剥落、偏全、真假等几个方面。

1. 薄、厚苔

【舌象特征】舌苔的薄、厚以"见底""不见底"作为标准，即透过舌苔能隐隐见到舌质者，称为薄苔，又称见底苔；不能透过舌苔见到舌质者，称为厚苔，又称不见底苔。

【临床意义】主要反映邪正的盛衰和邪气的深浅。薄苔多见于疾病初起，病邪在表；厚苔多主邪盛入里，或内有痰饮食积。薄白苔为正常舌苔的表现之一。

【机理分析】舌苔薄白而均匀，或中部稍厚，干湿适中，为正常舌苔，提示胃有生发之气；若在病中，说明病情轻浅，未伤胃气。厚苔是由胃气兼夹湿浊、痰浊、食浊等熏蒸，积滞舌面所致，说明疾病在里，病情较重。

舌苔的厚薄变化，称为舌苔的消长。舌苔由薄转厚，为舌苔长，提示邪气渐盛，或表邪入里，为病进；舌苔由厚转薄，为舌苔消，提示正气胜邪，或内邪消散外达，为病退的征象。

舌苔的厚薄转化，一般是渐变的过程，如薄苔突然增厚，提示邪气极盛，迅速入里；苔骤然消退，舌上无新生舌苔，为正不胜邪，或胃气暴绝。

2. 润、燥苔

【舌象特征】舌苔润泽有津，干湿适中，称为润苔；舌面水分过多，扪之湿滑，甚者伸舌欲滴，称为滑苔；舌苔干燥，望之干枯，扪之无津，甚则舌苔干裂，称为燥苔；苔质颗粒粗糙如砂石，扪之糙手，称为糙苔。

【临床意义】主要反映津液的盈亏和输布情况。

【机理分析】润苔是正常舌苔的表现之一，是胃津、肾液上承，濡润舌面的表现。疾病过程中见润苔，提示体内津液未伤，如风寒表证、湿证初起、食滞、瘀血等均可见润苔。

滑苔为水湿之邪内聚的表现，主痰饮、水湿，因寒湿内侵，或阳气虚衰，不能运化水液，寒湿、痰饮内生，聚于舌面而成。

燥苔提示体内津液已伤，如邪热炽盛，大汗、吐泻后，或过服温燥药物等，导致津液不足，舌苔失于濡润而干燥；亦有因痰饮、瘀血内阻，阳气被遏，津液输布障碍而不能上承舌面而见燥苔。

糙苔可由燥苔进一步发展而成。舌苔干结粗糙，津液全无，多见于热盛伤津之重证；苔质粗糙而不干者，多为秽浊之邪盘踞中焦。

舌苔由润变燥，表示热重津伤，或津失输布；舌苔由燥转润，主热退津复，或饮邪始化，故《辨舌指南》曰："滋润者其常，燥涩者其变；润泽者为津液未伤，燥涩者为津液已耗。"

此外，《察舌辨症新法》指出："湿证舌润，热证舌燥，此理之常也。然亦有湿邪传入气分，气不化津而反燥者；热证传入血分，舌反润者。"这说明，舌苔的润、燥、滑、糙形成的机理不是单一的。

3. 腻、腐苔

【舌象特征】苔质颗粒细腻致密，融合成片，如涂有油腻之状，紧贴舌面，揩之不去，刮之不脱，称为腻苔（彩图7）；苔质颗粒疏松，粗大而厚，形如豆腐渣堆积舌面，揩之易去，称为腐苔（彩图8）；若舌上黏厚一层，犹如疮脓，则称为脓腐苔。

【临床意义】主痰饮、湿浊、食积；脓腐苔主内痈。

【机理分析】腻苔多由湿浊内蕴，阳气被遏，湿浊、痰饮停聚舌面所致。舌苔厚腻，多为湿浊、痰饮、食积；舌苔白腻不燥，自觉胸闷，多为脾虚湿困，阻滞气机；舌苔白腻而滑者，为痰浊、寒湿内阻，阳气被遏，气机阻滞；舌苔黏腻而厚，口中发甜，是脾胃湿热，邪聚上泛；舌苔黄腻而厚，为痰热、湿热、暑湿等邪内蕴，腑气不畅。

腐苔的形成，多因阳热有余，蒸腾胃中秽浊之邪上泛，聚积舌面，主食积胃肠，或痰浊内蕴。脓腐苔多见于内痈或邪毒内结，是邪盛病重的表现。病中腐苔渐退，续生薄白新苔，为正气胜邪之象，是病邪消散；若腐苔脱落，不能续生新苔者，为病久胃气衰败，属于无根苔。

4. 剥（落）苔

【舌象特征】舌面本有舌苔，疾病过程中舌苔全部或部分脱落，脱落处光滑无苔。

根据舌苔剥脱的部位和范围大小不同，可分为以下几种：舌前半部苔剥脱者，称为前剥苔；舌中部苔剥脱者，称为中剥苔；舌根部苔剥脱者，称为根剥苔；舌苔多处剥脱，舌面仅斑驳残存少量舌苔者，称为花剥苔；舌苔不规则地剥脱，边缘凸起，界限清楚，形似地图，部位时有转移者，称为地图舌（彩图9）；舌苔全部剥脱，舌面光洁如镜者，称为镜面舌（彩图10），又称光滑舌；舌苔剥脱处舌面不光滑，仍有新生苔质颗粒可见者，称为类剥苔。

【临床意义】主胃气不足，胃阴损伤，或气血两虚。

【机理分析】剥（落）苔的形成，总因胃气匮乏，不得上熏于舌，或胃阴损伤，不能上潮于舌所致。由于导致胃气、胃阴亏损的原因不同，损伤的程度亦有轻重，因而形成各种类型的剥脱苔。

舌红苔剥多为阴虚；舌淡苔剥或类剥苔多为血虚或气血两虚；镜面舌色红绛者，为胃阴枯竭，胃乏生气之兆，属阴虚重证；舌面光洁如镜，甚则毫无血色者，主营血大虚，阳气虚衰，病重难治；舌苔部分脱落，未剥脱处仍有腻苔者，多为正气亏虚，痰浊未化，病情较为复杂。剥（落）苔的范围大小，多与气阴或气血不足的程度有关。剥脱的部位，多与舌面脏腑分属相应。地图舌以儿童多见，多与阴虚禀赋体质有关。

总之，观察舌苔的有无、消长及剥脱变化，不仅能测知胃气、胃阴的存亡，亦可反映邪正盛衰，判断疾病的预后。舌苔从全到剥，是胃的气阴不足，正气渐衰的表现；舌苔剥脱后，复生薄白之苔，为邪去正胜，胃气渐复之佳兆。

辨舌苔的剥落还应与先天性剥苔加以区别。先天性剥苔是生来就有的剥苔，其部位常在舌面中央人字界沟之前，呈菱形，多与先天因素有关。

5. 偏、全苔

【舌象特征】舌苔遍布舌面，称为全苔。舌苔半布，偏于前、后、左、右某一局部，称为偏苔。

【临床意义】病中见全苔，常主邪气散漫，多为湿痰中阻之征。舌苔偏于某处，常提示该处所候脏腑有邪气停聚。

【机理分析】舌苔偏于舌尖部，是邪气入里未深，而胃气却已先伤；舌苔偏于舌中、舌根部，是外邪虽退，但胃滞依然；舌苔仅见于舌中，常是痰饮、食浊停滞中焦；舌苔偏于左或右，常提示肝胆湿热之类疾患。

偏苔应与剥苔鉴别。偏苔为舌苔前、后、左、右厚薄不均，而非剥苔之本来有苔而剥落，以致舌苔显示偏于某处。若因一侧牙齿脱落，摩擦减少而使该侧舌苔较厚者，亦与病理性偏苔有别。

6. 真、假苔

【舌象特征】舌苔坚敛着实，紧贴舌面，刮之难去，像从舌体上长出者，称为有根苔，属真苔。若舌苔不着实，似浮涂舌上，刮之即去，不像舌上自生出来的，称为无根苔，即是假苔。

【临床意义】对辨别疾病的轻重、预后有重要意义。

【机理分析】判断舌苔真假，以有根无根为依据。真苔是胃气所生或胃气熏蒸食浊等邪气上聚于舌面而成，苔有根蒂，故舌苔与舌体不可分离。假苔是因胃气匮乏，不能续生新苔，而已生之旧苔逐渐脱离舌体，浮于舌面，故苔无根蒂，刮后无垢。

平人之正常苔，见薄苔有根，乃胃有生气。病之初期、中期，舌见真苔且厚，为邪气深重，正气亦盛，病属实证；久病见真苔，说明正气虽有损耗，但胃气尚存，预后较佳。无根之苔，无论厚薄，只要刮后舌面光滑，无生苔迹象，便是脾、胃、肾之气不能上潮，正气已衰竭。

舌面上浮一层厚苔，望似无根，刮后却见已有薄薄新苔者，是疾病向愈的善候。正如《形色外诊简摩》所说："前人只论有地无地，此只可以辨热之浮沉虚实，而非所以辨中气之存亡也。地者，苔之里一层也；根者，舌苔与舌质之交际也……无苔者，胃阳不能上蒸也，肾阴不能上濡也。"

（二）望苔色

苔色的变化主要有白苔、黄苔、灰黑苔3类，临床既可单独出现，亦可相兼出现。各种苔色变化需要参照苔质、舌色、舌形及舌态变化进行综合分析。

1. 白苔

【舌象特征】舌面上所附着的苔垢呈现白色。白苔有厚薄之分。苔白而薄，透过舌苔可看到舌体者，是薄白苔；苔白而厚，舌体被遮盖而无法透见者，是厚白苔。

【临床意义】为正常舌苔，亦主表证、寒证。

【机理分析】白苔为舌苔之本色，是最常见的苔色，其他苔色均可由白苔转化而成。苔薄白而润，可为正常舌象，或表证初起，或里证病轻，或阳虚内寒。苔薄白而滑，多为外感寒湿，或脾肾阳虚，水湿内停。苔薄白而干，多由外感风热或凉燥所致。

苔白厚腻，多为湿浊内停，或为痰饮、食积。

但在特殊情况下，白苔也主热证。如苔白如积粉，扪之不燥者，称为积粉苔，常见于瘟疫或内痈等病，系秽浊湿邪与热毒相结而成。苔白而燥裂，粗糙如砂石，提示燥热伤津，阴液亏损。

2. 黄苔

【舌象特征】舌苔呈现黄色。根据苔黄的程度，有浅黄、深黄和焦黄之分。浅黄苔呈淡黄色（彩图11），多由薄白苔转化而来；深黄苔色黄而深浓；焦黄苔是深黄色中夹有灰黑色苔。黄苔多分布于舌中，亦可布满全舌。黄苔常与红绛舌同时出现。

【临床意义】主热证、里证。

【机理分析】邪热熏灼于舌，故苔呈黄色。一般情况下，苔色愈黄，说明热邪愈甚，浅黄苔为热轻，深黄苔为热重，焦黄苔为热结。

舌苔由白转黄，或呈黄白相兼，多为外感表证处于化热入里、表里相兼阶段，故《伤寒指掌》曰："白苔主表，黄苔主里，太阳主表，阳明主里，故黄苔专主阳明里证而言。辨证之法，但看舌苔带一分白，病亦带一分表，必纯黄无白，邪方离表入里。"薄黄苔提示热势轻浅，多见于风热表证，或风寒化热入里之初。

苔淡黄而润滑多津者，称为黄滑苔，多为寒湿、痰饮聚久化热；或为气血亏虚，复感湿热之邪所致。

苔黄而干燥，甚至苔干而硬，颗粒粗大，扪之糙手者，称为黄糙苔；苔黄而干涩，中有裂纹如花瓣状，称为黄瓣苔；黄黑相兼而干焦，称为焦黄苔。以上诸苔均主邪热伤津，燥结腑实之证。黄苔而质腻者，称为黄腻苔，主湿热或痰热内蕴，或为食积化腐。

根据苔黄出现的部位，还可分辨邪热所在病位：舌尖苔黄，为热在上焦；舌中苔黄，为热在胃肠；舌根苔黄，为热在下焦。

3. 灰黑苔

【舌象特征】苔色浅黑，称为灰苔；黑苔较灰苔色深（彩图12），多由灰苔或焦黄苔发展而来。灰苔与黑苔只是颜色浅深差别，故常并称为灰黑苔。灰黑苔的分布，在人字界沟附近苔黑较深，越近舌尖，灰黑色渐浅。灰黑苔多由白苔或黄苔转化而成，多在疾病持续一定时日、发展到相当程度后才出现。

【临床意义】主阴寒内盛，或里热炽盛等。

【机理分析】灰黑苔可见于热性病中，亦可见于寒湿病中，但无论寒、热均属重证，黑色越深，病情越重。《敖氏伤寒金镜录》云："舌见黑色，水克火明矣，患此者百无一治。"又曰："若见舌苔如黑漆之光者，十无一生。"但亦有苔灰黑而无明显症状者，如吸烟过多者，是为染苔。

苔质的润燥是辨别灰黑苔寒热属性的重要指征。在寒湿病中出现灰黑苔，多由白苔转化而成，其舌苔灰黑必湿润多津；在热性病中出现，多由黄苔转变而成，其舌苔灰黑必干燥无津液。

舌边、舌尖部呈白腻苔，而舌中、舌根部出现灰黑苔，舌面湿润，多为阳虚寒湿内盛，或痰饮内停。舌边、舌尖见黄腻苔，而舌中为灰黑苔，多为湿热内蕴，日久不化所致。

苔焦黑干燥，舌质干裂起刺者，无论外感或内伤，均为热极津枯之证。苔黑褐色或如有霉斑者，为霉酱苔，多由胃肠素有湿浊、宿食，积久化热，熏蒸秽浊上泛舌面所致，亦可见于湿热夹痰的病证。

七、望舌下络脉

位于舌系带左右两侧各有一条纵行的大络脉，称为舌下络脉。正常情况下，其管径不超过2.7mm，长度不超过舌尖至舌下肉阜连线的3/5，颜色暗红，无分支和紫点。脉络无怒张、紧束、弯曲、增生，排列有序，绝大多数为单支，极少有双支出现。

望舌下络脉主要观察其长度、形态、色泽、粗细、舌下小血络等变化。

望舌下络脉的方法：让患者张口，将舌体向上腭方向翘起，舌尖轻抵上腭，勿用力太过，使舌体自然放松，舌下络脉充分显露。首先观察舌系带两侧大络脉的长短、粗细、颜色，有无怒张、弯曲等异常改变，然后观察周围细小络脉的颜色、形态有无异常。

舌下络脉异常及其临床意义：舌下络脉短而细，周围小络脉不明显，舌色偏淡者，多属气血不足，脉络不充。舌下络脉粗胀、分叉，或呈青紫、绛、绛紫、紫黑色，或舌下细小络脉呈暗红色或紫色网络，或舌下络脉曲张如紫色珠子状大小不等的瘀血结节等改变，皆为血瘀的征象。其形成原因可有气滞、寒凝、热郁、痰湿、气虚、阳虚等，需结合其他症状综合分析。

舌下络脉的变化有时会早于舌色变化，故舌下络脉是分析气血运行情况的重要依据。

八、舌象分析要点及舌诊的临床意义

（一）舌象分析要点

舌诊，不仅要掌握望舌的方法，熟悉舌质和舌苔各自变化的特征，还要学会对病程中复杂多变的舌象进行全面、客观、动态地分析，充分认识舌象所提示的辨证意义。因此，分析舌象时，应注意以下几点。

1. 察舌的神气和胃气　舌象有神气、有胃气者，说明病情较轻，正气未衰，或疾病虽重，但预后较好；舌象无神气、无胃气者，说明病情较重，或不易恢复，预后较差。

（1）舌之神气　舌神是全身神气表现的一部分。无论舌象如何变化，通过观察舌神的有无，可把握体内气血、津液的盈亏，脏腑的盛衰及疾病转归之凶吉等基本情况。荣舌为有神之舌，说明阴阳气血精神皆足，生机乃旺，虽病也是善候，预后较好；枯舌为无神之舌，说明阴阳气血精神皆衰，生机已微，预后较差。正如《望诊遵经》所说："神也者……得之则生，失之则死，变化不可离，斯须不可去者也。"

（2）舌之胃气　胃气的盛衰，可从舌苔的生长及是否有根表现出来。舌苔薄白均匀，或舌苔

虽厚，刮之仍有苔迹，或脱落后复生新苔，以及舌苔有根，均提示胃气充足。舌苔似有似无，或浮而无根，刮之即去，光滑如镜，则提示胃气衰败，是无胃气的征象。

2. 舌质和舌苔的综合判断 舌苔和舌质的变化，所反映的生理病理意义各有侧重。一般认为，舌质颜色、形态主要反映脏腑、气血、津液的情况；舌苔的变化，主要与感受病邪和病证的性质有关。所以，察舌质可以了解脏腑虚实、气血津液的盛衰；察舌苔重在辨别病邪的性质、邪正的消长及胃气的存亡。章虚谷曰："观舌质，可验其证之阴阳虚实，审苔垢，即知其邪之寒热浅深。"

然而，人是有机的整体，疾病是一个复杂的发展过程，舌象与机体的脏腑、气血及各项生理功能都有密切联系。因此，临床诊病时，不仅要分别掌握舌质、舌苔的基本变化及其主病，还应注意舌质和舌苔之间的相互关系，综合起来进行判断（参见表1-4）。

（1）舌苔或舌质单方面异常 一般无论病之新久，提示病情尚属单纯。如淡红舌而伴有干、厚、腻、滑、剥等苔质变化，或苔色出现黄、灰、黑等异常时，主要提示病邪性质、病程长短、病位深浅、病邪盛衰和消长等方面情况，正气尚未明显损伤，故临床治疗时应以祛邪为主。舌苔薄白而出现舌质老嫩、舌体胖瘦或舌色红绛、淡白、青紫等变化时，主要反映脏腑功能强弱，或气血、津液的盈亏及运行的畅滞，病邪损及营血的程度等，临床治疗应着重于调整阴阳，调和气血，扶正祛邪。

（2）舌苔和舌质均出现异常 一般有两类。

舌苔与舌质变化一致：提示病机相同，所主病证一致，说明病变比较单纯。例如，舌质红，舌苔黄而干燥，主实热证；舌质红绛而有裂纹，舌苔焦黄干燥，多主热极津伤；舌质红瘦，苔少或无苔，主阴虚内热；舌质淡嫩，舌苔白润，主虚寒证；青紫舌，舌苔白腻，多为气血瘀阻，痰湿内停的病理特征。

舌苔和舌质变化不一致：舌苔与舌质不一致，甚至出现相反的变化，多提示病因病机比较复杂，此时应对二者的病因病机及相互关系进行综合分析。例如，淡白舌黄腻苔，舌色淡白主虚寒，而苔黄腻又主湿热，舌色与舌苔反映的病性相反，但舌质主要反映正气，舌苔主要反映病邪，所以，若平素脾胃虚寒者，复感湿热之邪便可见上述舌象。此为寒热夹杂，本虚标实。又如，舌质红绛，舌苔白滑腻，舌质红绛本属内热，而苔白腻又常见于寒湿内郁，苔与舌反映出寒、热两种病性，其成因可由外感热病，营分有热，故舌质红绛，但气分有湿，则苔白滑腻；或平素为阴虚火旺之体，复感寒湿之邪，痰食停积，故舌苔白而滑腻；或外感湿温病，因体内有热可见舌红绛，但又因为内有湿邪困阻，阳气不能外达，亦可见苔白腻。所以，当舌苔和舌质所反映的病性不一致时，往往提示体内存在两种或两种以上的病理变化，舌象的辨证意义亦是二者的结合，临床应注意分析病变的标本缓急。

3. 舌象的动态分析 在疾病发展过程中，无论外感或内伤，都有一个发生、发展及转归的变动过程，舌象作为反应疾病的敏感体征，亦会随之发生相应的改变。通过对舌象的动态观察，可以了解疾病的进退、顺逆等病变态势。例如，外感病中舌苔由薄变厚，表明邪气由表入里；舌苔由白转黄，为病邪化热的征象；舌色由淡红变红绛，舌苔干燥，为邪热充斥，气营两燔；舌苔剥落，舌质红绛，为热入营血，气阴俱伤等。

内伤杂病的发展过程中，舌象亦会产生一定的变化规律。例如，中风患者见舌色淡红，舌苔薄白，表示病情较轻，预后较好；舌色由淡红转红、转暗红、红绛、紫暗，舌苔黄腻或焦黑，或舌下络脉怒张，表明风痰化热，瘀血阻滞；反之，舌色由紫暗、暗红转为淡红，舌苔渐化，多提示病情趋向稳定好转。

掌握舌象与疾病发展变化的关系，可以充分认识疾病不同阶段所发生的病理改变，为早期诊断、早期治疗提供重要依据。

表1-4 临床常见舌象及临床意义简表

舌象		简称	临床意义
舌质	舌苔		
淡红	薄白	淡红舌,薄白苔	健康人;风寒表证;病势轻浅
	白苔	舌尖红,白苔	风热表证;心火亢盛
	白似积粉	淡红舌,积粉苔	瘟疫初起;或有内痈
	白腐	淡红舌,白腐苔	痰食内停;胃浊蕴热
	黄白相兼	淡红舌,黄白苔	外感表证将要传里化热
	白腻而厚	淡红舌,白厚腻苔	湿浊痰饮内停;食积胃肠;寒湿痹证
	薄黄	淡红舌,薄黄苔	里热轻证;风热表证
	黄干少津	淡红舌,黄干苔	里热伤津化燥
	黄腻	淡红舌,黄腻苔	里有湿热;痰热内蕴;食积化热
	灰黑湿润	淡红舌,灰黑润苔	寒证;阳虚
鲜红	白而干燥	红舌,白干苔	邪热入里伤津
	白而浮垢	红舌,白垢苔	正气亏虚;湿热未净
	白黏	红舌,白黏苔	里热夹痰湿;阴虚兼痰湿
	薄黄少津	红舌,薄黄干苔	里热证,津液已伤
	厚黄少津	红舌,厚黄干苔	气分热盛,阴液耗损
	黄腻	红舌,黄腻苔	湿热内蕴;痰热互结
	黑而干燥	红瘦舌,黑干苔	津枯血燥
绛红	焦黄干燥	绛舌,焦黄苔	邪热深重;胃肠热结
	黑而干燥	绛舌,黑干苔	热极伤阴
	无苔	绛舌,无苔	热入血分;阴虚火旺
青紫	黄燥	紫舌,黄燥苔	热极津枯
	焦黑而干	紫舌,苔黑干焦	热毒深重,津液大伤
	白润	青舌,白润苔	阳衰寒盛;气血凝滞
淡白	无苔	淡白舌,无苔	久病阳衰;气血俱虚
	透明	淡白舌,无苔	脾胃虚寒
	边薄白中无	淡白舌,中剥苔	气血两虚;胃阴不足
	白	淡白舌,白苔	阳气不足;气血虚弱
	白腻	淡白舌,白腻苔	脾胃虚弱,痰湿停聚
	灰黑润滑	淡白舌,黑润苔	阳虚内寒;痰湿内停

（二）舌诊的临床意义

舌诊简便易行，舌象的变化能较客观准确地反映病情，可作为诊断疾病、了解病情的发展变化和辨证的重要依据。舌诊在几千年的临床实践中，不断经受考验，甚至有人认为舌诊较之脉诊更为重要且可靠。《临症验舌法》指出："凡内外杂证，亦无一不呈其形、著其色于舌……据舌以分虚实，而虚实不爽焉；据舌以分阴阳，而阴阳不谬焉；据舌以分脏腑、配主方，而脏腑不差、主方不误焉。危急疑难之顷，往往症无可参，脉无可按，而唯以舌为凭，妇女幼稚之病，往往闻之无息，问之无声，而唯有舌可验。"舌诊的临床意义有如下几个方面。

1. 分辨病位浅深 一般情况下，病邪轻浅多见舌苔变化，其苔质偏薄，提示病邪多在体表；而病情深重可见舌苔、舌质均可发生明显的改变。例如，在外感温热病中，苔薄白是疾病初起，邪在卫分，病情轻浅；苔黄厚，舌质红为病邪入里，病情较重，主气分热盛；邪入营分，可见舌绛；邪入血分，可见舌质深绛或紫暗，苔少或无苔。这说明不同的舌象提示病位浅深不同。内伤杂病中，若脏腑功能失常，亦可反映于舌。一般舌尖红起芒刺，属心火亢盛；舌边红多属肝胆有热；舌苔白而厚腻，多因脾失健运，湿邪内阻，如见于湿浊、痰饮等；舌中苔黄厚腻，多属脾胃湿热；舌体颤动，多为肝风内动；舌体歪斜，为中风或中风先兆等。

2. 区别病邪性质 不同的病邪侵袭人体，其舌象特征表现各不相同。例如，外感风寒，苔多薄白；外感风热，苔多薄白而干；寒湿为病，多见舌淡苔白滑；湿浊、痰饮、食积或外感秽浊之气，均可见舌苔厚腻；燥邪为患，多见舌红少津；实热证，多见舌红绛苔黄燥；内有瘀血，多见舌紫暗或有斑点，或舌下络脉怒张。因此，风、寒、热、燥、湿、痰、瘀、食等诸种病因，大多可从舌象上加以鉴别。

3. 判断邪正盛衰 正气之盛衰，可在舌象方面反映出来。例如，气血充盛则舌体淡红，柔软灵活，苔薄白而润；气血两虚则舌色淡白；津液亏虚则舌干苔燥；气滞血瘀则舌色青紫；胃气旺盛则舌苔有根；胃气衰败则舌苔无根或光剥无苔。

4. 分析病势进退 通过对舌象的动态观察，可测知疾病发展的进退趋势。从舌苔上看，若苔色由白转黄，由黄转为灰黑，苔质由薄转厚，由润转燥，多为病邪由表入里，由轻变重，由寒化热，邪热内盛，津液耗伤，为病势发展。反之，若舌苔由厚变薄，由黄转白，由燥转润，为病邪渐退，津液复生，病情向好的方向转变。若舌苔骤增骤退，多为病情暴变所致。如薄苔突然增厚，是邪气急骤入里的表现；若满舌厚苔突然消退，是邪盛正衰，胃气暴绝的表现，二者皆为恶候。从舌质上看，舌色由淡红转为红、绛或绛紫，或舌面有芒刺、裂纹，是邪热内入营血，有伤阴、血瘀之势；若淡红舌转淡白、淡紫湿润，舌体胖嫩有齿痕，为阳气受伤，阴寒内盛，病邪由表入里，由轻转重，病情由单纯变为复杂，为病进。

5. 推测病情预后 舌荣有神，舌面有苔，舌态正常者，为邪气未盛，正气未伤，胃气未败，预后较好；舌质枯晦，舌苔无根，舌态异常者，为正气亏虚，胃气衰败，病情多凶险。

附 危重舌象的诊法

病情发展到危重阶段，脏腑气机紊乱，阴阳气血精津告竭，作为疾病外征的舌象，也常有特殊的形色变化，称为危重舌象。现总结前人危重舌象如下。

1. 猪腰舌 舌面无苔，如去膜的猪腰，多见于热病伤阴，胃气将绝，主病危。

2. 镜面舌 舌深绛无苔而光亮如镜，主胃气、胃阴枯涸；舌色㿠白如镜，毫无血色，也称㿠白舌，主营血大亏，阳气将脱，均属病危难治。

3. 砂皮舌 舌粗糙有刺，如沙鱼皮，或干燥枯裂，主津液枯竭，病危。

4. 干荔舌 舌敛束而无津，形如干荔肉，主热极津枯，病危。

5. 火柿舌 舌如火柿色，或色紫而干晦如猪肝色，主内脏败坏，病危。

6. 赭黑舌 舌质色赭带黑，主肾阴将绝，病危。

7. 瘦薄无苔舌 舌体瘦小薄嫩，光而无苔，属胃气将绝，难治。

8. 囊缩卷舌 舌体卷缩，兼阴囊缩入，属厥阴气绝，难治。

9. 舌强语謇　舌体强直，转动不灵，且语言謇涩，多属中风痰瘀阻络，难治。

10. 蓝舌而苔黑或白　舌质由淡紫转蓝，舌苔由淡灰转黑，或苔白如霉点、糜点，主病危重，难治。

以上所列危重舌象，是前人望舌的经验总结。临证参考这些舌象，对推断病情轻重，预测病情吉凶，具有一定意义，但也不能拘泥。同时病至危期，不仅影响舌象，也必然会有全身症状表现，故临床仍应四诊合参，综合判断，并进行积极治疗。

第四节　望小儿食指络脉

望小儿食指络脉又称望小儿指纹，是观察3岁以内小儿食指掌侧前缘部浅表络脉的形色变化以诊察病情的方法。

小儿指纹诊法始见于唐代王超《水镜图诀》，是由《灵枢·经脉》"诊鱼际络脉法"发展而来。后世医家如宋代钱乙的《小儿药证直诀》、清代陈复正的《幼幼集成》、林之翰的《四诊抉微》、汪宏的《望诊遵经》等，对此法都有详细的论述和发挥，使之广泛应用于儿科临床，对诊断儿科疾病具有重要的作用。

一、望小儿食指络脉的原理及意义

因食指掌侧前缘络脉为寸口脉的分支（其支者，从腕后直出循次指内廉，出其端），与寸口脉同属手太阴肺经，故望小儿指纹与诊寸口脉的原理和意义基本相同，可以诊察体内的病变。加之3岁以内的小儿寸口脉位短小，切脉时只能"一指定三关"，诊脉时又常哭闹，气血先乱，使脉象失真，从而影响诊脉的准确性。而小儿皮肤较薄嫩，食指络脉易于观察，望指纹较之诊脉更为方便易行，故常以此作为一种辅助诊察方法，以弥补小儿脉诊的不足。

二、望小儿食指络脉的方法

诊察小儿指纹时，可抱小儿面向光亮，医生用左手拇指和食指握住小儿食指末端，再以右手拇指的侧缘在小儿食指掌侧前缘从指尖向指根部轻推几次，用力要适中，使络脉显露，便于观察。

三、正常小儿食指络脉

小儿食指按指节分为三关。食指第一节，即掌指横纹至第二节横纹之间，为风关；第二节，即第二节横纹至第三节横纹之间，为气关；第三节，即第三节横纹至指端，为命关（图1-23）。

1. 正常络脉特点　小儿正常食指指纹在掌侧前缘，纹色浅红，红黄相间，络脉隐隐显露于风关之内，粗细适中。

2. 影响因素　年幼儿络脉显露而较长；年长儿络脉不显而略短。皮肤薄嫩者，络脉较显而易见；皮肤较厚者，络脉常模糊不显。肥胖儿络脉较深而不显；体瘦儿络脉较浅而易显。天热脉络扩张，指纹增粗变长；天冷脉络收缩，指纹变细缩短。因此，望诊时要排除相关影响。

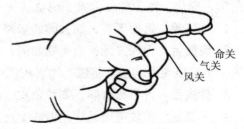

图1-23　三关示意图

四、病理小儿食指络脉

观察小儿病理络脉，应注意其深浅、颜色、形态和长短四方面的变化，其要点可概括为浮沉分表里，红紫辨寒热，淡滞定虚实，三关测轻重。

1. 浮沉分表里　指纹浮而显露，为病邪在表，多见于外感表证。因外邪袭表，正气抗争，鼓舞气血趋向于表，故指纹浮显。

指纹沉隐不显，为病邪在里，多见于内伤里证。因邪气内困，阻滞气血难于外达，故指纹沉隐。

2. 红紫辨寒热　指纹色鲜红，主外感风寒表证。因风寒外袭，邪正相争，气血趋向于表，故指纹浮显易见而纹色偏红。

指纹紫红，主热证，因热盛血涌，气血壅滞脉络，故纹色紫红。

另外，病理指纹颜色变化还常见青、淡白、紫黑等。指纹色青，主疼痛、惊风，因痛则不通，或肝风内动，脉络郁滞，以致气血运行不畅，故纹色变青紫。指纹淡白，主脾虚、疳积，因脾胃虚弱，气血生化不足，无以充养脉络，故纹色淡白。指纹色紫黑，为血络郁闭，多属病危之象，因邪气壅盛，郁闭心脉，或心肺气衰，脉络瘀阻，故见紫黑。

总的来讲，指纹色浅淡者，多属虚证；指纹色深暗者，多属实证。因此，《四诊抉微·三关脉纹主病歌》云："紫热红伤寒，青惊白是疳，黑时因中恶，黄即困脾端。"

3. 淡滞定虚实　指纹浅淡而纤细者，多属虚证，因气血不足，脉络不充所致。指纹浓滞而增粗者，多属实证，因邪正相争，气血壅滞所致。

4. 三关测轻重　根据络脉在食指三关出现的部位，可以测定邪气的浅深，病情的轻重。指纹显于风关，是邪气入络，邪浅病轻，可见于外感初起。指纹达于气关，是邪气入经，邪深病重。指纹达于命关，是邪入脏腑，病情严重。指纹直达指端，称为"透关射甲"，提示病情凶险，预后不良。

望小儿食指络脉，对儿科疾病的诊断虽然有重要作用，但临床运用时，还需要结合其他诊法和具体病情进行分析，才能做出正确的结论。

第五节　望排出物

望排出物是观察患者的分泌物、排泄物和某些排出体外的病理产物的形、色、质、量的变化以诊察病情的方法。

分泌物主要是指人体官窍所分泌的液体，具有濡润官窍等作用，如汗、泪、涕、唾、涎等；排泄物是人体排出的代谢废物，如大便、小便等；此外，还有某些病变时所产生的其他病理产物，如痰、呕吐物、脓血等，亦属排出物的范畴。各种排出物的产生均与脏腑的功能密切相关，当疾病状态脏腑功能异常时，可引起其发生形、色、质、量的异常改变，故临床观察排出物的形、色、质、量的变化，可了解相关的脏腑功能正常与否，借以推断疾病之寒热虚实。

望排出物变化总的规律：色淡、质稀者，多属虚证、寒证；色深、质稠者，多属实证、热证。所以，《素问·至真要大论》说："诸病水液，澄澈清冷，皆属于寒。"亦说："诸转反戾，水液混浊，皆属于热。"

一、望痰

痰是津液代谢障碍所形成的一种病理产物，是从肺和气道排出的病理性黏液。观察痰的色、质、量，可以判断脏腑的病变和病邪的性质。

痰白质清稀者，多属寒痰，因寒邪阻肺，津凝不化，聚而为痰，或脾阳不足，湿聚为痰，上犯于肺所致。

痰黄质黏稠，甚则结块者，多属热痰，因邪热犯肺，煎津为痰，痰聚于肺所致。

痰少而质黏，难于咳出者，多属燥痰，因燥邪犯肺，耗伤肺津，或肺阴亏虚津亏，清肃失职所致。

痰白质滑量多，易于咳出者，多属湿痰，因脾失健运，水湿内停，湿聚为痰，上犯于肺所致。

痰中带血，色鲜红者，称为咳血，常见于肺痨、肺癌等肺脏疾病，多因肺阴亏虚和肝火犯肺，火热灼伤肺络，或痰热、邪毒壅阻，肺络受损所致。

咳吐脓血痰，味腥臭者，为肺痈，是热毒蕴肺，肉腐成脓所致。

二、望涕

涕是鼻腔分泌的黏液，为肺之液。流涕多因六淫侵袭，肺失宣肃，或热邪熏蒸，气血腐败成涕，或气虚阳亏，津液失固所致。

新病流涕多属外感表证，鼻塞流清涕，属风寒表证；鼻塞流浊涕，属风热表证。

反复阵发性清涕，量多如注，伴鼻痒、喷嚏频作者，多属鼻鼽，是肺气虚，卫表不固，风寒乘虚侵入所致。

久流浊涕，质稠、量多、气腥臭者，多为鼻渊，是湿热蕴阻所致。

三、望涎唾

涎唾是口腔中的黏液与唾液，其中清稀水样的称为涎，黏稠泡沫状的称为唾。涎为脾之液，由口腔分泌，具有濡润口腔、协助进食和促进消化的作用。望涎主要诊察脾与胃的病变。唾为肾之液，亦与胃有关。

口流清涎量多者，多属脾胃虚寒，因脾胃阳虚，气不化津所致。

口中时吐黏涎者，多属脾胃湿热，为湿热困阻中焦，脾失运化，湿浊上泛所致。

小儿口角流涎，涎渍颐下，病名曰滞颐，多由脾虚不能摄津所致，亦可见于胃热虫积。

睡中流涎者，多为胃中有热或宿食内停，痰热内蕴。

时时吐唾，多因胃中虚冷，肾阳不足，水液上泛所致；胃有宿食，或湿邪留滞，唾液随胃气上逆而溢于口。

四、望呕吐物

呕吐是胃气上逆所致，外感、内伤皆可引起。呕吐物有多种多样，有饮食物、清水或痰涎，亦可能混有脓、血等。通过观察其形、色、质、量的特点，有助于了解呕吐的原因和病性的寒热虚实。

呕吐物清稀无酸臭，多属寒呕，因脾胃阳虚，腐熟无力，或寒邪犯胃，损伤胃阳，水饮内停，使胃失和降所致。

呕吐物秽浊有酸臭味，多属热呕，多因邪热犯胃，胃失和降，邪热蒸腐胃中饮食，则吐物酸臭。

呕吐清水痰涎，胃有振水声，为痰饮，因脾失健运，水饮内停，胃失和降所致。

呕吐不消化、气味酸腐的食物，多属伤食，因暴饮暴食，损伤脾胃，食积不化，胃气上逆，推邪外出所致。

呕吐黄绿苦水，多属肝胆湿热或郁热。

吐血，色暗红或紫暗有块，夹有食物残渣者，属胃有积热，或肝火犯胃，或胃腑血瘀所致。

望排出物除了上述内容之外，还包括望二便、望经带等，但在临床上这些通常是通过询问患者来加以了解的，故二便、经带等情况将在问诊中结合相关内容进行阐述。

扫一扫，查阅本
章数字资源，含
PPT、音视频、
图片等

第二章

闻　诊

闻诊是通过听声音和嗅气味以了解健康状况，诊察疾病的方法。听声音包括听辨患者的语声、语言、呼吸、咳嗽、呕吐、呃逆、嗳气、太息、喷嚏、呵欠、肠鸣等各种声响。嗅气味包括嗅病体发出的异常气味、排出物及病室的气味。人体的各种声音和气味，都是在脏腑生理活动和病理变化过程中产生的。所以，辨别声音和气味的变化，可以判断脏腑的生理和病理变化，为诊病、辨证提供依据。

闻诊是诊察疾病的重要方法之一，颇受历代医家重视，正如《难经·六十一难》所言："闻而知之谓之圣。"

早在《黄帝内经》中就有根据患者发出的声音来测知内在病变的记载，如《素问·阴阳应象大论》提出以五音（角、徵、宫、商、羽）、五声（呼、笑、歌、哭、呻）应五脏的理论；《素问·脉要精微论》以声音、语言、呼吸等来判断疾病过程中正邪盛衰状态。东汉张仲景在《伤寒论》和《金匮要略》中也以患者的语言、咳嗽、喘息、呕吐、呃逆、肠鸣、呻吟等作为闻诊的主要内容。后世医家又将病体气味及病室气味等列入闻诊范围，从而使闻诊从耳听扩展到鼻嗅，使闻诊的内容得以不断丰富。正如清代王秉衡所说："闻字虽从耳，但四诊之闻，不专主于听声也。"

第一节　听声音

听声音是指听辨患者语声、语言，气息的高低、强弱、清浊、缓急变化，以及咳嗽、呕吐、肠鸣等声响，以判断脏腑功能与病变性质的诊病方法。

声音的发出，大多是肺、喉、会厌、舌、齿、唇、鼻等器官的协调活动，共同发挥作用的结果。肺主气、司呼吸，气动则有声，故肺为发声的动力。喉是发声机关，声由喉出，其余部分则对声音起协调作用。此外，肾主纳气，为气之根，必由肾间动气上出于舌而后则能发出声音；肝主疏泄，可条畅气机；脾为气血生化之源；心主神志，言语发声受心神支配等，均与发声有关。而肠鸣之声则与胃的和降及肠的传导相关。因此，听辨声音不仅可以诊察发音器官的病变，还可以根据声音的变化，进一步诊察体内各脏腑的变化。《四诊抉微》说："听声审音，可察盛衰存亡。"并指出："声应于外者，有若桴鼓之捷也。"此即强调了听声音在疾病诊断中的重要作用。

一、正常声音

正常声音是指人在正常生理状态下发出的声音，又称"常声"。正常声音具有发声自然，声调和畅，语言流畅，应答自如，言与意符等特点。此为气血充盈，发音器官和脏腑功能正常的表现。但是，由于年龄、性别及禀赋之不同，正常人的声音也有差异，一般男性多声低而浊，女性多声高而清，儿童则声音尖利清脆，老年人则声音多浑厚而低沉，每个人的声音都有其个性特征。此外，语声的变化亦与情志有关，如喜时发声多欢悦，怒时发声多忿厉而急，悲哀时发声多悲惨而断续，快乐时发声多舒畅而和缓，敬则发声多正直而严肃，爱则发声多温柔等。这些因一时情感触动而发的声音，也属于正常范围。

二、病变声音

病变声音是指疾病反映在语声、语言及人体其他声响方面的变化，除正常生理变化和个体差异外的声音，均属病变声音。其内容主要包括听辨患者的发声、语言、呼吸、咳嗽、呕吐、呃逆、嗳气、太息、喷嚏、肠鸣等。

（一）发声

听发声主要听患者在病变过程中说话的声音及呻吟、惊呼等异常声响。通过声音的变化来判断正气的盛衰、邪气的性质及病情的轻重。

发声的辨别要注意语声的有无，语调的高低、强弱、清浊、缓急，以及有无异常声响，以供辨证参考。一般而言，凡语声高亢洪亮有力、声音连续者，多属阳证、实证、热证，是阳盛气实，功能亢奋的表现；语声低微细弱，声音断续而懒言者，多属阴证、虚证、寒证，是正气不足，功能低下的表现。

1. 语声重浊 是指发出的声音沉闷而不清晰或似有鼻音，又称声重，多为外感风寒，或湿浊阻滞，以致肺气不宣，鼻窍不利。

2. 语声低微 语声低微，气短不续，欲言而无力复言者，称为夺气，是宗气大虚之征。

3. 音哑与失音 语声嘶哑者为音哑，语而无声者为失音，古称为"喑"。两者病因病机基本相同，前者病轻，后者病重。新病音哑或失音者，多属实证，多因外感风寒或风热袭肺，或痰湿壅肺，肺气不宣，清肃失司所致，即所谓"金实不鸣"。久病音哑或失音者，多属虚证，多因各种原因导致阴虚火旺，或肺气不足，津亏肺损，声音难出，即所谓"金破不鸣"。若久病重病，突现语声嘶哑，多是脏气将绝之危象。暴怒喊叫或持续高声宣讲，耗气伤阴，咽喉失润，亦可导致音哑或失音。妇女妊娠后期出现音哑或失音者，称为妊娠失音，古称"子喑"，多因胞胎阻碍肾之络脉，肾精不能上荣于咽喉所致，一般分娩后即愈。

此外，应注意失音与失语的区别。失音是神志清楚而不能发出声音，即"语而无声"；失语为神志清晰，虽能发出声音，但表达障碍，即"有声而无语"，多见于中风或脑外伤之后遗症。

4. 惊呼 是指患者突然发出的惊叫声。其声尖锐，表情惊恐者，多为剧痛或惊恐所致。小儿阵发惊呼，多为受惊。成人发出惊呼，除惊恐外，多属剧痛，或精神失常。

（二）语言

听语言主要是听辨患者语言的表达与应答能力有无异常、吐字的清晰程度等。语言的异常主要是心神的病变，常见有以下几种。

1. 谵语 是指神识不清，语无伦次，声高有力，多由邪热内扰神明所致，属实证，即《伤寒论》所言"实则谵语"，见于外感热病、温病邪入心包，或阳明腑实证、痰热扰乱心神等。

2. 郑声 是指神识不清，语言重复，时断时续，语声低弱模糊，多因久病脏气衰竭，心神散乱所致，属虚证，故《伤寒论》谓"虚则郑声"，见于多种疾病的晚期、危重阶段。

3. 独语 是指自言自语，喃喃不休，见人语止，首尾不续，多因心气不足，神失所养，或气郁痰阻，蒙蔽心神所致，属阴证，多见于癫病、郁病。

4. 错语 是指神识清楚而语言时有错乱，说后自知言错。其证有虚实之分，虚证多因心气不足，神失所养，多见于久病体虚或老年脏气衰微之人；实证多为痰浊、瘀血、气郁等阻碍心神所致。

5. 狂言 是指精神错乱，语无伦次，狂躁妄言，《素问·脉要精微论》曰："衣被不敛，言语善恶，不避亲疏者，此神明之乱也。"狂言多因情志不遂，气郁化火，痰火互结，内扰神明所致，多属阳证、实证，多见于狂病、伤寒蓄血证等。

6. 语謇 是指神志清楚，思维正常，但语言不流利，或吐字不清。语謇因习惯而成者，称为口吃，不属病态。病中语言謇涩，每与舌强并见者，多因风痰阻络所致，为中风之先兆或中风后遗症。

（三）呼吸

闻呼吸是诊察患者呼吸的快慢、是否均匀通畅，以及气息的强弱粗细、呼吸音的清浊等。一般有病而呼吸正常，是形病气未病；呼吸异常，是形气俱病。呼吸气粗，疾出疾入者，多属实证；呼吸气微，徐出徐入者，多属虚证。

1. 喘 是指呼吸困难、短促急迫，甚至张口抬肩，鼻翼扇动，难以平卧。其发病多与肺、肾等脏腑有关，临床有虚实之分。

发作急骤，呼吸深长，声高息粗，唯以呼出为快，形体强壮，脉实有力者，为实喘，多为风寒袭肺或痰热壅肺、痰饮停肺，肺失清肃，肺气上逆所致。

发病缓慢，声低气怯，息短不续，动则喘甚，唯以深吸为快，形体羸弱，脉虚无力者，为虚喘，多为肺气不足，肺肾亏虚，气失摄纳所致。

2. 哮 是指呼吸急促似喘，喉间有哮鸣音，常反复发作，缠绵难愈，多因痰饮内伏，复感外邪而诱发；也可因久居寒湿之地，或过食酸、咸、生冷，或闻刺激性气味等而诱发。

喘不兼哮，但哮必兼喘。明代虞抟《医学正传·哮喘》说："夫喘促喉中如水鸡声者，谓之哮；气促而连续不能以息者，谓之喘。"喘以气息急迫、呼吸困难为主；哮以喉间哮鸣声为特征。临床上哮与喘常同时出现，故并称为哮喘。

3. 短气 是指呼吸气急而短促，气短不足以息，数而不相接续，似喘而不抬肩，喉中无痰鸣音。短气亦称气短，有虚实之别，虚证短气，兼有形瘦神疲、声低息微等，多因体质虚弱或元气亏损所致；实证短气，常兼有呼吸声粗，或胸部窒闷，或胸腹胀满等，多因痰饮、胃肠积滞、气滞或瘀阻所致。

4. 少气 是指呼吸微弱而声低，气少不足以息，言语无力。少气又称气微，主诸虚劳损，多因久病体虚或肺肾气虚所致。

5. 鼻鼾 是指熟睡或昏迷时鼻喉发出的一种声响，是气道不利所发出的异常呼吸声。熟睡有鼾声，但又无其他明显症状者，多因慢性鼻病，或睡姿不当所致，老年人及体胖多痰者较常见。若昏睡不醒或神识昏迷而鼾声不断者，多属高热神昏，或中风入脏之危候。

（四）咳嗽

咳嗽是指肺气上逆冲击喉部而发出的一种"咳－咳"声音，多因六淫外邪袭肺、内伤损肺，或有害气体刺激等而致肺失宣降，肺气上逆所致。咳嗽多见于肺系疾病，然而其他脏腑病变亦可影响肺而引起。因此，《素问·咳论》曰："五脏六腑皆令人咳，非独肺也。"古人将其分为3种，有声无痰谓之咳，有痰无声谓之嗽，有痰有声谓之咳嗽。

临床上首先应分辨咳声和痰的色、量、质变化，以及发病时间、病史及兼症等，以鉴别病证的寒热虚实。

咳声重浊沉闷，多属实证，多因寒痰、湿浊停聚于肺，肺失肃降所致。

咳声轻清低微，多属虚证，多因久病耗伤肺气，失于宣降所致。

咳声重浊，痰白清稀，鼻塞不通，多因风寒袭肺，肺失宣降所致。

咳声不扬，痰稠色黄，不易咯出，多属热证，多因热邪犯肺，灼伤肺津所致。

咳嗽痰多，易于咯出，多因痰浊阻肺所致。

干咳无痰或痰少而黏，不易咯出，多属燥邪犯肺或阴虚肺燥所致。

咳嗽阵发，连续不断，咳止时常有鸡鸣样回声，称为顿咳；因其病程较长，缠绵难愈，又称"百日咳"，多因风邪与痰热搏结所致，常见于小儿。

咳声如犬吠，伴有声音嘶哑，吸气困难，喉中有白膜生长，擦破流血，随之复生，是时行疫毒攻喉所致，多见于白喉。

（五）呕吐

呕吐是指饮食物、痰涎等胃内容物上涌，由口中吐出的症状，是胃失和降，胃气上逆的表现。前人以有声无物为干呕，有物无声为吐，有声有物为呕吐，但临床上难以截然分开，故一般统称为呕吐。根据呕吐声音的强弱和吐势的缓急，可判断其寒热虚实。一般暴病多实，久病多虚。对于某些比较特殊的呕吐，应四诊合参，综合分析，方可做出准确的诊断。

吐势徐缓，声音微弱，呕吐物清稀者，多属虚寒证，常因脾胃阳虚，脾失健运，胃失和降，胃气上逆所致。

吐势较猛，声音壮厉，呕吐黏稠黄水，或酸或苦者，多属实热证，常因邪热犯胃，胃失和降，胃气上逆所致。

呕吐呈喷射状者，多为热扰神明，或因头颅外伤，或因脑髓有病等。

呕吐酸腐味食物，多属伤食，多因暴饮暴食，或过食肥甘厚味，损伤脾胃，食滞胃脘，胃失和降，胃气上逆所致。

共同进餐者多人发生吐泻，可能为食物中毒。

朝食暮吐、暮食朝吐者，为胃反，多属脾胃阳虚证。

口干欲饮，饮后则吐者，称为水逆，多因饮邪停胃，胃气上逆所致。

（六）呃逆

呃逆是指从咽喉发出的一种不由自主的冲击声，声短而频，呃呃作响，不能自制的症状。呃逆俗称"打呃"，唐代以前称"哕"，是胃气上逆所致。临床上根据呃声的高低强弱、间歇时间的长短不同，来判断病证的虚实寒热性质。

呃声频作，高亢而短，连续有力者，多属实证；呃声低沉，声弱无力，多属虚证。

新病呃逆，其声有力，多属寒邪或热邪客于胃；久病、重病呃逆不止，声低无力者，属胃气衰败之危候。《形色外诊简摩》说："新病闻呃，非火即寒；久病闻呃，胃气欲绝也。"

突发呃逆，呃声不高不低，持续时间短暂，无其他病史及兼症者，多属饮食刺激，或偶感风寒，多因一时胃气上逆动膈所致，一般为时短暂，不治自愈。

（七）嗳气

嗳气是指胃中气体上出咽喉所发出的一种声长而缓的症状。嗳气俗称"打饱膈"，古称"噫"，是胃气上逆的表现。临床根据嗳声和气味的不同，可判断虚实寒热。

嗳气酸腐，兼脘腹胀满者，多因宿食内停，属实证。

嗳气频作而响亮，嗳气后脘腹胀减，发作因情志变化而增减者，多为肝气犯胃，属实证。

嗳气频作，兼脘腹冷痛，得温症减者，多为寒邪犯胃，或为胃阳亏虚。

嗳声低沉断续，无酸腐气味，兼见食少纳呆者，为脾胃虚弱，属虚证，多见于老年人或体虚之人。

饱食或喝碳酸饮料之后，偶有嗳气，无其他兼症者，不属病态。

（八）太息

太息又称叹息，是指患者情志抑郁，胸闷不畅时发出的长吁或短叹声，多是情志不遂，肝气郁结的表现。

（九）喷嚏

喷嚏是指肺气上逆于鼻而发出的声响。应注意喷嚏的次数及有无兼症。偶发喷嚏，不属病态。若新病喷嚏，兼有恶寒发热、鼻塞流清涕等症状，多因外感风寒，鼻窍不利之故，属表寒证。若季节变化，反复出现喷嚏、鼻痒、流清涕，多因气虚、阳虚之体易受风邪袭扰所致。

（十）肠鸣

肠鸣是指腹中胃肠蠕动所产生的声响。在正常情况下，肠鸣声低弱而和缓，一般难以直接闻及；而当腹中气机不利，导致胃肠中水气相搏发出的声响，则可闻及。

临床根据肠鸣发生的部位、频率、强度、音调及伴随症等，结合进食、是否嗳气、呕吐与排便等情况加以辨别。

1. 肠鸣增多　脘腹部鸣响如囊裹浆，辘辘有声，行走或推抚脘部时，其声下移者，称为振水声。若是饮水过后出现，多属正常；若非饮水而常闻此声者，多为水饮留聚于胃，为中焦气机阻遏所致。

鸣响在脘腹，如饥肠辘辘，得温得食则减，饥寒则重者，为中气不足，胃肠虚寒。

肠鸣高亢而频急，脘腹痞满，大便泄泻者，多为感受风寒湿邪以致胃肠气机紊乱所致。若伴有腹痛，便急难忍，腹泻，或水样便，或伴见呕吐者，属饮食不洁。肠鸣阵作，伴有腹痛欲泻、泻后痛减，胸胁满闷不舒者，为肝脾不调。

2. 肠鸣稀少　多因肠道传导功能障碍所致，如实热蕴结肠胃，肠道气机受阻；肝脾不调，气机郁滞，肠道腑气欠通；脾肺气虚，肠道虚弱，传导无力；阴寒凝滞，气机闭阻，肠道不通等所致。

肠鸣音完全消失，脘腹部胀满疼痛拒按者，多属肠道气滞不通之重证，可见于肠痹或肠结等病。

第二节 嗅气味

嗅气味，是指嗅辨患者身体气味与病室气味以诊察疾病的方法。在疾病情况下，由于邪气侵扰，气血运行失常，脏腑机能失调，秽浊排除不利，产生腐浊之气，可表现出体气、口气、分泌物、排泄物的气味异常。一般气味酸腐臭秽者，多属实热；气味偏淡或微有腥臭者，多属虚寒。因此，嗅气味可以了解病证的寒热虚实。

一、病体之气

病体之气是指病体散发的各种异常气味，临床上除了医生直接闻及了解以外，还可通过询问患者或陪诊者而获知。

（一）口气

口气是指从口中散发出的异常气味。正常人呼吸或讲话时，口中无异常气味散出。

口中散发臭气者，称为口臭，多与口腔不洁、龋齿、便秘及消化不良等因素有关。

口气酸臭，兼见食少纳呆、脘腹胀满者，多属食积胃肠。

口气臭秽者，多属胃热。

口气腐臭，或兼咳吐脓血者，多是内有溃腐脓疡。

口气臭秽难闻，牙龈腐烂者，为牙疳。

（二）汗气

汗气是指患者随汗出而散发出的气味。

汗出腥膻，多见于风温、湿温、热病，是风湿热邪久蕴皮肤，津液受到蒸变或汗后衣物不洁所致。

汗出腥臭，多见于瘟疫，或暑热火毒炽盛所致。

腋下随汗散发阵阵臊臭气味者，多为湿热内蕴所致，可见于狐臭。

（三）痰涕之气

正常状态下，人体排出少量痰和涕，无异常气味。

咳吐痰涎清稀量多，无特异气味者，属寒证。

咳痰黄稠味腥，是肺热壅盛所致。

咳吐浊痰脓血，腥臭异常者，多是肺痈，为热毒炽盛所致。

鼻流浊涕日久，腥秽如鱼脑，为鼻渊。

鼻流清涕无气味，多为风寒表证或鼻鼽。

（四）呕吐物之气

呕吐物清稀，无臭味，多属胃寒；气味酸腐臭秽者，多属胃热。

呕吐未消化食物，气味酸腐，为食积。

呕吐脓血而腥臭，多为内有痈疡。

（五）排泄物之气

排泄物之气包括二便及妇女经、带等的异常气味，应结合望诊、问诊综合判断。

大便臭秽难闻者，多为肠中郁热；大便溏泄而腥者，多属脾胃虚寒；大便泄泻臭如败卵，或夹有未消化食物，矢气酸臭者，为伤食。

小便黄赤混浊，臊臭异常者，多属膀胱湿热；尿液若散发出烂苹果样气味者，多属消渴病重症。

妇女月经臭秽者，多属热证；经血味腥者，多属寒证。带下臭秽而黄稠者，多属湿热；带下腥臭而清稀者，多属寒湿。崩漏或带下奇臭，兼见颜色异常者，应进一步检查，以判别是否为癌症所致。

二、病室之气

病室之气是由病体本身或排泄物、分泌物散发而形成。气味从病体发展到充斥病室，说明病情危重。临床上通过嗅病室气味，可作为推断病情及诊断特殊疾病的参考。

病室臭气触人，多为瘟疫类疾病。戴天章《广瘟疫论·辨气》说："瘟疫气从中蒸达于外，病即有臭气触人，轻则盈于床帐，重则蒸然一室。"

病室有血腥味，多为失血证。

病室有腐臭气，多患溃腐疮疡。

病室尸臭，多为脏腑衰败，病情重笃。

病室有尿臊味，多见于水肿病晚期。

病室有烂苹果样气味，多见于消渴病重症。

病室有蒜臭味，多见于有机磷农药中毒。

扫一扫，查阅本章数字资源，含PPT、音视频、图片等

　　问诊是医生通过对患者或陪诊者进行有目的的询问，以了解健康状态，诊察病情的方法，是四诊的重要内容之一。

　　问诊的方法自《黄帝内经》时代便已受到相当的重视，《素问·征四失论》说："诊病不问其始，忧患饮食之失节，起居之过度，或伤于毒，不先言此，卒持寸口，何病能中。"后世历代医家，在长期的医疗实践中不断补充、完善，明代名医张介宾将问诊内容归纳为10个方面，于其所著《景岳全书》中立专篇"十问篇"加以论述，得到广泛认同，为临床普遍采用。

第一节　问诊的意义及方法

一、问诊的意义

　　问诊是医患之间直接进行语言交流的临床信息采集方法，在疾病诊察过程中具有十分重要的作用，《难经·六十一难》称之为"问而知之谓之工"。问诊的意义可概括为以下3个方面。

（一）获取的病情资料比较全面

　　在临床诊病过程中，许多对诊断有重要参考价值的病情资料，如疾病的发生、发展、变化过程、诊治经过及患者的自觉症状、既往病史、个人生活史、家族史等，只有通过问诊才能获得，其他诊法无法替代。尤其对于初学者，望诊、闻诊、切诊方法的运用不够熟练时，问诊便显得尤为重要。

（二）有利于疾病的及时诊断

　　临床上，在有些疾病早期，患者往往缺少客观体征，仅有一些主观不适的症状，问诊便成为获取疾病诊断线索的重要途径。通过问诊能够为疾病的早期诊断和治疗提供依据。

（三）有助于医患之间的交流

　　通过问诊，医生可以直接了解患者的情绪和心理状况，通过医患间的交流和沟通，减轻患者的思想负担，有利于对精神、情志因素所致的疾病进行正确诊断与心理疏导。

二、问诊的方法和注意事项

（一）问诊的方法

问诊的过程，实际上是医生问辨结合的过程。掌握正确的问诊方法有助于医生对疾病做出迅速准确的诊断。

1. 抓住重点，全面询问　医生问诊应重点突出，详尽全面。开始问诊时，首先应认真倾听患者的叙述，然后从中抓准主诉，再围绕主诉进行有目的、有步骤的深入细致的询问，切忌主次不分。

2. 边问边辨，问辨结合　问诊的过程，实际上也是医生辨证思维的过程。因此，在问诊过程中，医生要做到边问边辨，边辨边问，问辨结合，减少问诊的盲目性，提高诊断的正确性。问诊时，医生必须注重和善于对患者的主诉从病、证两个角度进行思考分析，并根据中医学理论，结合望、闻、切三诊的信息，追踪新的线索，以便进一步深入了解病情。

（二）问诊的注意事项

1. 诊室安静适宜　在医患交流的过程中，必须要有一个安静的诊室环境，以避免各种干扰。这对于医生静心凝神，准确、全面地获取病情资料有重要的意义，也有利于患者敞开心扉，叙述病情感受，尤其对于有隐私的患者更为重要。

2. 态度和蔼认真　医生对患者疾苦要关心体贴，视患者如亲人。问诊时，医生要做到严肃认真，更要和蔼可亲，耐心细致地倾听患者的叙述，使患者感到亲切、可信，愿意主动陈述病情；同时，还应注意适当给患者以语言和非语言方面的反馈，切忌敷衍了事或流露出急躁情绪。

3. 语言通俗易懂　问诊时，语言要通俗易懂，不宜使用患者不易理解的医学术语。在患者叙述病情过程中，医生切忌用悲观、惊讶的语言和表情，以免给患者带来不良刺激，增加思想负担。若遇患者有难言之隐，医生首先应消除患者的思想顾虑，争取使患者主动与医生配合，不可强行询问患者的隐私，以避免患者产生抵触情绪；如患者情绪消沉，对疾病失去治疗信心，医生应努力激发患者热爱生活的热情，增强战胜疾病的信心。

4. 避免诱导或暗示　临诊时如遇患者对病情叙述不够清楚，医生可适当给予启发式提问，帮助患者准确、全面地叙述病情，以获取准确的疾病资料，但不能凭借自己的主观臆断去暗示、诱导或套问患者，以免所获病情资料失真。

5. 分清主次缓急　一般情况下，问诊的对象应当是患者本人，但若遇意识不清、语言障碍的患者或不能清晰表达的患儿等，可向陪诊者询问；对于急诊危重患者，应先扼要询问，重点检查，抓住主症，迅速抢救治疗，待患者病情缓解能陈述时，再进行详细询问，加以核实或补充，使资料更加准确、可靠。切不可因过分苛求资料的完整性而延误病情，使患者失去救治时机，造成不良后果。

第二节　问诊的内容

问诊主要包括一般情况、主诉、现病史、既往史、个人生活史、家族史等方面的内容。询问时，应根据就诊对象，如初诊或复诊、门诊或住院等具体情况，采取针对性的询问。

一、一般情况

一般情况包括患者的姓名、性别、年龄、婚否、民族、职业、籍贯、工作单位、现住址、联系方式、就诊时间等。

询问一般情况，既便于医生对患者或家属进行联系和随访，也可使医生获取与疾病有关的信息，为当前疾病的诊治提供依据。年龄、性别、职业、籍贯等不同，则多发病亦有不同。例如，水痘、麻疹、顿咳等病多见于小儿；中风、肺胀、胸痹等病多见于中老年人；青壮年气血充盛，抗病力强，患病多实证；老年人气血已衰，抗病力弱，患病多虚证；妇女有月经、带下、妊娠、产育等方面的疾病；男子可有遗精、早泄、阳痿等病变。长期从事水中作业者，易患寒湿痹病；尘肺、汞中毒、铅中毒等病与所从事的职业密切相关。长期生活在丘陵地带者，易患瘿病等；疟疾多发于岭南；蛊虫病多见于长江流域等。

二、主诉

主诉是患者就诊时最感痛苦的症状、体征及其持续时间，是促使患者此次就诊的主要原因。如"反复咳喘 2 年，加重伴心悸、下肢浮肿 1 周"；"发热、咳嗽 5 天，加重伴胸痛、咳脓血痰 1 天"。

主诉一般只有 1～3 个症状，但往往是当前疾病的主症，体现当前疾病的主要矛盾。确切的主诉常可作为对疾病正确诊断的向导，如患者叙述心悸、胸痛、乏力，若其中心悸、胸痛较突出，便可以初步考虑为心病；咳嗽、痰多、胸闷，则可初步考虑为肺病。可见，抓准了主诉，就等于抓住了当前疾病的主要矛盾，为准确诊治疾病提供重要线索。对主诉的询问，有助于医生初步估计疾病的类别和范围、病情的轻重与缓急等。

记录主诉时要简洁精炼，一般不能用诊断性术语，如"肝阳上亢""胸痹"等，只能用具体症状、体征进行描述。但若患者就诊时无自觉症状，甚或望、闻、切诊均未发现异常体征，仅仅是现代医学体检、化验或仪器检查发现异常时可以例外。

三、现病史

现病史是指患者从起病到本次就诊时疾病的发生、发展及其诊治的经过。现病史包括 4 个方面的内容。

1. 起病情况　主要包括发病时间、起病缓急及发病原因或诱因、最初症状、性质、部位、当时处理情况等。询问患者的发病情况，对于辨识疾病的原因、部位及性质具有重要意义。一般起病急、病程短者，多为外感病，多属实证；患病已久，反复发作，多为内伤病，多属虚证或为虚实夹杂证。如因天气突变而致恶寒发热、鼻塞流涕者，多属外感表证；如因情志不舒而致胁肋胀痛、急躁易怒者，多属肝气郁结；因暴饮暴食而致胃脘胀满疼痛者，多属食滞胃脘等；因长期贪凉喜冷而致胃脘隐隐作痛者，多属胃阳虚损。

2. 病变过程　是指从患者起病到本次就诊时病情发展变化情况。医生了解患者的病变过程，一般可按照疾病发生的时间顺序进行询问。如发病后出现哪些症状，症状的性质、程度；何时、何种情况下病情好转或加重；何时出现新的病情，病情变化有无规律等。通过询问病变过程，有助于了解疾病的病机演变情况及发展趋势。

3. 诊治经过　是指患者患病后至此次就诊前所接受过的诊断与治疗情况。一般对初诊者，应按时间顺序详细询问，如起病时的主要症状，曾在何处做过哪些检查，诊断结论，经过哪些治疗，治疗的效果如何等。了解患者的既往诊治情况，对当前的诊断和治疗有重要的参考和借鉴作用。

4. 现在症　是指患者就诊时所感到的痛苦和不适。现在症是问诊的主要内容，是辨病、辨证的重要依据之一，故将于本章第三节详加讨论。

四、既往史

既往史是指患者平素的身体健康状况和既往的患病情况，又称过去病史。

（一）平素的健康状况

患者既往的健康状况与当前疾病可能有一定联系，故可作为分析判断病情的参考依据。例如，素体健壮者，现患疾病多属实；素体虚弱者，现患疾病多属虚；素体阴虚者，易感温燥之邪而多为热证；素体阳虚者，易受寒湿之邪而多为寒证、湿证等。

（二）既往的患病情况

既往的患病情况是指患者过去曾患疾病的情况。曾患过的疾病，可能与现患疾病有密切关系，因而对诊断现患疾病有一定的参考价值。例如，哮、喘、胸痹等病，虽经治疗后症状消失，但由于尚未根除，某些诱因可导致其旧病复发；儿童在水痘流行区域，出现一些类似水痘前驱症状，通过询问既往是否患过水痘，可做出鉴别诊断。

同时，医生在询问既往史时，还应注意了解患者过去有无对某些药物、食物或其他接触物的过敏史、手术史及小儿预防接种史等；在记录既往史时应注意避免与现病史发生混淆。

五、个人生活史

个人生活史包括患者的生活经历、平素的饮食起居、精神情志及婚育状况等。

（一）生活经历

生活经历包括出生地、居住地及经历地。询问生活经历时，要特别注意某些地方病、传染病的流行区域和患者的居住环境与条件，以便判断现患疾病是否与此相关。例如，居住或过去某段时间经过疟疾高发地区，易患疟疾病；长期居住潮湿地带，易患风湿痹病等。

（二）饮食起居

饮食起居包括平时的饮食嗜好与生活起居习惯等。饮食偏嗜与不良的生活起居习惯可导致疾病的发生。例如，嗜食肥甘者，多病痰湿；偏食辛辣者，易患热证；贪食生冷者，可致寒证；饮食无节、嗜酒过度者，易患胃病、肝病等；好逸懒动者，气血周流不畅，易生痰湿；劳累过度、房室不节者，易耗伤精气，多患诸虚劳损。

另外，了解患者的饮食嗜好及生活起居习惯，对分析患者的身体素质及判断疾病的性质有一定意义。例如，素体阳气偏盛者，多喜凉恶热；素体阴气偏盛者，多喜热恶凉。

（三）精神情志

不良的情志刺激可导致脏腑气血功能的紊乱，从而引起疾病。因此，询问、了解患者平素的性格特征、疾病的发生变化与情志的关系等，有助于疾病的诊断与治疗。如平素性格内向，或忧思恼怒者，易患郁证；若病起于情志刺激者，多出现肝气郁结、肝郁化火等证候表现，对于这类病证在药物治疗的同时，还应辅以心理疏导，帮助患者尽快康复。

（四）婚育状况

成年男女应询问其是否结婚、结婚年龄、有无生育、配偶健康状况及有无传染病、遗传病等。女性患者要记录其经、带、胎、产的情况，如初潮年龄、绝经年龄、月经周期、行经日数、末次月经日期及月经和带下的量、色、质情况等。已婚妇女还应询问妊娠次数、生产胎数，以及有无流产、早产和难产等。男性患者应询问是否患过影响生育的疾病。

六、家族史

家族史主要询问与患者有血缘关系的直系亲属（如父母、子女、兄弟姐妹等）的健康与患病情况，特别应询问是否有与患者同样的疾病，有无与遗传相关的疾病。必要时应注意询问亲属的死亡原因。询问家族史，有助于某些遗传性疾病和传染性疾病的诊断。

第三节　问现在症

问现在症是询问患者就诊时所感受到的痛苦和不适，以及与病情相关的全身情况。

症状是在疾病状态下，患者的异常感觉。因为疾病的变化甚为复杂，有些往往缺乏客观征象，如痞闷、疼痛、困倦、麻木、沉重等，这些症状都是患者的自身感觉，唯有通过询问才能得知。通过问诊掌握患者的现在症状，了解疾病目前的主要矛盾，并围绕主要矛盾进行辨证，从而揭示疾病的本质，对疾病做出确切的判断。这是医生诊病、辨证的主要依据。因此，询问现在症是问诊的主要内容，为历代医家所重视。

由于现在症的所问内容涉及范围广泛，明代医学家张介宾在总结前人问诊经验的基础上，编成《十问篇》，清代陈修园将其略做修改而成《十问歌》，即"一问寒热二问汗，三问头身四问便，五问饮食六问胸，七聋八渴俱当辨，九问旧病十问因，再兼服药参机变，妇人尤必问经期，迟速闭崩皆可见，再添片语告儿科，天花麻疹全占验"。《十问歌》的内容言简意赅，目前仍具有一定的指导意义。但在临床实际运用时，要根据患者的具体病情，灵活而有主次地进行询问，不能千篇一律地机械套问。

一、问寒热

问寒热是指询问患者有无怕冷或发热的感觉。寒与热是临床最常见的症状，为问诊的重点内容。

"寒"是指患者自觉怕冷的感觉。由于病因、病机的不同，这种主观的怕冷感又常分为3种：恶风、恶寒和畏寒。恶风是指患者遇风觉冷，避之可缓；恶寒是指患者自觉怕冷，多加衣被或近火取暖仍不能缓解；畏寒是指患者自觉怕冷，多加衣被或近火取暖能够缓解。

"热"是指发热，包括患者体温升高，或体温正常而患者自觉全身或局部（如手足心）发热的感觉。

寒与热的产生主要取决于病邪的性质和机体阴阳的盛衰两个方面。邪气致病者，由于寒为阴邪，其性清冷，故寒邪致病，怕冷症状突出；热为阳邪，其性炎热，故热邪致病，发热症状明显。机体阴阳失调时，阳盛则热，阴盛则寒，阴虚则热，阳虚则寒。由此可见，寒热是机体阴阳盛衰的反映，即寒为阴征，热为阳象。所以，询问患者怕冷与发热的情况，可作为辨别病邪性质和机体阴阳盛衰的重要依据。诚如张介宾《景岳全书·新方八阵》所说："以寒热分阴阳，则阴阳不可混。"张介宾并将问寒热列为《十问篇》之首。

由于寒、热之间的相互关系，构成临床上常见的 4 种寒热类型，即恶寒发热、但寒不热、但热不寒、寒热往来。

（一）恶寒发热

恶寒发热是指患者恶寒与发热同时出现，是表证的特征性症状。古人有"有一分恶寒就有一分表证"的说法，其机理是外邪侵袭肌表，卫阳被遏，肌腠失于温煦，则恶寒；正气奋起抗邪，正邪交争，卫阳失于宣发，则郁而发热。邪正相争，恶寒与发热并见。

由于感受外邪性质的不同，寒热症状可有轻重的区别。临床上常见以下 3 种类型。

1. 恶寒重发热轻　指患者感觉怕冷明显，并有轻微发热的症状，由外感风寒之邪所致，是风寒表证的特征。因寒为阴邪，其性收引，寒邪袭表，束表伤阳，肌腠闭塞，卫阳郁闭于内，肌表失于温煦，故恶寒明显而发热轻。

2. 发热重恶寒轻　指患者自觉发热较重，同时又有轻微怕冷的症状，由外感风热之邪所致，是风热表证的特征。因风热为阳邪，易致阳盛，阳盛则热，故发热明显；风热袭表，卫气功能失常，温煦失职，故同时有轻微恶寒。

3. 发热轻而恶风　指患者自觉有轻微发热，并有遇风觉冷、避之可缓的症状，由外感风邪所致，是伤风表证的特征。因风性开泄，肌腠疏松，卫阳外泄，阳气郁遏不甚，正邪交争不剧，故发热轻而恶风。有的患者只有恶风的感觉，无或尚无发热之感，一般为外感风邪，或为肺卫气虚，卫表不固所致。

恶风、恶寒二者名称虽异，但症状特征相同，皆属恶寒，只是轻重程度不同而已。因此，许多医家认为，外感病中二者无本质区别。《证治概要·恶寒》说："恶寒有轻重程度不同，重则恶寒战栗，四肢厥冷；轻则微恶风寒而已，亦称恶风。"

外感表证的寒热轻重，不仅与感受病邪的性质有关，而且与感受病邪的轻重密切相关。一般情况下，病邪轻者，则恶寒发热俱轻；病邪重者，则恶寒发热俱重。同时，外感表证的寒热轻重，还常与机体正气与病邪的盛衰相关。一般情况下，正气、邪气俱盛，则恶寒发热俱重；病邪盛而正气衰，则恶寒重而发热轻。

外感病初期的表证阶段，有的患者虽然只有恶寒的感觉，并不觉得发热，但实际体温可能升高，随着病情的发展，患者很快就会伴有发热的感觉。因此，恶寒与发热并见是诊断表证的重要依据。特别是恶寒一症，为诊断表证所必须具备的症状。

（二）但寒不热

但寒不热是指患者只感寒冷而不发热的症状，是里寒证的特征。其怕冷的产生，多为感受寒邪，阻遏或损伤机体阳气所致，或为阳气不足而阴寒内生。根据发病的缓急和病程的长短，临床上常见以下两种类型。

1. 新病恶寒　指患者病初即感觉怕冷，但体温不高的症状，多伴见脘腹或其他局部冷痛剧烈，或四肢不温，或呕吐泄泻，或咳喘痰鸣，脉沉紧等症，主要见于里实寒证，多因感受寒邪较重，寒邪直中脏腑、经络，郁遏阳气，肌体失于温煦，故突起恶寒而体温不高。另外，表寒证初期也可见但寒不热，当仔细分辨。

2. 久病畏寒　指患者经常怕冷，四肢凉，得温可缓的症状，常兼面色㿠白、舌淡胖嫩、脉弱等症，主要见于里虚寒证，因阳气虚衰，形体失于温煦所致。

（三）但热不寒

但热不寒是指患者只觉发热，而无怕冷之感的症状，多因阳盛或阴虚所致，是里热证的特征。根据发热的轻重、时间、特点等，临床上常见以下 3 种类型。

1. 壮热　指高热（体温在 39℃以上）持续不退，不恶寒只恶热的症状，常兼满面通红、口渴、大汗出、脉洪大等症，多因风热内传，或风寒入里化热，正邪相搏，正盛邪实，阳热内盛，蒸达于外所致，属里实热证，常见于伤寒阳明经证或温病气分证。

2. 潮热　指按时发热，或按时热势加重，如潮汐之有定时的症状。

（1）阳明潮热　日晡（下午 3～5 时，即申时）发热明显，且热势较高，亦称为日晡潮热，兼见口渴饮冷、腹胀便秘等症。阳明经气旺于申时，因胃肠燥热内结，正邪斗争剧烈，故在此时热势加重，常见于伤寒之阳明腑实证。

（2）阴虚潮热　午后和夜间有低热，兼见颧红、盗汗、五心烦热（即胸中烦、手足心发热而喜就凉处）等；严重者，感觉有热自骨内向外透发者，称为"骨蒸潮热"，多属阴虚火旺所致。由于阴液亏虚，不能制阳，机体阳气偏亢，午后卫阳渐入于里，夜间卫阳行于里，使体内偏亢的阳气更盛，故见发热。

（3）湿温潮热　午后热甚，兼见身热不扬（即肌肤初扪之不觉很热，但扪之稍久即感灼手）、头身困重等。因湿邪黏腻，湿遏热伏，故身热不扬；午后阳气盛，故午后发热明显。湿热潮热是湿热证特有的一种热型，常见于湿温病。

此外，午后或夜间发热，亦可见于瘀血久积，郁而化热者；发热以夜间为甚者，称为身热夜甚，温病见之多为热入营分，耗伤营阴的表现。

3. 微热　指发热不高，体温一般在 38℃以下，或仅自觉发热的症状。其发热时间一般较长，病因病机较为复杂，常见于温病后期和某些内伤杂病。

（1）气虚发热　长期微热，劳累则甚，或仅面部发热而体温不高，兼倦怠疲乏、少气、自汗等症。

（2）阴虚发热　长期低热，兼颧红、五心烦热等症。

（3）气郁发热　每因情志不舒而时有微热，兼胸闷、急躁易怒等症，亦称郁热。

（4）小儿夏季热　小儿于夏季气候炎热时长期发热，兼有烦渴、多尿、无汗等症，至秋凉可自愈，多属气阴两虚发热。

（四）寒热往来

寒热往来是指患者自觉恶寒与发热交替发作的症状，是正邪相争，互为进退的病理反映，常见于伤寒病的少阳病，或温病的邪伏膜原，为邪在半表半里的特征。因外感病邪至半表半里阶段时，正邪相争，正胜则发热，邪胜则恶寒，故恶寒与发热交替发作，发无定时。

如果患者出现恶寒战栗与高热交替发作、每日或二三日发作一次、发有定时的症状，常见于疟疾。其特点是发作时先出现恶寒战栗，痛苦非常，伴有剧烈头痛，然后又出现发热较甚，热后大汗出，口渴引饮而热退。因疟邪侵入人体，潜伏于半表半里的部位，入与阴争则寒，出与阳争则热，故恶寒战栗与高热交替出现，休作有时。

此外，气郁化火及妇女热入血室等，也可出现寒热往来，似疟非疟，临床应当结合病史及其他兼症详细辨识。

寒热的证型多样，故在问寒热时首先应询问患者有无怕冷或发热的症状。如有寒热的症状，必须询问怕冷与发热是否同时出现，还应注意询问寒热的新久、轻重程度、持续时间的长短，寒热出现有无时间或部位特点，寒热与体温的关系，寒热消长或缓解的条件，以及兼症等。

二、问汗

汗是阳气蒸化津液经玄府达于体表而成，故《素问·阴阳别论》说："阳加于阴谓之汗。"正常汗出有调和营卫、调节体温、滋润皮肤的作用。正常人在体力活动、进食辛辣、气候炎热、衣被过厚、情绪激动等情况下容易出汗，属于正常生理现象。

若当汗出而无汗，不当汗出而多汗，或仅见身体的某一局部汗出，均属病理现象。病理性汗出的有无，与病邪的性质和机体正气的亏虚有着密切的关系。由于病邪的性质，或正气亏损的程度不同，可出现各种病理性的汗出异常。所以，询问患者汗出的异常情况，对于判断病邪的性质和机体阴阳的盛衰有着重要的意义。

出汗是临床常见的症状之一，又是中医学常见的治疗方法之一，故询问时，应首先询问患者汗出与否。若有汗，则应进一步询问汗出的时间、多少、部位及其主要兼症，以及近期是否有服用发汗的中西药等；若无汗，则应重点询问其兼症，以进一步明确诊断。

（一）有汗无汗

在疾病过程中，特别是外感病，汗的有无是判断病邪性质和卫阳盛衰、津液盈亏的重要依据。

1. 无汗　病理性无汗有表证、里证之分。表证无汗，若兼见恶寒重、发热轻者，多属风寒表证，因寒性收引，外感寒邪，则腠理致密，玄府闭塞所致。里证无汗，若兼见口不甚渴、舌绛而干者，多因阴津亏虚，化汗乏源；若兼见面唇色淡、舌色淡白，多为血虚，化源不足；若兼见畏寒乏力、舌淡苔白者，多因阳气亏虚，无力化汗所致。

2. 有汗　病理性有汗亦有表证、里证之分。表证有汗，若兼见发热恶寒、咽痛鼻塞，多见于风热表证，为热邪袭表，迫津外泄；若兼见恶风、脉浮缓，多见于风邪犯表证，为风性开泄，肌腠疏松。里证有汗，若兼见发热面赤、口渴饮冷者，多见于里热证，因里热炽盛，迫津外泄，则汗出量多；里证有汗亦可见于里虚证，如阳气亏虚，肌表不固，或阴虚内热，蒸津外泄，均常有出汗的症状。

（二）特殊汗出

特殊汗出是指具有某些特征的病理性汗出，见于里证，主要有下列5种。

1. 自汗　指醒时经常汗出，活动后尤甚的症状，常兼见神疲乏力、少气懒言或畏寒肢冷等症，多见于气虚证和阳虚证。因阳气亏虚，不能固护肌表，玄府不密，津液外泄而汗出，动则耗伤阳气，故活动后汗出尤甚。

2. 盗汗　指睡时汗出、醒则汗止的症状，常兼见潮热、舌红少苔、脉细数等症，多见于阴虚证。因阴虚阳亢，虚热内生，入睡则卫阳由表入里，肌表不固，内热加重，蒸津外泄而汗出；醒后卫阳由里出表，内热减轻而肌表得以固密，故汗出止。若气阴两虚者，常自汗、盗汗并见。

3. 绝汗　指在病情危重的情况下，出现大汗不止的症状。常是亡阴或亡阳的表现，属危重证候，故其汗出谓之绝汗，又称脱汗。若病势危重，冷汗淋漓如水、面色苍白、肢冷脉微者，属亡阳之汗，为阳气亡脱，津随气泄之危象。若病势危重，汗热而黏如油、烦躁口渴、脉细数或疾者，属亡阴之汗，为枯竭之阴津外泄之危象。

4. 战汗　指患者先恶寒战栗而后汗出的症状。因邪盛正衰，邪伏不去，一旦正气来复，正邪剧争，就可出现战汗，常见于外感热病或伤寒邪正剧烈斗争的阶段，是疾病发展的转折点。若汗出热退，脉静身凉，提示邪去正复，疾病向愈；若汗出而身热不退，烦躁不安，脉来急疾，提示邪盛正衰，病情恶化。

5. 黄汗　指汗出沾衣，色如黄柏汁的症状，多见于腋窝部，多因风湿热邪交蒸所致。

（三）局部汗出

局部汗出是指身体某一部位的汗出，也是体内脏腑病变的反映。询问局部汗出的情况及其兼症，有助于病证的诊断。临床常见的局部汗出有以下 4 种。

1. 头汗　又称但头汗出，指汗出仅见于头部，或头颈部汗出量多的症状。若兼见心胸烦闷、口渴面赤，多因上焦热盛，迫津外泄；若兼见身重倦怠、胃脘痞满，多因中焦湿热蕴结，湿郁热蒸，迫津上越；若兼见四肢厥冷、气喘脉微，多因元气将脱，阴阳离决，虚阳上越，津随阳泄。小儿睡眠时，常有头汗较多，若无其他不适者，属正常现象，俗称"蒸笼头"，因小儿为纯阳之体，睡时阳气聚会于头部，蒸津而外泄。

2. 手足汗出　指手足心汗出的症状。手足心微汗出，多为生理现象；手足心汗出量多，则为病理性汗出。若兼见五心烦热、咽干口燥者，多因阴虚内热，迫津外泄；若兼见腹胀便秘、日晡潮热者，多因阳明燥热内结；若兼见口干欲饮、牙龈肿痛、肢体困重、便溏呕恶者，多因脾胃湿热内盛所致。

3. 心胸汗出　指心胸部易出汗或汗出过多的症状，多见于虚证。若兼见心悸、失眠、腹胀、便溏者，多为心脾两虚；若兼见心悸心烦、失眠、腰膝酸软者，多为心肾不交。

4. 半身汗出　指患者仅一侧身体汗出的症状，或左侧，或右侧，或见于上半身，或见于下半身，但汗出常见于健侧，无汗的半身常是病变的部位。半身汗出多见于痿病、中风及截瘫患者，多因风痰、痰瘀、风湿等阻滞经络，营卫不能周流，气血失和所致。因此，《素问·生气通天论》曰："汗出偏沮，使人偏枯。"

三、问疼痛

疼痛是临床上最常见的一种自觉症状，患病机体的各个部位皆可发生。疼痛有虚实之分。实证疼痛多因感受外邪，或气滞血瘀，或痰浊凝滞，或食积、虫积、结石等阻滞脏腑、经络，闭塞气机，使气血运行不畅所致，即所谓"不通则痛"。虚证疼痛多因阳气亏虚，精血不足，脏腑经络失养所致，即所谓"不荣则痛"。

问疼痛应注意询问疼痛的具体部位、性质、程度、时间、喜恶及伴随症状等。

（一）问疼痛的性质

由于导致疼痛的病因、病机不同，疼痛的性质、特点亦各异。因而，询问疼痛的性质、特点，可以辨别疼痛的病因与病机。

1. 胀痛　指疼痛兼有胀感的症状，是气滞作痛的特点，常表现为部位不固定，受情绪波动影响，嗳气、矢气后减轻。例如，胸、胁、脘、腹胀痛，时发时止者，多是气滞为患；但头目胀痛，则多因肝火上炎或肝阳上亢所致。

2. 刺痛　指疼痛如针刺之状或刀割样，是瘀血致痛的特点，常表现为部位比较固定，疼痛拒按，夜间尤甚。例如，胸、胁、脘、腹等部位刺痛，多是瘀血阻滞，血行不畅所致。

3. 走窜痛　指痛处游走不定，或走窜攻痛，又称窜痛、游走痛。其中，胸胁、脘腹疼痛而走窜不定者，多因气滞所致；肢体关节疼痛而游走不定者，多见于风邪偏胜所致之痹病（行痹）。

4. 固定痛　指疼痛部位固定不移的症状。若胸、胁、脘、腹等处固定作痛，多是瘀血为患；若四肢关节固定作痛，多因寒湿、湿热阻滞，或热壅血瘀所致，常见于痹病（痛痹、着痹、热痹）等。

5. 冷痛　指疼痛有冷感而喜暖的症状，常见于腰脊、脘腹、四肢关节等处，因寒邪阻滞经络所致者，为实证；因阳气亏虚，脏腑、经络、肢体失于温煦所致者，为虚证。

6. 灼痛　指疼痛有灼热感而喜凉的症状，常因火邪窜络，或阴虚火旺，组织被灼所致。火邪窜络所致者，为实证；阴虚火旺所致者，为虚证。

7. 绞痛　指痛势剧烈，如刀绞割的症状，多因有形实邪阻闭气机，或寒邪凝滞气机所致。如心脉痹阻引起的"真心痛"、结石阻滞胆管引起的上腹痛、结石阻塞尿路引起的腰腹剧痛、寒邪犯胃引起的胃脘痛等，皆具有绞痛的特点。

8. 隐痛　指疼痛不剧烈，尚可忍耐，但绵绵不休的症状，常见于头、胸、脘、腹等部位，多因阳气不足、精血亏虚，脏腑经络失于温养所致。

9. 重痛　指疼痛兼有沉重感的症状，多因湿邪困阻气机所致，常见于头部、四肢、腰部及全身。由于湿性重浊黏滞，故有沉重而痛的感觉。但头部重痛者，亦可因肝阳上亢，气血上壅所致。

10. 酸痛　指疼痛兼有酸楚不适感的症状，常见于四肢、项背、腰膝等部位，多因湿邪侵袭肌肉、关节，气血运行不畅所致，亦可因肾虚骨髓失养引起。

11. 掣痛　指抽掣牵引作痛，由一处连及他处的症状，也称引痛、彻痛，多因经脉阻滞不通或经脉失养所致，如心脉痹阻不通导致的"胸痛彻背"。

12. 空痛　指疼痛兼有空虚感的症状，常见于头部或小腹部等处，多因气血亏虚，精髓不足，脏腑经络失其荣养所致。

13. 闷痛　指疼痛伴有满闷或憋闷感的症状，常见于胸部，多因痰浊或痰瘀阻滞，心脉不通，气机不畅所致。

一般而言，凡新病疼痛，痛势剧烈，持续不解，或痛而拒按，多属实证；久病疼痛，痛势较轻，时痛时止，或痛而喜按，多属虚证。

（二）问疼痛的部位

由于机体的各个部位与一定的脏腑、经络相联系，故通过询问疼痛的部位，可以了解病变所在的脏腑、经络，对于诊断有重要的意义。

1. 头痛　指整个头部或头的某一部位（如前后、两侧及顶部等）疼痛的症状。"头为诸阳之会"，手、足三阳经均直接循行于头部，足厥阴肝经亦上行于头，与督脉相交，其他阴经也多间接与头部相联系，故根据头痛的部位可确定病在何经。

阳明经与任脉行于头前，故前额连眉棱骨痛者，病在阳明经；太阳经与督脉行于头后，故后头连项痛者，病在太阳经；少阳经起于目外眦，上抵头角，行于头侧部，故头两侧痛者，病在少阳经；足厥阴肝经系目系，与督脉络于颠，行于颠顶部，故颠顶痛者，病在厥阴经等。

头痛有虚实之分。凡外感风、寒、暑、湿、燥、火或瘀血、痰浊、郁火、阳亢、癥积、寄生虫等所致者，多属实证；凡气血阴精亏虚，不能上荣于头所致者，多属虚证。临床应根据病史、兼症及头痛的性质，辨别头痛的原因。

2. 胸痛　指胸的某一部位疼痛的症状。胸居上焦，内藏心肺，故胸痛多与心肺病变有关。临床应根据胸痛的具体部位、性质和兼症进行诊断。

左胸心前区憋闷作痛、时痛时止、痛引肩臂者，多因痰、瘀等邪阻滞心脉所致，可见于胸痹等病。胸背彻痛剧烈、面色青灰、手足青至节者，多因心脉急骤闭塞不通所致，可见于厥心痛或真心痛等病。胸痛、颧赤盗汗、午后潮热、咳痰带血者，多因肺阴亏虚，虚火灼伤肺络所致，可见于肺痨等病。胸痛、喘促鼻扇、壮热面赤者，多因热邪壅肺，可见于肺热病等病。胸痛，壮热，咳吐脓血腥臭痰者，多因痰热壅肺，腐肉成脓所致，可见于肺痈等病。

此外，肺癌、胸部外伤等，亦可导致胸部疼痛；临床也有胸痹心痛、真心痛，其痛处不在虚里者，应当详辨。

3. 胁痛　指胁的一侧或两侧疼痛的症状。由于两胁为足厥阴肝经和足少阳胆经的循行部位，肝胆又位于右胁部膈下末肋之内，故胁痛多与肝胆病变有关。如肝郁气滞、肝胆湿热、肝胆火盛、肝阴亏虚及饮停胸胁，阻滞气机，经脉不利，均可导致胁痛。临床应根据胁痛的性质及兼症进行辩证。

胁肋胀痛或窜痛，情志抑郁或易怒，胸闷，善太息，属肝郁气滞。

胁肋胀痛，纳呆，厌食油腻，身目发黄，舌红苔黄腻，属肝胆湿热。

胁肋灼痛，头晕胀痛，面红目赤，口苦，烦躁易怒，舌红苔黄，属肝胆火盛。

胁肋刺痛，触及肿块，固定拒按，夜间痛甚，舌紫暗，属肝血瘀阻。

胁间饱满胀痛，咳唾痛剧，多属饮停胸胁之悬饮病。

4. 脘痛　指上腹中部剑突下，胃之所在部位疼痛的症状。胃失和降，气机不畅，则会导致胃脘痛。因寒、热、气滞、瘀血和食积所致者，属实证；因胃阴虚或胃阳不足，胃失所养引起者，属虚证。实证多在进食后疼痛加剧，虚证多在进食后疼痛缓解。胃脘冷痛剧烈、得热痛减者，多属寒邪犯胃；胃脘灼热疼痛、消谷善饥、口臭便秘者，多属胃火炽盛；胃脘胀痛、嗳气、郁怒则痛甚者，多属胃腑气滞；胃脘刺痛、痛有定处者，多属胃腑血瘀。胃脘剧痛暴作，出现腹部板硬、压痛及反跳痛者，多因胃穿孔所致。胃脘疼痛失去规律、痛无休止而明显消瘦者，应考虑胃癌的可能。临床应根据病史，结合疼痛的性质和兼症进行辨证。

5. 腹痛　指剑突下至耻骨毛际以上（胃脘所在部位除外）的腹部疼痛，或其中某一部位疼痛的症状。腹有大腹、小腹和少腹之分。脐以上为大腹，属脾胃；脐以下至耻骨毛际以上为小腹，属肾、膀胱、大小肠、胞宫；小腹两侧为少腹，是足厥阴肝经循行的部位。询问腹痛情况可以察知疾病所在的脏腑和病性的寒热虚实。

因寒、热、寒湿、湿热、气滞、瘀血、结石、虫积和食积等所致者，多属实证；因气虚、血虚、阳虚、阴虚所致者，多属虚证。大腹隐痛、喜温喜按，食少便溏者，为脾胃虚寒；小腹胀痛、小便频急涩痛者，为膀胱湿热；小腹胀痛或刺痛，随月经周期而发者，多属胞宫气滞血瘀；少腹冷痛拘急，牵引阴部者，为寒凝肝脉；小腹疼痛，痛而欲泻，泄后痛减者，多属肠道气滞所致。但某些外科、妇科疾病所出现的疼痛，不能单纯以虚实概括之。

腹部持续性疼痛，阵发性加剧，伴腹胀、呕吐、便闭者，多见于肠痹或肠结，因肠道麻痹、梗阻、扭转或套叠，气机闭塞不通所致。

全腹痛，有压痛及反跳痛者，多因腹部脏器穿孔或热毒弥漫所致。

脐外侧及下腹部突然剧烈绞痛，向大腿内侧及阴部放射，尿血者，多系结石阻滞所致。妇女小腹及少腹部疼痛，常见于痛经、异位妊娠破裂等。

总之，腹痛病因复杂，涉及内、外、妇、儿各科，需要问诊与按诊相配合，首先查明疼痛的确切部位，判断病变所在的脏腑，然后根据病史，结合疼痛的性质及兼症，确定疼痛的原因。

6. 背痛 背痛是指自觉背部疼痛的症状。背是指躯干后部上平大椎、下至季肋的部位。背部中央为脊骨，脊骨内有髓，督脉贯脊行于正中，足太阳膀胱经分行夹于腰背两侧，其上有五脏六腑背俞穴，两肩背部又是手三阳经分布之处。

脊痛不可俯仰者，多因寒湿阻滞或督脉损伤所致；背痛连项者，多因风寒客于太阳经所致；肩背痛多因寒湿阻滞，经气不利所致。

7. 腰痛 指腰部两侧，或腰脊正中疼痛的症状。腰是指躯干后部季肋以下、髂嵴以上的部位。腰部中间为脊骨，腰部两侧为肾所在部位，故称"腰为肾之府"。带脉横行环绕腰腹，总束阴阳诸经。

腰部经常绵绵作痛，酸软无力者，多因肾虚所致；腰部冷痛沉重，阴雨天加重，多因寒湿所致；腰部刺痛，或痛连下肢者，多因瘀血阻络或腰椎病变所致；腰部突然剧痛，向少腹部放射，尿血者，多因结石阻滞所致；腰痛连腹，绕如带状，多因带脉损伤所致。另外，骨痨、外伤亦可导致腰痛。临床应根据病史和疼痛的性质以确定引起腰痛的原因。

8. 四肢痛 指四肢的肌肉、筋脉和关节等部位疼痛的症状，多因风、寒、湿邪侵袭，或风湿郁而化热，或痰瘀、郁热阻滞气血运行所致；亦可因脾胃虚损，水谷精微不能布达于四肢引起。应询问疼痛的部位、性质特点及其兼症，以辨证求因。

四肢疼痛，游走不定者为行痹，以感受风邪为主，因风性善行数变，游走不定而致。疼痛剧烈，遇寒尤甚，得热痛缓者为痛痹，以感受寒邪为主，因寒性收引凝滞而致。重着而痛，固定不移者为着痹，以感受湿邪为主，因湿性沉重，阻滞气机而致。关节红肿热痛者为热痹，因感受热邪或湿热之邪而致。关节疼痛，肿大变形，屈伸受限者为尪痹，多因湿热久蕴，痰瘀阻络，筋脉拘挛而致。若独见足跟痛或胫膝酸痛者，多因肾虚所致，常见于老年人或体弱者。

9. 周身疼痛 指头身、腰背及四肢等部位皆痛的症状。新病周身痛者，多属实证，以外感风寒、风湿或湿热疫毒所致者居多。久病卧床不起而周身痛者，多属虚证，常因气血亏虚，形体失养所致。临床应注意询问病史、疼痛的性质及其兼症，以确定疼痛的原因。

四、问头身胸腹不适

问头身胸腹是指询问患者头身、胸腹除疼痛之外的其他不适或异常。头为诸阳之会、精明之府，无论外感、内伤，皆可引起头部病证；周身、四肢为十二经脉循行之处，脏腑气血之所荣，无论外感、内伤，皆可引起周身、四肢病证；胸腹部是脏腑之所在，各有其部位所属，根据患者头身、胸腹症状的性质和特点，常可诊察疾病的病位和病性等，但临床上尚需结合按诊做进一步判断。

问头身胸腹不适的内容主要包括头晕、胸闷、心悸、胁胀、脘痞、腹胀、身重、身痒、麻木、拘挛、乏力，以及恶心、神疲、心烦、胆怯等。应注意询问有无头身胸腹不适症状及症状持续时间长短、有无明显诱因、表现特点、主要兼症等。

（一）头晕

头晕是指患者自觉头脑眩晕，轻者闭目自止，重者感觉自身或眼前景物旋转，不能站立的症状。头晕是临床常见症状之一，问头晕的情况常可判断邪气的性质和正邪盛衰。询问头晕时，要注意了解头晕的特点及其可能的诱发或加重原因及兼症。

头晕胀痛，口苦，易怒，脉弦数，多因肝火上炎、肝阳上亢，脑神被扰所致。

头晕面白，神疲乏力，舌淡脉弱，多因气血亏虚，脑失充养所致。

头晕而重，如物缠裹，痰多苔腻，多因痰湿内阻，清阳不升所致。

头晕耳鸣，遗精健忘，腰膝酸软，多因肾虚精亏，髓海失养所致。

外伤后头晕刺痛，多因瘀血阻滞，脑络不通所致。

（二）胸闷

胸闷是指患者自觉胸部痞塞满闷的症状。胸闷多与心、肺等脏气机不畅有关。寒热虚实等多种因素皆可出现胸闷的症状。

胸闷，心悸气短，多因心气虚或心阳不足所致。

胸闷，咳喘痰多，多因痰饮停肺所致。

胸闷，壮热，鼻翼扇动，多因热邪或痰热壅肺所致。

胸闷气喘，畏寒肢冷，多因寒邪客肺所致。

胸闷气喘，少气不足以息，多因肺气虚或肺肾气虚所致。

另外，气管或支气管异物、气胸及肝气郁结等，均可导致胸闷。

（三）心悸

心悸是指患者自觉心跳不安的症状，多为心神失藏或心脏病变所致。《医碥·悸》说："悸者，心筑筑惕惕然，动而不安也。"其中，因受惊而发，或心悸易惊者，谓之惊悸；无明显外界诱因心跳剧烈，上至心胸、下至脐腹悸动不安者，谓之怔忡。惊悸日久可发展为怔忡，怔忡病情较惊悸为重。心悸常因心之气血阴阳亏虚，心失所养；或因痰饮、瘀血阻滞，或水气凌心所致。

心悸，气短，乏力，自汗，多属心气、心阳亏虚，鼓动乏力。

心悸，面白唇淡，头晕气短，多属气血两虚，心神失养。

心悸，颧红，盗汗，多属心阴不足，心神失养。

心悸，时作时止，胸闷不适，痰多，多属胆郁痰扰，心神不安。

心悸，下肢或颜面浮肿，喘促，多属阳虚水泛，水气凌心。

心悸，短气喘息，胸痛不移，舌紫暗，多属心脉痹阻，血行不畅。

（四）胁胀

胁胀是指患者自觉一侧或两侧胁部胀满不舒的症状。胁部膈下末肋之内为肝胆所居，又是肝胆经脉循行之处。肝脉由下循胁而上，胆脉由上循胁而下，故胁胀多属肝胆及其经脉的病变。

胁肋胀痛，太息易怒，脉弦，多因肝气郁结所致。

胁肋胀痛，身目发黄，口苦，苔黄腻，多因肝胆湿热所致。

（五）脘痞

脘痞是指患者自觉胃脘胀闷不舒的症状，是脾胃病变的表现，病机有虚实之分。

脘痞，饥不欲食，干呕，舌红少苔，多为胃阴亏虚。

脘痞，食少，便溏，多为脾胃气虚。

脘痞，嗳腐吞酸，多为食积胃脘。

脘痞，纳呆呕恶，苔腻，多为湿邪困脾。

脘痞，胃脘有振水声，多为饮邪停胃。

（六）腹胀

腹胀是指患者自觉腹部胀满，痞塞不适，甚则如物支撑的症状。气虚、寒凝、热结、气滞、痰饮、食积、瘀血、虫积等均可导致腹胀。其病机为气机不畅，虚则气不运，实则气郁滞。

食后腹胀，多属脾虚不运。

腹胀、冷痛，呕吐清水，多为脾胃阳虚。

腹胀，身热面赤，便秘，腹硬痛拒按，多为热结阳明的阳明腑实证。

腹胀，食欲不振，嗳腐吞酸，或兼腹痛拒按，多为食积胃肠。

腹胀，嗳气太息，遇情志不舒加重，多属肝气犯胃。

腹胀，呃逆呕吐，腹部按之有水声，多属饮留胃肠。

小儿腹大，面黄肌瘦，不欲进食，发结如穗，多为疳积。

（七）身重

身重是指患者自觉身体沉重的症状，主要与水湿泛溢及气虚不运有关。

身重，脘闷苔腻，多因湿困脾阳，阻滞经络所致。

身重，浮肿，系水湿泛溢肌肤所致。

身重，嗜卧，疲乏，多因脾气虚，不能运化精微布达四肢、肌肉所致。

热病后期见身重乏力，多系邪热耗伤气阴，形体失养所致。

（八）身痒

身痒是指患者自觉全身皮肤瘙痒不适的表现，多由风邪袭表、血虚风燥、湿热浸淫等所致，多见于风疹、瘾疹、疮疥、黄疸等疾患。

（九）麻木

麻木是指患者自觉皮肤发麻，或肌肤感觉减退，甚至消失的症状。麻木亦称不仁，多见于头面、四肢等部位。

麻木有虚实之别，气血亏虚、风寒入络、肝风内动、风痰阻络、痰湿或瘀血阻络等皆可引起麻木，其主要病机在于肌肤、筋脉失养。《丹溪手镜·不仁》认为："由气血虚少，邪气壅盛，正气不能通行而致也。"

颜面麻木，仅伴有口眼㖞斜，多为风邪中络，见于中风的中络证。

四肢麻木，活动正常，伴有关节痛等，多为痰湿阻滞，可见于痹病。

四肢麻木，痿废不用，多为脾胃虚弱，可见于痿病。

半身麻木，活动自如，多为中风先兆；若伴有头晕目眩、气短乏力，多属气血两虚。

（十）拘挛

拘挛是指手足筋肉挛急不舒、屈伸不利的症状。拘挛也称"痀挛"。

拘挛多因寒邪凝滞或气血亏虚，筋脉失养所致。《灵枢·邪客》云："邪气恶血，固不得住留，住留则伤筋络骨节，机关不得屈伸，故病痫挛也。"

（十一）乏力

乏力是指患者自觉肢体懈怠、疲乏无力的表现。其基本病机是气血亏虚或湿困阳气所致。

乏力，神疲气短，倦怠懒言，动则益甚，舌淡脉弱，多为气虚。

乏力，头晕，心悸气短，伴面色无华，多为气血亏虚。

乏力身重，困倦，或伴纳呆脘痞，苔腻脉濡，多为湿困；若伴面色萎黄、便溏或稀便、食少腹胀，多为脾虚湿盛。

五、问耳目

耳目为人体的感觉器官，分别与内脏、经络有着密切的联系。肾开窍于耳，手、足少阳经脉分布于耳，耳为宗脉所聚；肝开窍于目，五脏六腑之精气皆上注于目。所以，问耳目不仅能够了解耳目局部有无病变，而且根据耳目的异常变化还可以了解肝、胆、肾、三焦等有关脏腑的病变情况。

（一）问耳

1. 耳鸣　是指患者自觉耳内鸣响的症状，如闻潮水，或如蝉鸣。耳鸣可为单侧或双侧，或持续，或时发时止，有虚实之分。

突发耳鸣，声大如雷，按之尤甚，属实证，多由肝胆火扰、肝阳上亢，或痰火壅结、气血瘀阻、风邪上袭，或药毒损伤耳窍等所致。

渐起耳鸣，声细如蝉，按之可减，或耳渐失聪而听力减退，多属虚证，可因肾精亏虚，或脾气亏虚，清阳不升，或肝阴、肝血不足，髓海失充，耳窍失养所致。

耳鸣与耳聋可同时出现，或先后发生。《杂病源流犀烛·耳病源流》说："耳鸣者，聋之渐也，唯气闭而聋者则不鸣。其余诸般耳聋，未有不先鸣者。"

2. 重听、耳聋　患者自觉听力减退，听音不清，声音重复或听觉迟钝的症状，称为重听；严重者，听力明显减退，甚至听觉完全丧失，称为耳聋。耳聋可为单侧或双侧。

重听和耳聋的意义基本相同。日久渐成者，以虚证居多，常见于老年体弱者，多因肾之精气亏虚，耳窍失荣所致；若骤发重听、耳聋，以实证居多，常因肝胆火扰，痰浊上蒙，或风邪上袭耳窍所致。

此外，年老重听、耳聋渐成者，一般是生理现象，多是精衰气虚之故。凡属虚证重听、耳聋者，均较难治。

（二）问目

目的症状繁多，仅简要介绍几个常见症状及其临床意义。

1. 目痛、目痒　目痛是指患者自觉单目或双目疼痛的症状。目痛可见于许多眼科疾病，原因复杂。一般痛剧病程短者，多属实证；痛微病程长者，多属虚证。目剧痛难忍、面红目赤者，多因肝火上炎所致；目赤肿痛、羞明多眵者，多因风热上袭所致；目微痛微赤，时痛时止而干涩，多因阴虚火旺所致。目剧痛，连及头痛，恶心呕吐，瞳孔散大，如云雾状，色青或绿或黄，为青（或绿，或黄）风内障。

目痒是指患者自觉眼睑、眦内或目珠有瘙痒的症状，轻者揉拭则止，重者极痒难忍。两目痒甚如虫行，伴有畏光流泪、灼热者，多属实证，因肝火上扰或风热上袭等所致。目微痒而势缓，多属虚证，因血虚，目失濡养所致，亦可见于实性目痒初起或剧痒渐愈，邪退正复之时。

2. 目眩 亦称眼花，是指患者自觉视物旋转动荡，如坐舟车，或眼前如有蚊蝇飞动的症状。兼见头晕头胀、面赤耳鸣、腰膝酸软者，为肝肾阴虚，肝阳上亢所致；兼见头晕胸闷、体倦肢麻、恶心苔腻者，为湿痰内蕴，清阳不升所致。因气虚、血亏、阴精不足，目失所养引起者，多属虚证；因肝火上炎、肝阳化风及痰湿上蒙清窍所致者，多属实证，或本虚标实证。

3. 目昏、雀盲、歧视 目昏是指视物昏暗、模糊不清的症状，如两目昏花、干涩、视物不清者，可由气虚、肝血不足、肾精亏耗，目失所养而致。雀盲是指白昼视力正常，每至黄昏以后视力明显减退、视物不清的症状，亦称夜盲、雀目、鸡盲。歧视是指视一物成二物而不清的症状。

目昏、雀盲、歧视三者，皆为视力不同程度减退的病变，有各自的特点，但其病因、病机基本相同，多因肝肾亏虚，精血不足，目失所养引起，常见于年老、体弱或久病之人。

六、问睡眠

睡眠是人体适应自然界昼夜节律性变化，维持机体阴阳平衡协调的重要生理活动。睡眠的情况与人体卫气的循行和阴阳的盛衰有着密切的关系。在正常情况下，卫气昼行于阳经，阳气盛则醒；夜行于阴经，阴气盛则眠。正如《灵枢·口问》所说："阳气尽，阴气盛，则目瞑；阴气尽而阳气盛，则寤矣。"此外，睡眠还与人体气血的盛衰、心肾等脏腑的功能活动有着密切的关系。通过询问睡眠时间的长短、入睡的难易与程度、有无多梦及其他兼症等情况，有助于了解机体阴阳气血的盛衰，心神是否健旺安宁及相关脏腑的功能情况等。临床常见的睡眠异常主要有失眠和嗜睡。

（一）失眠

失眠是指患者有经常不易入睡，或睡而易醒，难以复睡，或时时惊醒，睡不安宁，甚至彻夜不眠的症状，或伴有多梦，又称"不寐"或"不得眠"。失眠主要是由于机体阴阳平衡失调，阴虚阳盛，阳不入阴，神不守舍，心神不安所致。

引起失眠的原因有很多，主要有两个方面：一是营血亏虚，或阴虚火旺，心神失养，或心胆气虚，心神不安所致，其证属虚。二是邪气干扰，如火邪、痰热内扰心神，心神不安，或食积胃脘所致，其证属实。

睡后易醒，伴心悸头晕、神疲乏力、纳少便溏者，属心脾两虚，心神失养；不易入睡，伴心烦多梦、潮热盗汗、腰膝酸软者，属心肾不交，虚火内扰心神；睡而时时惊醒，伴胆怯心烦、眩晕胸闷、口苦恶心者，属胆郁痰扰，心神不安；夜卧不安，伴脘腹胀闷、嗳气、舌苔厚腻者，属胃腑不和，浊气上犯，扰动心神，即"胃不和则卧不安"。

（二）嗜睡

嗜睡是指患者不论昼夜精神疲倦，睡意很浓，经常不自主地入睡的症状，亦称多寐、多眠睡。嗜睡多因机体阴阳平衡失调，阳虚阴盛所致。

困倦嗜睡，头目昏沉，胸闷脘痞，肢体困重，苔腻脉濡，多是痰湿困脾，清阳不升所致。饭后困倦嗜睡，形体衰弱，纳呆腹胀，少气懒言，多因脾气虚弱，清阳不升，心失所养引起。精神极度疲惫，神识蒙眬，困倦易睡，肢冷脉微，多因心肾阳虚，阴寒内盛所致。大病之后神疲嗜睡，乃是正气未复的表现。

嗜睡与昏睡不同。嗜睡者，多神疲困倦，时时欲睡，但呼之即醒，醒后能正常应答，神志清楚；昏睡者，则日夜沉睡，神志模糊，难以呼醒，强行唤醒仍神志不清，甚至呼之不醒，不能正确应答，属轻度昏迷范畴，病情危重。如热性病出现高热昏睡，是热入心包之危象；中风病人见昏睡而有鼾声、痰鸣者，为痰瘀蒙蔽心神所致。

七、问饮食口味

问饮食口味包括询问口渴与饮水、食欲与食量及口味等方面的改变以了解病情。脾胃主腐熟、运化水谷，水液的吸收及转输与肺、脾、肾、三焦等脏腑密切相关，五味与五脏相应，故问饮食口味可以了解脾胃功能的盛衰及其他脏腑的病变。

（一）问口渴与饮水

口渴是指患者自觉口中干渴不适，饮水是指实际的饮水量的多少。口渴与饮水是密切相关的两个症状。口渴的产生主要是由于体内津液不足或津液输布障碍，口舌失于滋润所致，而饮水是人体津液的主要来源。一般而言，津伤轻者口渴亦轻，津伤重者口渴亦重，也有因阳虚、痰饮、血瘀等导致津液输布障碍，而见口干少饮，或喜少量热饮，或口干但欲漱水而不欲咽。

询问时，应注意患者有无口渴、饮水多少、喜冷饮还是热饮，以及其他兼症，以了解体内津液的盈亏、输布的情况和疾病的寒热虚实。《景岳全书·传忠录》谓："问渴与不渴，可以察里证之寒热，而虚实之辨，亦从以见。凡内热之甚，则大渴喜冷……凡口虽渴而喜热不喜冷者，此非火证，中寒可知。"

1. 口不渴　患者无明显口渴的感觉，饮水也不多，提示津液未伤，多见于寒证、湿证。因寒、湿为阴邪，不耗伤津液，故口不渴。此外，无明显燥热证者，亦见口不渴饮。

2. 口渴多饮　患者口渴明显，饮水量多，是津液损伤的表现。

若口渴咽干，鼻干唇燥，发于秋季者，多因燥邪伤津所致。

若口大渴喜冷饮，兼见壮热面赤、汗出心烦、小便短黄、脉洪数者，属实热证，因里热炽盛，耗伤津液所致。

若口渴多饮，甚或饮一溲一，小便量多，多食易饥，身体消瘦，属消渴病，乃素体阴虚，燥热内生，阴津耗损所致。

此外，大量汗出或发汗太过，剧烈吐泻，以及利尿太过，导致体内津液大量消耗，人必欲引水自济，也会见口渴多饮。

3. 渴不多饮　患者有口干口渴的感觉，但又不欲饮水，或饮水不多，是轻度伤津，或津液输布障碍所致。

外感疾病见口干微渴，恶寒发热，咽痛，脉浮数，为风热表证。因风热之邪外侵，热象不重，津伤较轻，故口干微渴。

温病见口渴而不多饮，身热夜甚，心烦不寐，舌质红绛，为营分证。因热入营分，灼伤营阴，故见口渴；但邪热蒸腾营阴上潮于口，故不多饮。

口干不欲饮，兼见五心烦热、颧红盗汗、舌红少苔、脉细数者，属阴虚证，因阴津亏虚，虚火内扰所致。

口渴不多饮，兼身热不扬、头身困重、胸闷纳呆、舌苔黄腻者，属湿热证。因湿热为患，热灼津伤，故见口渴；但湿邪内阻，郁蒸于内，故饮水不多。

口渴喜热饮，饮入不多，或水入即吐者，属痰饮病。因脾胃阳虚，饮停胃肠，致津液输布障碍，阳气不能气化津液上承于口，故见口渴喜热饮；饮后水停胃肠更甚，胃失和降而上逆，故水入即吐。

口干，但欲漱水不欲咽，兼舌质青紫、脉涩者，为血瘀证。因瘀血内阻，气化不利，津液输布异常，不能上承于口，故见口干；体内津液本不匮乏，故欲漱水而不欲咽。

（二）问食欲与食量

食欲是指进食的要求和对进食之欣快感，食量是指实际的进食量。胃主受纳、腐熟水谷，脾主运化，二者共同完成饮食物的消化吸收，以保证脏腑功能活动所需，故饮食与脾胃的关系非常密切。询问患者食欲与食量的改变，可以了解脾胃功能的盛衰，以及疾病的预后转归。

询问时要详细了解患者食欲与食量的变化，以及有无偏嗜食物的情况。

1. 食欲减退　是指患者进食的欲望减退，甚至不想进食的症状，常伴食量的减少，包括"不欲食""纳少""纳呆"。食欲减退多由脾胃亏虚，或湿邪困阻脾胃所致。此外，外感疾病，病邪干扰胃气，脾胃升降失职，也可见食欲减退。

若患者纳呆食少，兼见形体消瘦、面色淡白或萎黄、腹胀便溏、疲倦乏力、舌淡、脉虚者，属脾胃气虚，因脾胃亏虚，受纳、运化功能减退所致。

患者纳呆腹胀，胸闷恶心，呕吐泄泻，头身困重，苔腻，脉滑或濡缓，属湿邪困脾，因湿邪内阻，脾胃运化障碍所致。

患者不欲饮食，兼见寒热往来、胸胁苦满、神情默默、口苦咽干、目眩者，属少阳病，因邪入少阳，经气失疏，影响脾胃运化所致。

2. 厌食　指厌恶食物，食欲大减，甚至恶闻饮食之味，多由食滞、湿邪困阻脾胃、肝胆所致。

患者厌食腹胀，脘闷欲呕，嗳腐食臭，舌苔厚腻，脉滑，为食滞胃脘，多因暴饮暴食，损伤脾胃，使脾胃的腐熟、运化功能失职所致。

患者厌食油腻，脘闷腹胀，泛恶欲呕，便溏不爽，肢体困重，为脾胃湿热，因湿热中阻，脾失健运，胃失和降，胃气上逆所致。

患者厌油腻饮食，身目发黄，胁肋胀痛，口苦咽干，为肝胆湿热，因湿热内蕴肝胆，疏泄失职，影响脾胃运化腐熟所致。

此外，女子妊娠早期见厌食恶心，或食入即吐，属妊娠反应，乃因妊娠后血聚于下养胎，冲脉之气盛，上逆犯胃，胃失和降所致。轻者无其他不适，不影响日常工作生活，无须治疗；重者厌食明显，呕吐频繁，称为"妊娠恶阻"。

3. 消谷善饥　是指患者食欲亢进，进食量多，易感饥饿的症状，亦称"多食易饥"，多由胃热炽盛，腐熟太过所致。

消谷善饥，兼多饮多尿、身体消瘦者，多见于消渴病。

多食易饥，兼见大便溏泄者，为胃强脾弱。因胃的腐熟水谷功能亢进，故多食易饥；而脾的运化功能低下，故大便溏泄。

4. 饥不欲食　指患者虽有饥饿的感觉但不欲进食，或进食不多的症状，见于胃阴虚证，常伴胃脘部嘈杂、嗳气、干呕、呃逆、咽干口燥等症状。因阴虚虚火内扰于胃，故胃中有饥饿感；但胃阴虚受纳腐熟功能减退，故不欲食。

5. 胃脘嘈杂　指胃中空虚，似饥非饥，似痛非痛，热辣不宁的症状，常伴有情绪抑郁、胸胁胀满、嗳腐吞酸等，因肝气不舒，郁久化热，肝火横逆，克伐胃腑所致。

6. 偏嗜食物　指患者偏嗜某种食物或异物，如生米、泥土，或偏嗜酸辣等。

小儿偏嗜生米、泥土，兼见腹胀腹痛、面色萎黄，属虫积，乃由饮食不洁，虫积肠道，脾胃运化失常所致。

妇女妊娠期间偏嗜酸辣食物，为生理现象，不属病态。

正常人由于地域或生活习惯不同，亦常有饮食的偏嗜，一般不会引起疾病。但若饮食偏嗜太甚，亦可能诱发或导致疾病，如偏嗜肥甘易生痰湿，过食辛辣易致燥热，过食生冷易伤脾胃等。

此外，在疾病过程中，根据患者对饮食寒热的喜好不同，可帮助了解病性之寒热，如喜食温热者多属寒证，喜食寒凉者多属热证。

脾胃为后天之本，气血生化之源。在疾病的过程中，观察患者食欲与食量的变化也可测知病情的进退。若患者食欲逐渐减退，食量渐少，日渐消瘦，是后天脾胃功能渐衰，疾病加重。反之，久病患者食欲逐渐好转，食量渐增，精神转好，表示胃气渐复，预后较好。若久病重病患者，本来毫无食欲，突然索食，食量大增，称为"除中"，是假神的表现之一，是中气衰败，脾胃之气将绝之危候。

（三）问口味

问口味是指询问患者口中有无异常的味觉。脾开窍于口，五味与五脏相应，故口味的异常可反映脾胃功能的盛衰及其他脏腑的病变。《证治汇补·上窍门》说："肝热则口酸，心热则口苦，脾热则口甘，肺热则口辛，肾热则口咸。"

1. 口淡　指患者味觉减退，口中乏味，常伴食欲减退，属脾胃虚弱，或寒湿内阻。因脾胃阳气亏虚，运化腐熟功能低下，或寒湿内停，阴不耗液，故口淡不渴。

2. 口苦　指患者自觉口中有苦味，见于实热证，尤以心、肝、胆火旺者多见，兼心烦失眠者，乃心火上炎之故；兼胁痛、烦躁易怒者，为肝胆火盛所致。肝火上炎或胆气上泛，皆可致口苦。

3. 口甜　指患者口中有甜味感，多与脾胃病有关。若口中甜而黏腻，脘闷不舒，舌苔黄腻，为脾胃湿热。因湿热内阻，脾胃升降失职，浊气上蒸，故见口甜。若口甜而食少，神疲乏力，为脾虚，因甘味入脾，脾气虚则甘味上泛之故。

4. 口酸　指患者口中泛酸或有酸腐气味，属肝胃郁热，或伤食证。若患者口中泛吐酸水，嗳气不适，脘腹疼痛，多因肝火横逆犯胃，肝胃郁热所致。若患者口中有酸腐气味，口气酸臭，多因暴饮暴食，损伤胃肠，食积不化，胃中浊气上泛所致。

5. 口咸　指患者自觉口中有咸味，见于肾虚或寒证。因咸入肾，肾阴不足，虚火上炎，又或肾阳亏虚，寒水上泛，皆可令口中有咸味。

6. 口涩　指患者自觉口中有涩味，如食生柿，燥涩不适，属燥热伤津，或脏腑热盛，因燥热伤津，不能濡润口舌之故。

7. 口黏腻　指患者自觉口中黏腻不适，多由湿浊困阻中焦所致。如脾胃湿热、食积化热、痰湿内盛等，皆可见口中黏腻不适。

八、问二便

大便的排泄，虽直接由大肠所主，但与脾胃的受纳运化、肾阳的温煦、肝的疏泄、肺气的肃降均有密切的关系。小便由膀胱排出，但与肾的气化、脾的运化、肺的肃降及三焦的通调等有密切的关系。

询问二便的变化，可帮助了解脏腑功能的盛衰，以及病性的寒热虚实。《景岳全书·传忠录》说："二便为一身之门户，无论内伤外感，皆当察此，以辨其寒热虚实。

询问时，应着重了解二便的次数、气味、性状、颜色、便量、排便时间、排便时的感觉，以及伴随症状。

（一）问大便

健康人大便一般每日或隔日一次，色黄质软成形，排便通畅，内无脓血、黏液及未消化的食物。大便改变包括便次、色、质及排便感觉方面的变化。

1. 便次异常　指大便次数的改变，有便秘和泄泻之分。

（1）便秘　指排便时间延长，便次减少，便质干燥，或时间虽不延长但排便困难。便秘有虚实之分。实证多由热邪内结或寒邪凝滞大肠所致；虚证多由阴血、津液亏虚，肠道失润，或气虚、阳虚，肠道传导无力所致。

若患者便秘，腹胀痛拒按，口渴喜饮，舌苔黄燥，为热结便秘，属实证，因邪热结聚于胃肠，大肠津液受伤，肠失濡润所致。

若大便秘结，排出困难，数日一行，兼口燥咽干、舌红少苔、脉细数者，属阴虚，因阴虚内热，肠中津亏，肠道失润所致。久病、年老、产后，致气阴亏虚者，亦常见便秘。

大便秘结，难以排出，兼见面色无华、少气乏力、头晕目眩者，为气血亏虚，因气血不足，血虚失润，气虚传导无力所致。

患者大便艰涩，排出困难，面色苍白，手足不温，舌淡，脉沉迟，属冷秘，因阳气虚衰，或阴寒内盛，阻滞大肠气机所致。

（2）泄泻　指大便次数增多，粪质稀薄，甚至泻下如水样的症状。泄泻亦有虚实之分。实证多因寒湿、湿热、食积或肝郁气滞等引起；虚证多由脾虚，或肾阳虚，命门火衰所致，其中尤与脾虚、湿盛关系最为密切。正如《素问·阴阳应象大论》所说："清气在下，则生飧泄……湿胜则濡泻。"

新病暴泻，泻下清稀如水，肠鸣腹痛，或伴恶寒发热，属寒湿泄泻。

泄泻腹痛，泻而不爽，粪色黄褐，气味臭秽，兼见肛门灼热、小便短黄者，属湿热泄泻。

脘闷纳呆，腹痛泄泻，泻下臭秽，泻后痛减，或大便中伴有不消化之物，属伤食。

患者纳少腹胀，大便溏泄，脘腹隐痛喜按，面色萎黄，消瘦神疲，属脾虚。患者黎明前腹痛作泻，泻后则安，腰膝酸冷，形寒肢冷，称为"五更泄"，属脾肾阳虚，因肾阳不足，命门火衰，火不生土所致。黎明前为阳气未旺、阴气极盛之时，故此时腹痛作泻。

患者腹痛作泻，泻后痛减，每因情志抑郁恼怒或精神紧张时症状加重，属肝郁乘脾。

2. 便色异常　指大便颜色的改变。询问便色的改变，可帮助了解病性的寒热。此外，有些疾病可出现特异的便色，对诊断具有重要的意义。

（1）大便黄褐如糜而臭　大便黄褐而臭，兼发热、腹痛腹胀、口渴、舌苔黄腻者，属大肠湿热。

（2）大便灰白　大便颜色灰白如陶土，溏结不调，见于黄疸，乃肝胆疏泄失职，胆汁不能正常排泄，影响脾胃运化所致。

（3）大便有黏冻、脓血　指大便脓血并见，或伴有黏液的症状，亦称为"下利赤白"，多见于痢疾。因湿热阻困肠道，壅阻气机，伤及气血，故见大便脓血。此外，肠癌患者因气血瘀阻，肠络受损，也可见大便脓血的症状。

3. 便质异常　指大便质地的改变。正常的大便应不燥不稀，软硬适中。除便秘和泄泻可伴见大便过燥或过稀外，常见的便质改变还有以下几类。

（1）完谷不化　指大便中夹有很多未被消化的食物，多属脾肾阳虚或伤食。

若大便泄泻日久，完谷不化，纳差，腹痛喜温喜按，面白神疲，或腰膝酸冷，属脾肾阳虚，因肾阳不足，命门火衰，不能温煦脾土，脾失健运所致。

若暴饮暴食，见大便完谷不化，腹胀腹痛，泻下臭秽，为伤食，是因饮食停滞，胃腑失和，不能腐熟水谷所致。

（2）溏结不调　指大便时稀时干，粪质难以正常者，多因肝郁或脾虚所致。

若患者平素大便时干时稀，属肝郁乘脾。正常情况下，肝的疏泄有助于脾的运化，若肝气郁结，疏泄失职，影响脾脏的运化，故见大便溏结不调。

若大便先结而后溏者，属脾虚。因脾虚运化失职，故便溏；而大肠传导不畅，则便结。

（3）便血　指便中带血，为胃肠血络受伤的表现，有远血和近血之分。胃、食管等离肛门较远的部位出血，为远血；直肠或肛门附近的出血，为近血。

远血大多表现为先便后血，便血暗红或紫黑，甚至色黑如柏油样，多由脾虚不能统摄血液，或瘀阻胃络所致。

近血大多表现为大便带血，血色鲜红，血液附于粪便表面，或于排便前后点滴而出，多由大肠湿热，或大肠风燥，伤及血络所致。

4. 排便感异常　指排便时伴随出现的各种不适感觉。

（1）肛门灼热　指排便时自觉肛门周围有灼热不适之感，多由大肠湿热所致。

（2）里急后重　指腹痛窘迫，时时欲泻，肛门重坠，便出不爽，常见于痢疾，是湿热内阻，肠道气滞之故。

（3）排便不爽　指排便不顺畅，有涩滞难尽之感，是大肠气机阻滞，传导失司所致。

若腹痛欲便，排便不爽，抑郁易怒，多属肝郁乘脾，大肠气滞所致。

若排便不爽，黄褐臭秽，肛门灼热，或伴里急后重者，为大肠湿热，肠道气机受阻所致。

若大便不爽，腹胀腹泻，酸臭难闻，为伤食，是食滞内停，大肠气机不畅所致。

（4）滑泻失禁　指大便不能随意控制而自行，呈滑出之状，甚至便出而不自知的症状，又称"大便失禁"，见于久病年老体衰，或久泻不愈的患者；若重病神志不清伴见大便失禁，为气脱之候，属脾肾阳虚，肛门失约所致。

若患者滑泻不止，腹痛喜温喜按，形瘦纳少，倦怠乏力，为脾阳虚。

若患者滑泻失禁，兼见腰膝冷痛，或为五更泄，为肾阳虚。

（5）肛门重坠　指患者自觉肛门有沉重下坠的感觉，见于脾虚气陷或大肠湿热等证。

若患者觉肛门重坠，甚或脱肛，头晕乏力，面色少华，为脾虚气陷。因脾气亏虚，中气下陷，清气不升，故有肛门下坠感。

若肛门重坠，腹痛窘急，时时欲泻，大便黄褐臭秽，或见脓血便者，属大肠湿热，因湿热蕴结于大肠，气机郁滞之故。

（二）问小便

健康成人在一般情况下，白天小便4～6次，夜间0～2次，一天的尿量在1000～2000mL之间。尿次和尿量受饮水、温度、汗出、年龄等因素影响。小便的改变包括尿量、尿次、色质及排尿感异常几方面。

1. 尿量异常

（1）尿量增多　指每天的尿量较正常明显增多，常见于虚寒证和消渴患者。

若小便清长量多，畏寒肢冷者，属虚寒证。因阳虚寒盛，不能温化水液，水液下渗，故小便清长量多。

若患者小便量多，伴多饮、多食而身体消瘦，属消渴病，乃肾阴亏虚所致。

（2）尿量减少　指每天的尿量较正常明显减少，多由体内津液不足所致，亦可见于水肿病。

若高热汗出，小便短少，口渴者，属实热证，因热盛津伤，尿液化源不足所致。若汗、吐、下太过，耗伤津液，亦可见小便量少。

尿少而见肌肤浮肿者，为水肿病，是肺、脾、肾功能失常，津液输布障碍，水湿内停所致。

2. 尿次异常

（1）尿次增多　指小便次数增多，时欲小便的症状，亦称尿频。临证时应结合病程长短、小便色质等情况综合判断。

患者小便频数、短赤、尿急、尿痛，常见于淋病，多因湿热蕴结下焦，膀胱气化不利所致。

老年人或久病患者小便频数，色清量多，夜间明显，多因肾阳虚衰，或肾气不固，膀胱失约所致。

（2）尿次减少　指排尿次数减少，或伴排尿困难，因肾与膀胱气化失司所致，常见于水肿、癃闭、鼓胀等疾病。小便不畅、点滴而出者为"癃"；小便不通、点滴不出者为"闭"，统称为"癃闭"。癃闭有虚实之分。实证多因湿热下注、瘀血内阻、结石阻塞，引致尿路不通，膀胱气化失利；虚证乃由年老气虚，或肾阳不足，膀胱气化功能减退所致。

3. 尿色质异常

（1）小便清长　指小便色清量多，见于寒证，多因阳虚气不化津，水液下渗膀胱所致。

（2）小便短黄　小便色黄而短少，多属热证，因热盛伤津所致，也可见于汗、吐、下太过，损伤津液。若伴小便频急涩痛，多因湿热蕴结膀胱所致，见于淋证（热淋）。

（3）尿中带血　指小便色赤，混有血液，甚至血块的症状，多因热伤血络，或湿热蕴结膀胱，或脾不统血等所致。

若尿血鲜红，小便黄赤，心烦口渴，多因热伤膀胱血络，或心火亢盛移热小肠。

若尿血日久，兼见面色不华、少气懒言，或见皮肤紫斑者，为脾不统血。

（4）小便混浊　指小便混浊，如膏脂或米泔的症状，可见于尿浊、膏淋。

若小便混浊如膏脂，或尿时疼痛，苔黄腻，脉滑数，为膏淋，是湿热下注膀胱所致。

若小便混浊如米泔，小腹坠胀，面色淡白，神疲乏力，劳则尤甚，为尿浊，属中气下陷证，因脾虚不能升清，精微下泄所致。

（5）尿中有砂石　尿中夹有砂石，兼见小便短赤，一侧腰腹剧痛，或有尿血，属石淋，因湿热内蕴，煎熬尿液，结为砂石，伤及血络所致。

4. 排尿感异常

（1）小便涩痛　指排尿时自觉尿道灼热疼痛，小便涩滞不畅，常见于淋证，是湿热蕴结，膀胱气化不利所致。

（2）余沥不尽　指排尿后仍有小便点滴不尽的症状，多属肾阳虚、肾气不固，常见于老年人或久病体虚者，因年老体弱，肾脏阳气虚衰，肾关不固，膀胱失约所致。

（3）小便失禁　指患者神志清醒时，小便不能随意控制而自行溢出的症状，多属肾气不固，膀胱失约；亦有因尿路损伤，或湿热、瘀血阻滞，以致膀胱失约，气机失常而见小便失禁。若患者神昏而见小便失禁，病属危重。

（4）遗尿　指睡眠中经常不自主排尿的症状，多见于3岁以上小儿或老年人，多因禀赋不足，肾气未充，或肾气亏虚，不能固约膀胱所致。

九、问经带

妇女有月经、带下、妊娠、产育等生理特点，故对于青春期开始之后的女性患者，除了一般的问诊内容之外，还应注意询问月经、带下、妊娠、产育等方面的情况。

有关妇女妊娠、产育的异常，将在《中医妇科学》中专门讨论。

妇女月经、带下的异常，不仅是妇科的常见病变，也是全身病理变化的反映。因而，即使患一般疾病，也应询问妇女月经、带下的具体情况，作为诊断妇科或其他疾病的依据。

（一）问月经

月经是指正常性发育成熟女子有规律的周期性胞宫出血的生理现象。

月经一般每月 1 次，周期 28 天左右，故称月经，又称月信、月事、月水、经水、经候等。

月经行经天数为 3 ～ 5 天，经量中等（一般50 ～ 100mL），经色正红无块，质地不稀不稠。女子 14 岁（现在有明显提前的趋势）左右月经初潮，49 岁左右绝经。在妊娠期和哺乳期月经不来潮。

由于月经的形成与肾、肝、脾、胞宫、冲任二脉及气血等的关系十分密切，机体发生疾病时，常可影响月经，出现异常改变。所以，询问月经的有关情况，可以判断机体脏腑功能的状况及气血的盛衰，亦可推断疾病的寒热虚实性质。

问月经主要询问月经的周期，行经的天数，月经的色、质、量及有无闭经或行经腹痛等情况，必要时可询问末次月经日期及初潮或绝经年龄。

1. 周期异常 月经的周期是指每次月经相隔的时间。周期异常主要表现为月经先期、月经后期和月经先后不定期。

（1）月经先期 指连续 3 个月经周期以上出现月经来潮提前 7 天以上。先期者，多因血热妄行，或气虚不摄而致。

月经先期，经色深红、质稠量多，为血热，多因素体阳盛，感受热邪，或肝郁化火，热扰于血，或肾阴亏损，阴血不足，虚热内生所致。

月经先期，经色淡红、质稀量多，气短乏力，为气虚不摄，多因脾气亏虚、肾气不足，冲任不固所致。

（2）月经后期 指连续 3 个月经周期以上出现月经来潮延后超过 7 天以上。后期者，多因血虚、血瘀而致。

月经后期，经色淡红、质稀，唇淡面白，为血虚，多因营血亏损、肾精不足，或因阳气虚衰，无以化血，使血海不能按时蓄溢所致。

月经后期，经色紫暗，夹有血块等，为血瘀，可因气滞血瘀、寒凝血瘀、痰湿阻滞、冲任不畅所致。

（3）月经先后不定期 指连续 3 个月经周期以上，月经时而提前，时而延后达 7 天以上的症状，亦称经期错乱，多因肝气郁滞，气机逆乱，或脾肾虚损，冲任失调，血海蓄溢失常所致。

经行无定期，经色紫红、有血块，兼见乳房胀痛，为气郁情志不舒，肝气郁结，失于条达所致。《傅青主女科》云："妇人有经来断续，或前或后无定期。人以为气血之虚也，谁知是肝气之郁结乎。"

经行无定期，经色淡红、质稀，腰酸乏力，为脾肾虚衰，气血不足，冲任失调所致。

2. 经量异常　月经的出血量称为经量，正常情况下平均为 50mL 左右，可略有差异。经量的异常主要表现为月经过多和月经过少。

（1）月经过多　指月经血量较常量明显增多的症状，多因血热内扰，迫血妄行；或气虚，冲任不固，经血失约；或瘀血阻滞冲任，血不归经所致。

月经过多，伴有月经先期，经色深红，身热或五心烦热，为血热；经色淡红，质稀量多，气短，乏力，为气虚不摄。

月经过多，伴有月经后期，经色紫暗、有血块，为血瘀。

（2）崩漏　指非正常行经期间阴道出血的症状。若来势迅猛，出血量多者，谓之崩；势缓而量少，淋漓不断者，谓之漏，合称崩漏。崩与漏虽然在病势上有缓急之分，但发病机理基本相同，且在疾病演变过程中，常互相转化，交替出现。所以，历代医家都将崩漏并提。崩漏形成的原因主要是气虚、血热、血瘀。

经血不止，经色深红、质稠，其势急骤者，多为血热妄行，损伤冲任所致。

经血不止，经色淡红、质稀，其势缓和者，多为气虚冲任不固，血失摄纳所致。

经行非时而下，时来时止，或时闭时崩，或久漏不止，血色紫暗或夹有血块，多为瘀血阻滞冲任，血不循经所致。

（3）月经过少　指月经血量较常量明显减少，甚至点滴即净的症状，多因营血不足，或肾气亏虚，精血不足，血海不盈；或寒凝、血瘀、痰湿阻滞，血行不畅所致。

（4）闭经　闭经也称经闭，是指女子年逾 16 周岁，月经尚未来潮，或已行经、未受孕、不在哺乳期，而又停经达 6 个月以上的症状。闭经有生理性和病理性之分。

经闭可由多种原因而形成。《冯氏锦囊秘录》云："妇人经闭不行者，有因脾胃久虚，形体羸弱，气血俱衰，以致经水断绝者。或因劳心过度，心火上行，不得下通胞脉，是以月事不来者。或因中消，胃热，善饥渐瘦，津液不生，血海枯竭，名曰血枯经绝者。有因冷客胞门，血寒凝泣而不下者。有因躯肥脂满，痰多占住血海地位，闭塞不行者。有因或夹寒或夹热，而污血凝滞不行者。有因食与湿痰填塞太阴，经闭作痛者。"其病因虽多，总不外肝肾不足，气血亏虚，阴虚血燥，血海空虚；或因痨虫侵及胞宫，或气滞血瘀、阳虚寒凝、痰湿阻滞胞脉，冲任不通。

经闭，急躁易怒，太息，胸胁小腹胀，多为肝气郁结。

经闭，面色暗黑，小腹胀痛拒按，舌紫暗或紫斑，多为血瘀。

经闭，体胖面浮，胸闷腹胀，纳少痰多，气短乏力，多为湿盛痰阻。

经闭，潮热，盗汗，皮肤干燥，形体消瘦，多为阴虚。

闭经应注意与妊娠期、哺乳期、绝经期等生理性闭经，或者青春期、更年期，或因情绪、环境改变而致一时性闭经及暗经加以区别。

3. 经色、经质异常　经色、经质变化总的规律：经色淡红质稀，多为血虚或气虚；经色深红质稠，乃血热；经色暗紫，夹有血块，多属血瘀。

4. 痛经　指在行经期间，或行经前后，阵发性出现下腹部疼痛，或痛引腰骶，甚至剧痛难忍，并伴随月经呈周期性发作的症状，亦称行经腹痛。《景岳全书·妇人规》曰："实痛者，多痛于未行之前，经通而痛自减。虚痛者，于既行之后，血去而痛未止，或血去而痛益甚。大都可按、可揉者为虚，拒按、拒揉者为实。"

若经前或经期小腹胀痛或刺痛拒按，多属气滞血瘀。

月经后期或行经后小腹隐痛、空痛，多属气血两虚，或肾精不足，胞脉失养所致。

小腹灼痛拒按，平素带下黄稠臭秽，多属湿热蕴结。

小腹冷痛，遇暖则减，多属寒凝或阳虚。

（二）问带下

在正常情况下，妇女阴道内有少量无色、无臭的分泌物，谓之带下。带下具有濡润阴道的生理性作用。如王孟英所说："带下，女子生而即有，津津常润，本非病也。"若带下明显过多，淋漓不断，或色、质、气味异常，为病理性带下。但妇女在月经期前后、排卵期或妊娠期，带下量略有增加，仍属生理现象。

问带下，应注意询问带下量的多少、色质和气味等情况。因带下颜色不同，有白带、黄带、赤带、青带、黑带、赤白带及五色带等名称，临床以白带、黄带、赤白带较为多见。

带下异常的规律：一般情况下，带下色深、质地黏稠、有臭味，多属实热；质稀或有腥气味者，多属虚寒。

1. 白带　指带下色白量多、质稀如涕、淋漓不绝而无臭味的症状，多因脾肾阳虚，寒湿下注所致。若状如凝乳或豆腐渣，多因湿浊下注所致。

2. 黄带　指带下色黄、质黏臭秽的症状，多因湿热下注或湿毒蕴结所致。

3. 赤白带　指白带中混有血液、赤白杂见的症状，多因肝经郁热，或湿毒蕴结，损伤络脉所致。若绝经后仍见赤白带淋漓不断，可能由癥瘕引起。

此外，对成年女性应注意询问其是否结婚、结婚年龄、配偶的健康状况，以及有无传染病或遗传性疾病。对育龄期女性应询问初潮年龄及绝经年龄和绝经前后的情况。已婚女性还应询问妊娠次数、生产胎数，以及有无流产、早产、难产等。

十、问小儿

由于受到小儿理解及表达能力的影响，使问诊增加了难度，故医生还需要询问其父母或陪诊者，从而获得有关的疾病资料。《景岳全书·小儿则》云："小儿之病，古谓之哑科，以其言语不能通，病情不易测……此甚言小儿之难也。"

由于小儿生理上具有脏腑娇嫩、生机蓬勃、发育迅速的特点，病理上具有发病较快、变化较多、易虚易实的特点，因此，问诊时除了解一般问诊的内容以外，还要从小儿的生理、病理特点出发，询问小儿的出生与发育情况和容易导致小儿发病的因素，结合所获的有关资料，加以全面分析，还须四诊合参才能全面了解，不致误诊。问小儿时，除了一般的问诊内容外，还应重点询问下列内容。

（一）问出生前后情况

小儿的某些疾病，如新生儿（出生后至 1 个月）疾病、痫病等，多与母亲妊娠期健康状态及分娩情况有关，故应注意询问产妇妊娠期和哺乳期的营养状况，有无疾病、治疗用药情况，以及小儿是否难产、早产，颅脑是否受到损伤等。

婴幼儿（1 个月至 3 周岁）发育较快，需要营养较多而脾胃功能相对较弱，喂养不当易致消化不良、吐泻、疳积，或表现为"五软""五迟"等，故应注意询问小儿的喂养情况和坐、爬、立、走、出牙、学语的情况，以了解小儿的后天营养是否充足和生长发育是否正常。

（二）问预防接种、传染病史

小儿 6 个月～5 周岁之间，从母体获得的先天免疫力逐渐消失，而自身的免疫机能尚未健全，一旦接触某种传染病则容易感染而发病，如水痘、麻疹等。预防接种能帮助小儿建立后天免疫机能，以减少感染发病概率。某些传染病获病之后，常可获得终生免疫力。因此，询问预防接种、传染病史及传染病接触史，可为确定诊断提供依据。

（三）问发病原因

小儿的生理特点决定其对某些致病因素反应较为敏感。例如，小儿脏腑娇嫩，抗病能力弱，易受寒热等气候、环境影响，感受外邪而致病。小儿脾胃薄弱，消化力差，容易伤食而出现呕吐、腹泻等症；小儿脑神经发育不完善，易受惊吓，而见哭闹、惊叫、夜啼，甚至惊风抽搐等表现。因此，询问小儿发病原因时，应注意围绕上述因素加以询问。

第四章

切 诊

扫一扫，查阅本章数字资源，含PPT、音视频、图片等

切是接触、靠近、按压之意。切诊是医生用手指或手掌对患者的某些部位进行触、摸、按、压，从而了解病情，诊察疾病的方法。切诊作为中医四诊之一，在获取健康与疾病相关信息方面，有着十分重要的作用。正如《难经·六十一难》所说："切脉而知之谓之巧。"古代切诊原专指脉诊，但按诊法早在《黄帝内经》《伤寒论》等书中已有许多记载，且后世有所发展，故切诊主要包括脉诊和按诊两个部分。

第一节 脉 诊

脉诊又称切脉、按脉、持脉、把脉、候脉、摸脉等，是医者运用手指对患者身体某些特定部位的浅表动脉进行切按，体验脉动应指的形象，以了解身体状况，辨别病证的一种诊察方法。脉诊有着悠久的历史，在长期的实践中，脉诊得到了历代医家的普遍重视，其理论和临床应用也不断得以发展和完善，成为中医学最具特色的诊断方法之一。脉诊是依靠医者手指的灵敏触觉加以体验而识别的，因此，除了要熟悉脉学的基本理论和基本知识，更要按照切脉的基本要求与方法反复训练，仔细体会，才能逐步识别各种脉象，真正掌握切脉基本技能，并有效运用于临床，使脉诊在诊断中发挥重要作用。

一、脉诊的原理

脉象是手指感觉脉搏跳动的形象，或称为脉动应指的形象。中医学认为，人体的血脉贯通全身，内连脏腑，外达肌表。心主血脉，脉为血府，心的阳气推动气血运行于脉管中，周流全身，如环无端，周而复始。因此，脉象能够反映全身脏腑功能、气血、阴阳的综合信息。脉象的产生，与心脏的搏动、心气的盛衰、脉管的通利和气血的盈亏及各脏腑的协调作用直接有关。

（一）心脏搏动是形成脉象的主要动力

心主血脉，在宗气和心气的作用下，心脏一缩一张有节律地搏动，推动血液在脉管中运行，使气血流布全身，同时亦使脉管随之产生有节律的搏动，形成"脉搏"。《灵枢·邪客》说："宗气积于胸中，出于喉咙，以贯心脉，而行呼吸焉。"《素问·五脏生成》说："诸血者，皆属于心。"《素问·六节藏象论》说："心者……其充在血脉。"这些论述说明，脉动源于心，脉搏是心舒缩功能的具体表现。因此，脉搏的跳动与心脏搏动的频率、节律基本一致。

心血和心阴是心脏生理功能活动的物质基础，心气和心阳主导心脏的功能活动。心阴、心阳的协调，是维持脉搏正常的基本条件。当心阴、心阳调和时，心脏搏动的节奏和谐有力，脉搏亦

从容和缓，均匀有力；反之可出现脉搏的过大、过小、过强、过弱、过速、过迟，或节律失常等变化。

脉是气血运行的通道，《灵枢·决气》说："壅遏营气，令无所避，是谓脉。"脉管兼具约束、控制和推进血液沿着脉管运行的作用。脉管自身弹性所产生的舒缩功能，也是产生脉搏的重要条件。所以，脉管的功能正常与否可直接影响脉搏，产生相应的变化。

（二）气血运行是形成脉象的基础

气、血是构成人体组织和维持生命活动的基本物质。脉道依赖血液以充盈，因而血液的盈亏直接关系脉象的大小；气属阳主动，气为血帅，血液的运行全赖于气的推动，脉的壅遏营气有赖于气的固摄，心搏的强弱和节律亦依赖气的调节。因此，气的作用对脉象的影响更为重大。脉象在一定程度上可反映气血的状况。若气血充足，则脉象和缓有力；气血不足，则脉象细弱或虚软无力；气滞血瘀，可出现脉细涩而不畅。

（三）脏腑协同是脉象正常的前提

脉象的形成不仅与心、脉、气、血有关，同时与脏腑的整体功能活动亦有密切关系。肺主气、司呼吸，肺对脉的影响，首先体现在肺与心，以及气与血的功能联系上。肺脏通过"肺主治节"参与宗气的生成而调节全身气血的运行，即具有助心行血的功能。所以，肺的呼吸运动也是影响脉动的重要因素。一般情况下，呼吸平缓则脉象徐和；呼吸加快，脉率亦随之急促；呼吸不已则脉动不止，呼吸停息则脉搏亦难以维持。因而，前人亦将脉搏称为脉息。另外，脾胃为"后天之本"，气血生化之源。气血的盛衰和水谷精微的多寡，表现为脉之"胃气"的强弱。因此，临床上根据脉象"胃气"的盛衰有无，可以判断疾病的预后凶吉。脾主统血，可裹护血液在脉道内运行而不溢出脉外。肝藏血，主疏泄，既能调节血量，又可使气血条畅，经脉通利。肾藏精，为元气之根，是脏腑功能的动力源泉，亦是全身阴阳的根本，肾气充盛则脉搏重按不绝，尺脉有力，是谓"有根"。可见，正常脉象的形成有赖于脏腑整体功能的协同、配合。

二、诊脉的部位

诊脉的部位历史上有多种认识。《素问·三部九候论》有三部九候诊法；《灵枢·终始》提出人迎寸口相参合的诊法；《素问·五脏别论》有独取寸口可以诊察全身状况的论述。东汉张仲景借鉴人迎、寸口脉相比较的方法，在《伤寒杂病论》中常用人迎、寸口、趺阳或太溪的三部脉诊法。"独取寸口"的理论，经《难经》的阐发，到西晋王叔和的《脉经》，不仅理论已趋完善，方法亦已确立，从而得到推广运用，直至现在仍是中医临床重要诊查方法之一。

（一）遍诊法

遍诊法又称为三部九候诊法，出自《素问·三部九候论》。遍诊法是遍诊上、中、下三部有关的动脉，以判断病情的一种诊脉方法。上为头部，中为手部，下为足部。上、中、下三部又各分为天、地、人三候，三三合而为九，故称为三部九候诊法。《素问·三部九候论》曰："人有三部，部有三候，以决死生，以处百病，以调虚实，以除邪疾。"这是一种古老的诊脉方法，其用意是何处脉象有变化，便可以提示相应部位、经络、脏腑发生病变的可能，而不是用一处或几处脉象来测知全身情况（图4-1、表4-1）。

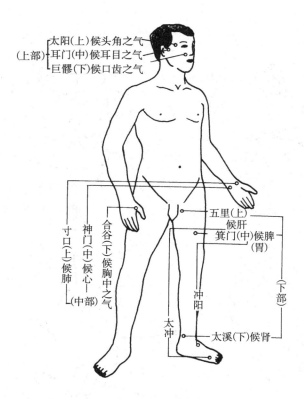

图 4－1 三部九候诊法示意图

表 4－1 遍诊法诊脉部位及临床意义

三部	九候	相应经脉和穴位		所属动脉	诊断意义
上部 （头）	天	足少阳经（两额动脉）	太阳穴	颞浅动脉	候头角之气
	地	足阳明经（两颊动脉）	巨髎穴	面动脉（颌内动脉）	候口齿之气
	人	手少阳经（耳前动脉）	耳门穴	颞浅动脉	候耳目之气
中部 （手）	天	手太阴经	寸口部的太渊穴、经渠穴	桡动脉	候肺之气
	地	手阳明经	合谷穴	拇主要动脉	候胸中之气
	人	手少阴经	神门穴	尺动脉	候心之气
下部 （足）	天	足厥阴经	五里穴或太冲穴	股动脉或趾背动脉	候肝之气
	地	足少阴经	太溪穴	胫后动脉跟支	候肾之气
	人	足太阴经箕门穴，或足阳明经冲阳穴		股动脉或足背动脉	候脾胃之气

（二）三部诊法

三部诊法见于《伤寒杂病论》，即诊人迎、寸口、趺阳三脉。其中诊寸口脉候脏腑病变，诊人迎、趺阳脉分候胃气，也有去趺阳加诊太溪以候肾气者（图 4－2 ～ 图 4－5）。现在这种方法多在切两手寸口无脉或观察危重患者时运用，诊察人迎、趺阳、太溪，以确定胃、肾之气的存亡。例如，两手寸口脉象十分微弱，而趺阳脉尚有一定力量时，提示患者的胃气尚存，尚有救治的可能；趺阳脉难以触及时，提示患者的胃气已绝，难以救治。

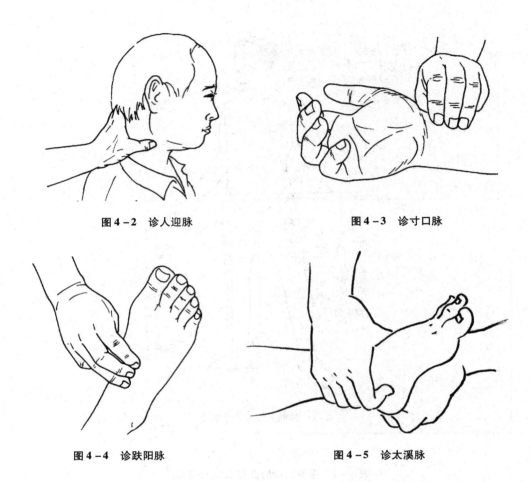

图4-2　诊人迎脉　　　　　　　　　　图4-3　诊寸口脉

图4-4　诊跌阳脉　　　　　　　　　　图4-5　诊太溪脉

（三）寸口诊法

寸口诊法是指切按桡骨茎突内侧一段桡动脉的搏动,根据其脉动形象,以推测人体生理、病理状态的一种诊察方法。

1. 寸口分部　寸口脉分为寸、关、尺三部(图4-6)。通常以腕后高骨(桡骨茎突)为标记,其内侧的部位为关,关前(腕侧)为寸,关后(肘侧)为尺。两手各有寸、关、尺三部,共六部脉。寸、关、尺三部又可施行浮、中、沉三候。《难经·十八难》说:"三部者,寸、关、尺也;九候者,浮、中、沉也。"由此可见,寸口诊法的三部九候和遍诊法的三部九候名同而实异。

2. 寸口脉诊病原理　《素问·五脏别论》说:"胃者水谷

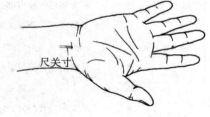

图4-6　寸口脉寸关尺示意图

之海,六腑之大源也。五味入口,藏于胃,以养五脏气,气口亦太阴也。是以五脏六腑之气味,皆出于胃,变见于气口。"《难经·一难》指出:"十二经皆有动脉,独取寸口,以决五脏六腑死生吉凶之法,何谓也? 然:寸口者,脉之大要会,手太阴之脉动也。"以上说明诊脉独取寸口的理论依据:一是寸口脉为手太阴肺经原穴太渊所在之处,十二经脉之气汇聚于此,故称为"脉之大会";"肺朝百脉",五脏六腑十二经气血运行皆起于肺而止于肺,故脏腑气血之病变皆可反映于寸口;二是手太阴肺经起于中焦,与脾经同属太阴,肺与脾胃之气相通,而脾胃为后天之本,气血生化之源,因此,在寸口可以诊察胃气的强弱,同时也可了解全身脏腑气血之盛衰。另外,寸口处为桡动脉,该动脉所在桡骨茎突处,其行径相对固定、浅表,诊察方便易行,故为诊脉的理想部位。

3. 寸口分候脏腑 关于寸、关、尺分候脏腑,文献记载有不同的说法,具有代表性者如表4-2所示。

从表4-2可以看出,寸口六部脏腑分候中,五脏及胃、胆、膀胱的分属部位,各家所说皆同,分歧主要在大、小肠和三焦。产生分歧的主要原因不外两个方面:一是根据脏腑经络相表里的关系,把肺与大肠定位于右寸,心与小肠定位于左寸;另一种是根据脏腑的解剖位置,"尺主腹中",故把大、小肠定位在尺部;将尺部定为三焦者,只是个别医家的意见。

表4-2 寸口与脏腑相应的几种说法比较

文献	寸		关		尺		说明
	左	右	左	右	左	右	
难经	心	肺	肝	脾	肾	肾	大、小肠配心肺,是表里相属;右肾属火,故右尺亦候命门
	小肠	大肠	胆	胃	膀胱	命门	
脉经	心	肺	肝	脾	肾	肾	
	小肠	大肠	胆	胃	膀胱	三焦	
景岳全书	心	肺	肝	脾	肾	肾、小肠	小肠配右尺是火居火位;大肠配左尺是金水相从
	心包络	膻中	胆	胃	膀胱、大肠	三焦、命门	
医宗金鉴	心	肺	肝	脾	肾	肾	小肠配左尺,大肠配右尺,是以尺候腹中的相应部位,故又以三焦分配寸、关、尺三部
	膻中	胸中	胆膈	胃	膀胱、小肠	大肠	

现在临床上一般是根据《黄帝内经》"上竟上""下竟下"的原则,即上(寸脉)以候上(身躯上部),下(尺脉)以候下(身躯下部),来划分寸口三部所分候的脏腑(表4-3):左寸候心,右寸候肺,并统括胸以上及头部的疾病;左关候肝胆,右关候脾胃,并统括膈以下至脐以上部位的疾病;两尺候肾,并包括脐以下至足部的疾病。

此外,也有不分寸、关、尺,但以浮、中、沉分候脏腑的方法,如以左手浮取候心,中取候肝,沉取候肾;右手浮取候肺,中取候脾,沉取候肾(命门)。

寸口诊法的脏腑相应定位,在临床实践中积累了丰富的经验,但其中还存在着一些理论和实际问题,有待进一步研究。

表4-3 常用寸口三部分候脏腑

寸口	寸	关	尺
左	心 膻中	肝胆 膈	肾 小腹
右	肺 胸中	脾胃	肾 小腹

三、诊脉的方法和注意事项

(一)诊脉的方法

1. 时间 清晨是诊脉的最佳时间。《素问·脉要精微论》说:"诊法常以平旦,阴气未动,阳气未散,饮食未进,经脉未盛,络脉调匀,气血未乱,故乃可诊有过之脉。"因为在清晨尚未进食及活动时，机体内外环境比较安定，气血经脉受到的外在干扰最少，因此，脉象能比较准确地反映机体脏腑、经脉、气血的盛衰及运行状况，同时也能更确切地反映病理脉象。但临床上这样的要求一般难以实现，特别是对门诊、急诊的患者，要及时诊察病情，而不能拘泥于"平旦"。但是，诊脉时应保持诊室安静。为尽量减少各种因素的干扰，在诊脉前必须要让患者稍作休息，这样诊察的脉象才能比较准确地反映病情。

2. 体位 诊脉时患者的正确体位是正坐或仰卧，前臂自然向前平展，与心脏置于同一水平，手腕伸直，手掌向上，手指自然放松，在腕关节下垫一松软的脉枕，使寸口部充分暴露伸展，保证气血畅通无阻，以反映机体的真实脉象。如果是侧卧，下侧的手臂受压；或上臂扭转，脉气不能畅通；或手臂过高或过低，与心脏不在一个水平面时，都可能影响气血的运行，使脉象失真。王汉皋在《王氏医存》中指出："病者侧卧，则在下之臂受压，而脉不能行；若覆其手，则腕扭而脉行不利；若低其手，则血下注而脉滞；若举其手，则气上窜而脉驰；若身覆，则气压而脉困；若身动，则气扰而脉忙。故病轻者，宜正坐、直腕、仰掌；病重者，宜正卧、直腕、仰掌，乃可诊脉。"所以，诊脉时必须注意让患者采取正确的体位，才能获得较为准确的脉象。

3. 平息 一呼一吸谓之一息。医者在诊脉时要保持呼吸自然均匀，静心宁神，以自己的呼吸计算患者脉搏的至数。平息的主要意义一是指以医生的一次正常呼吸为时间单位，来测量患者的脉搏搏动次数。《诊家枢要》说："凡诊脉之道，先须调平自己气息……一呼一吸之间，要以脉行四至为率，闰以太息，脉五至，为平脉也，其有太过不及，则为病脉。"二是有利于医生思想集中，专注指下，以便仔细地辨别脉象，即所谓"持脉有道，虚静为保"。

4. 定三关 通常医生选用左手或右手的食指、中指与无名指进行诊脉。医生下指时，先以中指按在掌后高骨内侧动脉处，称为中指定关，然后用食指按在关前（腕侧）定寸，用无名指按在关后（肘侧）定尺。小儿寸口部位甚短，一般多用"一指（拇指或食指）定关法"，而不必细分寸、关、尺三部。

5. 布指 寸、关、尺三部位置确定后，三指略呈弓形倾斜，指端平齐，以与受诊者体表约呈45°角为宜，以使指目紧贴于脉搏搏动处。指目即指尖和指腹交界棱起之处，与指甲二角连线之间的部位（图4-7），形如人目，是手指触觉比较灵敏的部位，而且推移灵活，便于寻找指感最清晰的部位，并可根据需要适当地调节指力。例如，脉象细小时，手指着力点可偏重于指目前端；脉象粗大时，着力点偏重于指目后端。指尖的感觉虽灵敏，但因有指甲，不宜垂直加压。指腹的肌肉较丰厚，用指腹切脉有时会受医者自身手指动脉搏动的干扰，容易产生错觉。所以，诊脉时三指平按或垂直下指都不合适。另外，切脉时布指的疏密要得当，要与患者手臂长短和医生的手指粗细相适应。患者的手臂长或医者手指较细者，布指宜疏；反之宜密。

6. 指力 指医生布指之后，运用指力的轻重，或结合推寻以诊察、辨识脉象。常用的指力有举、按、寻等（图4-8）。

（1）**举** 指医生的手指较轻地按在寸口脉搏跳动部位以体察脉象。用举的指法取脉又称"浮取"。

（2）**按** 指医生的手指用力较重，甚至按到筋骨以体察脉象。用按的指法取脉又称"沉取"。

（3）**寻** 寻即寻找的意思，医生往往是用手指从轻到重，从重到轻，左右推寻；或在寸、关、尺三部仔细寻找脉动最明显的部位，或调节最适当的指力，以寻找脉动最明显的特征，统称"寻法"。如指力适中，不轻不重，按至肌肉而取脉的方法，亦称"寻"，是中取之意。

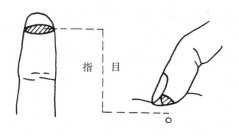
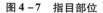
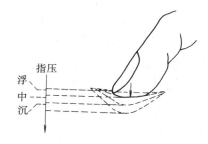

图 4-7　指目部位　　　　　　图 4-8　手指以浮、中、沉三个等级的压力取脉

7. 指法　指法可分为总按和单按。

（1）**总按**　即三指用大小相等的指力同时诊脉的方法，从总体上辨别寸、关、尺三部和左右两手脉象的形态、脉位、脉力等。

（2）**单按**　也称单诊，是用一个手指诊察一部脉象的方法，主要用于分别了解寸、关、尺各部脉象的位、数、形、势等变化特征。

临床时一般三指均匀用力，但亦可三指用力不一，总按和单诊配合运用，以求全面捕获脉象信息。

8. 五十动　是指医生对患者诊脉的时间一般不应少于 50 次脉搏跳动的时间。现代临床上每次诊脉每手应不少于 1 分钟，两手以 3 分钟左右为宜，必要时可延至 3～5 分钟。古人强调诊脉需要诊"五十动"，时间不可过短，其意义一是有利于仔细辨别脉搏的节律变化，以尽量减少或避免漏诊脉搏节律不齐的促、结、代脉，或者是时快时慢、三五不调等脉象；二是提醒医者在诊脉时态度要严肃认真，不得随便触按而草率从事，正如张仲景在《伤寒论·序》中所说："动数发息，不满五十；短期未知决诊，九候曾无仿佛……夫欲视死别生，实为难矣。"

（二）诊脉的注意事项

1. 保持环境安静　诊脉时应注意诊室环境安静，避免因环境嘈杂对医生和患者的干扰。

2. 注意静心凝神　医生诊脉时应安神定志，集中注意力认真体察脉象，最好不要同时进行问诊，以避免医生分散精力；患者必须平心静气，如果急走远行或情绪激动时，应让其休息片刻，待其平静后方可诊脉，避免由于活动及情绪波动引起脉象变化。

3. 选择正确体位　诊脉时避免让患者坐得太低或太高，以保证手与心脏在同一水平；不宜佩戴手表或其他首饰诊脉；肩、手臂不宜挎包，也不要将一手搭在另一手上诊脉，以避免脉管受到压迫。卧位诊脉也要注意手与心脏在同一水平，不宜将患者的手臂过高抬起，也不宜侧卧诊脉。

（三）脉象要素

脉象的辨识主要依靠手指的感觉。脉象的种类很多，中医文献常从位、数、形、势 4 个方面加以分析归纳，其与脉搏的频率、节律，显现的部位、长度、宽度，脉管的充盈度、紧张度，血流的通畅流利度，心脏搏动的强弱等因素有关。近代通过对脉学文献的深入理解及临床研究的资料总结，可将构成各种脉象的主要因素，大致归纳为脉位、至数、脉长、脉宽、脉力、脉律、流利度、紧张度 8 个方面。掌握这些基本要素，对于理解各种脉象的特征及形成机理，可起到执简驭繁的作用。

1. 脉位　指脉动显现部位的浅深。脉位表浅为浮脉；脉位深沉为沉脉。脉位的深浅主要是通过指力的轻重来体会。

2. 至数　指脉搏的频率。正常成人一息脉来 4～5 至为平脉，一息五至以上为数脉，一息不足四至为迟脉。

3. 脉长　指脉动应指的轴向范围长短，即脉动范围超越寸、关、尺三部称为长脉；应指不及三部，但见关部或寸、关部者，均称为短脉。

4. 脉宽　指脉动应指的径向范围大小，即指下感觉到脉道的粗细。脉道宽大者为大脉，脉道狭小者为细脉。

5. 脉力　指脉搏的强弱。脉搏应指有力为实脉，应指无力为虚脉。

6. 脉律　指脉动节律的均匀度。其包括两个方面：一是脉动节律是否均匀，有无停歇；二是停歇的至数、时间是否规则。

7. 流利度　指脉搏来往的流利通畅程度。脉来流利圆滑者为滑脉；来势艰难，不流利者为涩脉。

8. 紧张度　指脉管的紧急或弛缓程度。脉的紧张度主要体现在脉长、张力和指下搏动变化情况。脉紧张度高如弦脉、紧脉；脉弛缓者可见于缓脉。

以上是构成脉象的基本要素，也是体察脉象的基本要点。脉象的辨别，主要依据医者指下感觉，因此，医者察脉，必须细心体察，将各种脉象要素综合起来进行分析，才能逐步掌握各种脉象的形态特征，对各种病脉正确地进行甄别和判断。

四、正常脉象

正常脉象也称为平脉、常脉，是指正常人在生理条件下出现的脉象，既具有基本的特点，又有一定的变化规律和范围，而不是指固定不变的某种脉象。正常脉象反映机体脏腑功能协调、气血充盈、气机健旺、阴阳平衡、精神安和的生理状态，是健康的象征。

（一）正常脉象的特点

正常脉搏的形象特征：寸、关、尺三部皆有脉，不浮不沉，不快不慢，一息4～5至，相当于72～80次/分（成年人），不大不小，从容和缓，节律一致，尺部沉取有一定的力量，并随生理活动、气候、季节和环境等的不同而有相应变化。古人将正常脉象的特点概括称为"有胃""有神""有根"。

1. 有胃　指脉有"胃气"。胃为"水谷之海"，后天之本，是人体气血生化之源。各脏腑、组织、经络的功能活动，有赖于胃气的充养。而脾胃的这种功能通过经络气血变见于寸口脉象之中，故诊脉之胃气，可了解脾胃功能的盛衰及气血盈亏。正如《素问·平人气象论》所说："人以水谷为本，故人绝水谷则死，脉无胃气亦死。"脉象中的"胃气"，在切脉时可以感知。其表现是指下具有从容、徐和、软滑的感觉。平人脉象不浮不沉，不疾不徐，从容和缓，节律一致，是为有胃气。即使是病脉，不论浮、沉、迟、数，但有徐和之象，便是有胃气。

人以胃气为本，脉亦以胃气为本，有胃气则生，少胃气则病，无胃气则死。正如清代程国彭《医学心悟·脉法金针》所言："凡诊脉之要，有胃气曰生，胃气少曰病，胃气尽曰不治。"因此，诊察脉象胃气的盛衰有无，对于推断疾病的进退吉凶具有重要的意义。

2. 有神　即脉有"神气"。诊脉神之有无，可判断脏腑功能和精气之盛衰，对临床诊病辨证有着重要意义。脉象有神的主要表现是柔和有力，节律整齐。即使微弱之脉，微弱之中不至于完全无力的为有神；弦实之脉，弦实之中仍带有柔和之象、节律整齐的为有神。反之，脉来散乱，时大时小，时急时徐，时断时续，或弦实过硬，或微弱欲无，都是无神的脉象。

由于神以精气为物质基础，而精气产生于水谷之气，有胃即有神，故脉贵有神与脉有胃气的表现基本一致，都是具有和缓有力之象。正如周学海所说："脉以胃气为有神。"

值得注意的是，神是人体生命活动的整体外在表现，脉之神气是其中各种反映的一个方面。因此，观察脉神推测病情，须与全身情况结合，患者形神充沛，虽见脉神不振，尚有挽回之望；若形神已失，虽脉无凶象，亦不能掉以轻心。

3. 有根 即脉有"根基"。脉之有根、无根主要反映肾气的盛衰。肾气乃先天之本，元气之根，是人体脏腑组织功能活动的原动力，人身十二经脉全赖肾间动气之生发。因此，《难经·八难》说："诸十二经脉者，皆系于生气之原。所谓生气之原者，谓十二经之根本也，谓肾间动气也。此五脏六腑之本，十二经脉之根。"有根脉主要表现为尺脉有力、沉取不绝两个方面。因为尺脉候肾，沉取候肾，尺脉沉取应指有力，就是有根的脉象。若在病中，证虽危重，但尺脉沉取尚可摸得，则为肾气未绝，尚有生机。相反，若尺脉沉取不应，则说明肾气已败，病情危笃。

总之，脉贵有胃、有神、有根，是从不同侧面强调正常脉象的必备条件，三者相互补充而不能截然分开。不论是何种脉象，只要节律整齐，有力中不失柔和，和缓中不失有力，尺部沉取应指有力，就是有胃、有神、有根的表现，说明脾胃、心、肾等脏腑功能不衰，气血精神未绝，虽病而病尚轻浅，正气未伤，生机仍在，预后良好。

（二）脉象的生理变异

脉象和人体内外环境的关系非常密切，不但受年龄、性别、形体、生活起居和精神情志的影响，而且随着机体为适应内外环境的自身调节，可以出现各种生理性变异。

1. 影响因素

（1）四季气候 季节气候的变化时时影响着人体的生理活动，人体进行适应性调节形成的一定程度变化，亦可反映在脉象上。因此，正常人可表现出与时令气候相应的春弦、夏洪、秋毛、冬石的四季脉象。这是因为，春令虽阳气初升，但寒气未尽除，气机仍有约束之象，故脉稍弦；夏天阳气旺盛，气盛血涌，脉来势盛而去势衰，故脉来形体较大；秋天气机开始收敛，人应之而阳气乍敛，脉象来势洪盛已减，轻而如毛，故脉稍浮；冬日气候严寒，人应闭藏之气，阳气内潜，故脉来势沉而搏指。此为应时四季之脉，属无病，反此则病。因此，《素问·玉机真脏论》曰："脉从四时，谓之可治……脉逆四时，为不可治。"

（2）地理环境 地理环境也能影响脉象，南方地处低下，气候偏温，空气湿润，人体肌腠疏松，故脉多细软或略数；北方地势高峻，气候偏寒，空气干燥，人体肌腠紧缩，故脉多表现沉实。

（3）性别 由于性别的差异，体质有所不同，而脉象亦随之各异。一般来说，女性的脉势较男性的脉势弱，且至数稍快，脉形较细小。

（4）年龄 健康人的脉象，随年龄的增长而产生各种变异。3岁以内的小儿，一息七八至为平脉；5～6岁的小儿，一息六至为平脉；青年人的脉象较大且有力，老年人脉象多弦。所以，滑、弦都可以是相应年龄组的平脉。

（5）体质 身材高大者，脉的显现部位较长；身材矮小者，脉的显现部位较短。瘦人脉多浮；胖人脉多沉；运动员脉多缓而有力。由于禀赋的不同、体质的差异，有六脉同等沉细而无病者，称为六阴脉；有六脉同等洪大而无病者，称为六阳脉，均不属病脉。

（6）情志 恐惧、兴奋、忧虑、紧张等情绪的变化，常导致脉象的变异。《素问·经脉别论》指出："人之居处、动静、勇怯，脉亦为之变乎……凡人之惊恐、恚劳、动静，皆为变也。"例如，喜则伤心而脉多缓；怒则伤肝而脉多弦；恐则伤肾而脉多沉；惊则气乱而可脉动暂时无序等。当情绪恢复平静之后，脉象亦随之恢复正常。

（7）劳逸　剧烈活动之后，脉多洪数急疾；入睡之后，脉多迟缓。长期从事体力劳动者与从事脑力劳动者比较，脉多大而有力。

（8）饮食　酒后、饭后脉稍数而有力；饥饿时脉多缓弱乏力。

（9）昼夜　一日之中随着平旦、日中、日西、夜半的阴阳消长，脉象也有昼夜节律的变化。总体而言，昼日脉象偏浮而有力，夜间脉象偏沉而细缓。

2. 脉位变异　少数人的脉搏不见于寸口，而从尺部斜向手背，称为斜飞脉；若脉出现在寸口的背侧，称为反关脉；还有出现于腕侧其他位置者，都是生理特异的脉位，即桡动脉解剖位置的变异，不属病脉。

五、病理脉象

疾病反映于脉象的变化，称为病理脉象，简称"病脉"。一般说来，除了正常生理变化范围及个体生理特异变化之外的脉象，均属病脉。

（一）常见病理脉象

由于个人临证经验与对脉象体会的差异，历代医家对脉象的命名并不完全一致，分类亦有简繁差别。《黄帝内经》中记载有浮、沉、弦、钩等20余种脉象，虽然简要，但为后世对脉学的进一步研究奠定了基础。其后《伤寒杂病论》中记载26种，《脉经》总结分为24种，《景岳全书》只分为16种，《濒湖脉学》《三指禅》则分为27种，《诊家正眼》增疾脉而为28种，《脉理求真》博采医经及前贤名论，记述了30种脉象。近代临床所提及的脉象有浮、沉、迟、数、洪、细、虚、实、滑、涩、弦、紧、结、代、促、长、短、缓、濡、弱、微、散、芤、伏、牢、革、动、疾28种。

尽管脉象种类繁多，但各种脉象的特征均离不开脉位、至数、脉长、脉力、脉宽、脉律、流利度、紧张度8个要素的变化和相兼。诊察中应对各种脉象的主要特征仔细体察，认真辨识，方可将其作为了解疾病的病位、性质、邪正盛衰，以及判断病情轻重与预后的客观依据。

1. 浮脉

【脉象特征】轻取即得，重按稍减而不空，举之有余，按之不足。

浮脉可理解为"浅脉"，如《四言举要》云："浮脉法天，轻手可得；泛泛在上，如水漂木。"《难经·十八难》载："浮者，脉在肉上行也。"其脉象特征是脉的搏动在皮下较浅表的部位，即位于皮下浅层。因此，轻取即得，重按稍减而不空。

【临床意义】一般见于表证，亦见于虚阳浮越证。

【机理分析】《黄帝内经》称为毛脉，在时应秋，在脏应肺。

表证见浮脉是机体驱邪向外的表现。外邪侵袭肤表，卫阳抗邪于外，人体气血趋向于肤表，脉气亦鼓动于外，故见浮脉。邪盛而正气不虚时，脉浮而有力；虚人外感或邪盛正虚时，脉多浮而无力。外感风寒，则寒主收引，血管拘急，故脉多浮紧；外感风热，热则血流迫急，故脉多浮数。

若久病体虚，脉见浮而无力，散乱无根，可能为虚阳外越，病情危重之征象。正如《濒湖脉学》所说："久病逢之却可惊。"不可误作外感论治。

瘦人肌薄而见浮脉，桡动脉部位浅表而多显浮象，秋季脉象偏浮，皆属常脉。

相类脉

（1）散脉

【脉象特征】浮散无根，稍按则无，至数不齐。

散脉的脉象特征是浮取散漫，中候似无，沉候不应，漂浮无根，并常伴有脉律不齐，或脉力不匀，故散脉为浮而无根之脉。《濒湖脉学》喻其为"散似杨花散漫飞，去来无定至难齐"。

【临床意义】多见于元气离散，脏腑精气衰败，尤其是心、肾之气将绝的危重病证。

【机理分析】由于气血衰败，精气欲竭，阴阳不敛，元气耗散，脉气不能内敛，涣散不收，故脉轻取浮散而不聚，重按则无，漫无根蒂，至数不齐。因此，散脉为元气耗散，脏腑精气欲绝之危候。

（2）芤脉

【脉象特征】浮大中空，如按葱管。

芤脉的脉象特点是应指浮大而软，按之上下或两边实而中间空，说明芤脉位偏浮、形大、势软而中空。《濒湖脉学》云："芤形浮大軟如葱，边实须知内已空。"芤脉是脉道中血量减少，充盈度不足，紧张度低下的一种状态。

【临床意义】常见于失血、伤阴等病证。

【机理分析】血崩、呕血、外伤性大出血等突然失血过多之时，血量骤然减少，无以充脉；或因剧烈吐泻，津液大伤，血液不得充养，阴血不能维系阳气，阳气浮散于外，皆可见芤脉。正如《景岳全书·脉神章》所说："芤脉……为孤阳脱阴之候，为失血脱血，为气无所归，为阳无所附。"

（3）革脉

【脉象特征】浮而搏指，中空外坚，如按鼓皮。

革脉的脉象特点是浮取感觉脉管搏动的范围较大，硬而搏指，重按则空虚，有豁然而空之感，外坚中空如以指按压鼓皮之状。正如徐春甫所说："浮弦大虚，如按鼓皮，内虚外急。"

【临床意义】多见于亡血、失精、半产、漏下等病证。

【机理分析】因精血耗伤，脉道不充，正气不固，气无所恋而浮越于外，以致脉来浮大搏指，外急中空，恰似绷急的鼓皮，有刚无柔，此为太过，为无胃气的真脏脉，多属危候。

2. 沉脉

【脉象特征】轻取不应，重按始得，举之不足，按之有余。

沉脉显现的部位较正常脉深，故可理解为"深脉"。《脉诀汇辨》云："沉行筋骨，如水投石。"其脉象特点是脉管搏动的部位在皮肉之下靠近筋骨之处，故用轻指力按触不能察觉，用中等指力按触搏动也不明显，只有用重指力按到筋骨间才能感觉到脉搏明显的跳动。这是因为沉脉脉气沉，脉搏显现部位深所致。

【临床意义】主里证。有力为里实，无力为里虚。

【机理分析】沉脉的形成有虚实两方面因素。一为邪实内郁，正气尚盛，邪正相争于里，致气滞血阻，阳气被遏，不能鼓搏脉气于外，故脉沉而有力，可见于气滞、血瘀、食积、痰饮等病证；二为脏腑虚弱，气血不足，或阳虚气乏，升举鼓动无力，不能统运营血于外，故脉沉而无力，可见于各脏腑的虚证。

肥人脂厚肉丰，脉位深在，故脉多沉；冬季气血收敛沉潜，故脉象亦偏沉，《黄帝内经》称为"石脉"，在时应冬，在脏应肾。若两手六脉皆沉细而无临床症状，称为六阴脉，均可视为平脉，属于正常生理现象。

相类脉

（1）伏脉

【脉象特征】重按推筋着骨始得，甚则暂伏而不显。

伏脉的脉象特点是脉管搏动的部位隐伏于筋下，附着于骨上。诊脉时浮取、中取均不见，需用重指力直接按至骨上，然后推动筋肉才能触到脉动，甚则伏而不见。正如《脉经》所说："极重指按之，着骨乃得。"

【临床意义】主里证。常见于邪闭、厥证、痛极。

【机理分析】伏脉多为邪气内伏，脉气不得宣通而致。邪气闭塞，气血凝结，致正气不能宣通，脉管潜伏而不显，但必伏而有力，多见于暴病。如实邪内伏，气血阻滞所致气闭、热闭、寒闭、痛闭、痰闭等。如久病缠绵，气血虚损，阳气欲绝，不能鼓脉于外，而致脉搏沉伏着骨，必伏而无力。伏脉为正虚真气欲亡之兆，多见于卒中、昏迷、虚脱等危重之证，故《脉简补义》说："久伏致脱。"若两手脉涩伏，同时太溪与趺阳脉均不见者，属险证。

（2）牢脉

【脉象特征】沉而实大弦长，坚牢不移。

牢脉的脉象特点是脉位沉，应指范围超过寸、关、尺三部，脉势实大而弦。牢脉轻取、中取均不应，沉取始得，但搏动有力，势大形长，为沉、弦、大、实、长五种脉象的复合脉。

【临床意义】多见于阴寒内盛、疝气、癥积等病证。

【机理分析】牢脉多由病气坚实，阴寒内积，使阳气沉潜于下，固结不移所成。牢脉主实，有气血之分。癥积肿块，为实在血分；瘕聚疝气，是实在气分。若失血、阴虚等患者反见牢脉，当属危重征象。

3. 迟脉

【脉象特征】脉来迟慢，一息不足四至，相当于每分钟脉搏在 60 次以下。

迟脉为速率不及的脉象，《脉经》云："呼吸三至，去来极迟。"迟脉的脉象特点是脉动迟缓，至数一息不及四至，脉动的频率小于正常脉率。

【临床意义】多见于寒证，亦可见于邪热结聚之里实热证。

【机理分析】"迟主脏寒，其病为阴"。脉的搏动缘于血流，血属阴，血的运行有赖于阳气的推动。另外，血亦有得温则行、得寒则凝的特性。寒邪侵袭人体，困遏阳气，或阳气亏损，均可导致心动迟缓，气血凝滞，脉流不畅，使脉来迟慢。若为阴寒内盛而正气不衰的实寒证，则脉来迟而有力；若心阳不振，无力鼓运气血，则脉来迟而无力。

阳明腑实证多因邪热亢盛与肠道糟粕相搏，结为燥屎，实邪阻于肠中，腑气壅滞不通，气血运行受阻，故必迟而有力。迟脉不可一概认为是寒证。

此外，运动员或经过体力锻炼之人，在静息状态下脉来迟而和缓；正常人入睡后，脉率较慢，都属于生理性迟脉。

相类脉

缓脉

【脉象特征】一息四至，来去缓怠。

缓脉的脉象特点是脉率稍慢于正常脉而快于迟脉，每分钟 60 ~ 70 次。脉搏跳动从容和缓，不徐不疾。缓脉有平缓脉与病缓脉之分。脉来和缓，一息四至，往来调匀，从容不迫，是脉有胃气的表现，称为平缓脉，多见于正常人。若脉来怠缓无力，弛纵不鼓，则属于病缓脉。

【临床意义】多见于湿病，脾胃虚弱，亦可见于正常人。

【机理分析】缓为脾胃本脉。和缓有神，为脾气健旺，身体健康之征，故为平人之正脉。《三指禅》载："四时之脉，和缓为宗。"脾胃为气血生化之源，脾胃虚弱，气血不足，则脉道不充，亦无力鼓动，故脉象怠缓无力，弛纵不张。若湿性黏滞，阻遏脉道，气机被困，则脉来虽缓，必见怠慢不振，脉管弛缓有似困缚之象。若有病之人，脉转和缓，是正气恢复之征，疾病将愈。

4. 数脉

【脉象特征】脉来急促，一息五六至。

数脉脉象特点是脉率较正常为快，脉搏每分钟90～120次。《濒湖脉学》说："数脉一息六至，脉流薄疾。"因此，数脉为速率太过的脉象。

【临床意义】多见于热证，亦见于里虚证。

【机理分析】数脉是热证的主脉。《难经·九难》谓："数则为热。"实热内盛或外感病邪热亢盛，正气不衰，邪正相争，气血受邪热鼓动而运行加速，则见数而有力，往往热势越高，脉搏越快。病久阴虚，虚热内生，也可使气血运行加快，且因阴虚不能充盈脉道而致脉体细小，故阴虚者可见脉细数无力。

数脉还可见于气血不足的虚证，尤其是心气血虚证。心主血脉，主要依赖于心气的推动。若人体气血亏虚，为满足身体各脏腑、组织、器官生理功能的需要，心气勉其力而行之，则表现为心动变快而脉动加速、脉率增快，但必数而无力。若为阳虚阴盛，逼阳上浮，或为精血亏甚，无以敛阳，而致阳气外越，亦可见数而无力之脉。正如《景岳全书·脉神章》所说："凡患虚损者，脉无不数，数脉之病，唯损最多，愈虚则愈数，愈数则愈危，岂数皆热病乎？若以虚数作热数，则万无不败者矣。"总之，数脉主病较广，表、里、寒、热、虚、实，皆可见之，不可概作热论。

相类脉

疾脉

【脉象特征】脉来急疾，一息七八至。

疾脉的脉象特点是脉来急疾，脉率比数脉更快，相当于每分钟120次以上。《诊家枢要》云："疾，盛也。快于数而疾，呼吸之间脉七至。"

【临床意义】多见于阳极阴竭，元气欲脱之病证。

【机理分析】若疾而有力，按之愈坚，为阳亢无制，真阴垂绝之候，可见于外感热病之热邪亢极之时。若脉疾而虚弱或散乱，按之不鼓指，多为虚阳外越，元气欲脱。劳瘵亦可见疾脉，多属危候。

生理性疾脉可见于剧烈运动后。3岁以下小儿脉来一息七八至，亦为平脉，不作病脉论。

5. 虚脉

【脉象特征】三部脉举之无力，按之空豁，应指松软。虚脉亦是无力脉象的总称。

虚脉的含义有二：一是无力之脉，其脉象特点是脉搏搏动力量软弱，寸、关、尺三部，浮、中、沉三候均无力，是脉管的紧张度减弱，脉中充盈度不足的状态。《脉理求真》云："虚则豁然，浮大而软，按之不振。"另一个含义为无力脉象的总称，统括濡、弱、微、虚、散等多种无力脉象。

【临床意义】见于虚证，多为气血两虚。

【机理分析】虚脉主虚证。气虚不足以运其血，搏动力弱，故脉来无力；气虚不敛则脉管松弛，故按之空豁；血虚不能充盈脉管，脉道空虚，则脉来无力。迟而虚多阳气不足，数而虚多阴血亏虚，故虚脉包括气血两虚及脏腑诸虚。

相类脉

短脉

【脉象特征】首尾俱短，常只显于关部，而在寸、尺两部多不显。

短脉的脉象特点是脉搏搏动的范围短小，脉体不如平脉之长，脉动不满本位，多在关部应指较明显，而寸部及尺部常不能触及。正如《濒湖脉学》所云："短脉不及本位，应指而回，不能满部。"

【临床意义】多见于气虚或气郁等证。

【机理分析】《素问·脉要精微论》说："短则气病。"短而无力为气虚，短而有力为气郁。气虚不足，无力推动血行，则气血不仅难以达于四末，亦不能充盈脉道，致使寸口脉短缩且无力。气滞血瘀或痰凝食积，致使气机阻滞，脉气不能伸展而见短脉者，必短涩而有力，故短脉不可盖作虚证论。

6. 实脉

【脉象特征】三部脉举按均充实有力，其势来去皆盛，应指幅幅。实脉亦为有力脉象的总称。

实脉的含义有二：一是有力之脉，其脉象特点是脉搏搏动力量强，寸、关、尺三部，浮、中、沉三候均有力量，脉管宽大。《濒湖脉学》云："实脉浮沉皆得，脉大而长，微弦，应指幅幅然。"实脉的另一个含义是一切有力脉象的总称，统括洪、长、实、弦、紧、牢等有力脉象。

【临床意义】见于实证，亦见于常人。

【机理分析】邪气亢盛而正气不虚，邪正相搏，气血壅盛，脉道坚满充盈，故脉来充实有力。

若为久病出现实脉，则预后多不良，往往为孤阳外脱的先兆，但必须结合其他症状加以辨别。

实脉也见于正常人，必兼和缓之象，且无病证表现。一般两手六脉均实大者，称为六阳脉，是气血旺盛的表现。

相类脉

长脉

【脉象特征】首尾端直，超过本位。

长脉的脉象特点是脉搏的搏动范围显示较长，超过寸、关、尺三部，首尾端直，如循长竿。向前超逾寸部至鱼际者称为溢脉，向后超逾尺部者又称履脉。

【临床意义】常见于阳证、热证、实证，亦可见于平人。

【机理分析】长脉主阳热内盛等有余之证。若热盛、痰火内蕴、阳亢，正气不衰，使气血壅盛，脉道充实而致脉长而有力，前后超过寸尺，如循长竿之状。

正常人气血旺盛，精气盛满，脉气充盈有余，故搏击之势过于本位，可见柔和之长脉，为强壮之征象。老年人两尺脉长而滑实，多长寿。《素问·脉要精微论》说："长则气治。"这说明长脉亦是气血充盛，气机条畅的反映。

7. 洪脉

【脉象特征】脉体宽大而浮，充实有力，来盛去衰，状若波涛汹涌。

洪脉的脉象特征主要表现在脉搏显现的部位、形态和气势3个方面，脉体宽大，搏动部位浅表，指下有力。脉来状如波峰高大陡峻的波涛，汹涌盛满，充实有力，即所谓"来盛"，呈现出浮、大、强的特点；脉去如落下之波涛，较来时势缓力弱，即所谓"去衰"，其脉势亦较正常脉为甚。

【临床意义】多见于阳明气分热盛，亦主邪盛正衰。

【机理分析】洪脉，在时应夏，在脏应心。洪脉多见于外感热病的极期阶段，如伤寒阳明经证或温病气分证。此时由于阳气有余，内热鸱张，且正气不衰而奋起抗邪，邪正剧烈交争，致使脉道扩张，气盛血涌，故脉大而充实有力。

若久病气虚，或虚劳、失血、久泄等病证而出现洪脉，必浮取盛大，而沉取无力无根，或见躁疾，为阴精耗竭，孤阳将欲外越之兆，多属危候。

此外，夏令阳气亢盛，肤表开泄，气血向外，故脉象稍现洪大，为夏令之平脉。

相类脉

大脉

【脉象特征】脉体宽大，但无脉来汹涌之势。大脉的特点是寸口三部皆脉大而和缓、从容。

【临床意义】多见于健康人，或为病进。

【机理分析】健康人见之，为体魄健壮的征象。疾病中若脉大，则提示病情加重，故《素问·脉要精微论》说："大则病进。"脉大而数实者为邪实，如《伤寒论·辨阳明病脉证并治》云："伤寒三日，阳明脉大。"若脉大而无力者为正虚，《金匮要略·血痹虚劳病脉证并治》云："夫男子平人，脉大为劳，极虚亦为劳。"

8. 细脉

【脉象特征】脉细如线，但应指明显。

细脉的脉象特点是脉道狭小，往来如线，但按之不绝，应指明显。

【临床意义】多见于虚证或湿证。

【机理分析】气虚则无力鼓动血行，阴血亏虚不能充盈脉道，故脉来细小如线或无力。《诊家枢要》说："来往微细如线，盖血冷气虚，不足以充故也。"湿性重浊黏滞，脉道受湿邪困遏，气血运行不利而致脉体细小而缓。若温热病神昏谵语见细数脉，则为热邪深入营血或邪陷心包之征象。

相类脉

（1）*濡脉*

【脉象特征】浮细无力而软。

濡脉的脉象特点是位浮、形细、势软。其脉管搏动的部位在浅表，形细势软而无力，如絮浮水，轻取即得，重按不显，故又称软脉。《脉诀刊误》云："濡者阴也……极软而浮细，轻手乃得，不任寻按。"

【临床意义】多见于虚证或湿证。

【机理分析】脉道因气虚而不敛，无力推运血行，形成松弛软弱之势；精血虚而不荣于脉，脉道不充，则脉形细小，应指乏力。如湿困脾胃，郁遏阳气，阻压脉道，也可以出现濡脉，故《脉如》云："濡为中湿。"

（2）*弱脉*

【脉象特征】沉细无力而软。

弱脉的脉象特点是位沉、形细、势软。由于脉管细小不充盈，其搏动部位在皮肉之下靠近筋骨处，指下感到细而无力。《脉经》云："极软而沉细，按之欲绝指下。"

【临床意义】多见于阳气虚衰、气血两虚证。

【机理分析】脉为血之府，阴血亏少，不能充其脉道，故脉形细小；阳气衰少，无力推动血液运行，脉气不能外鼓，则脉深沉而软弱无力。久病正虚，见脉弱为顺；新病邪实，见脉弱为逆。

（3）*微脉*

【脉象特征】极细极软，按之欲绝，若有若无。

微脉的脉象特点是脉形极细小，脉势极软弱，以致轻取不见，重按不明显，似有似无。《脉理求真》云："微则似有若无，欲绝不绝，指下按之，稍有模糊之象。"

【临床意义】多见于气血大虚，阳气衰微。

【机理分析】营血大虚，脉道失充，阳气衰微，鼓动无力，故见微脉，按之欲绝，似有似无。若久病脉微，是正气将绝，气血衰微之兆；新病脉微，则是阳气暴脱之征，临床上多见于心肾阳衰及暴脱的患者，或久病元气大虚者。正如《景岳全书·脉神章》所说："微脉……乃血气俱虚之候……而尤为元阳亏损，最是阴寒之候。"

9. 滑脉

【脉象特征】往来流利，应指圆滑，如盘走珠。

滑脉的脉象特点是脉搏形态应指圆滑如珠，其搏动极其流利，往来之间有一种由尺部向寸部回旋滚动的感觉，可以理解为流利脉。《诊家正眼》云："滑脉替替，往来流利，盘珠之形，荷露之义。"

【临床意义】多见于痰湿、食积和实热等病证。

【机理分析】《素问·脉要精微论》说："滑者，阴气有余也。"痰湿留聚，食积饮停，皆为阴邪内盛，实邪壅盛于内，气实血涌，故脉见圆滑流利而无滞碍。火热之邪波及血分，血行加速，则脉来亦滑，但必兼数。正如《脉简补义》所说："夫滑者，阳气之盛也，其为病本多主热而有余。"

若其人平素健康，脉来滑利而和缓，是荣卫充实之兆，属平脉，多见于青壮年人。育龄妇人经停而见脉滑，应考虑有妊娠可能。

相类脉

动脉

【脉象特征】脉形如豆，滑数有力，厥厥动摇，关部尤显。

动脉的脉象特点是同时见有短、滑、数3种脉象的特点，其脉搏搏动部位在关部明显，应指如豆粒动摇。因此，《脉经》说："动脉，见于关上，无头尾，大如豆，厥厥然动摇。"

【临床意义】常见于惊恐、疼痛。

【机理分析】动脉是因阴阳相搏，升降失和，使其气血冲动，而脉道随其气血冲动搏动而成。痛则气结，阴阳不和，气血阻滞；惊则气乱，气血运行乖违，脉行躁动不安，则出现滑数而短的动脉，故《濒湖脉学》有"动脉专司痛与惊"之论。

10. 涩脉

【脉象特征】形细而行迟，往来艰涩不畅，脉势不匀。

涩脉的脉象特点是脉形较细、短，脉来较慢，其搏动往来迟滞艰涩，极不流利，脉律与脉力不匀，呈三五不调之状。滑伯仁喻为"如轻刀刮竹"，可理解为不流利脉。

【临床意义】多见于气滞、血瘀、痰食内停和精伤、血少。

【机理分析】气滞、血瘀、痰浊、宿食等邪气内停，阻滞脉道，气机不畅，血行壅滞，以致脉气往来艰涩。此系实邪内盛，正气未衰，故脉涩而有力。精血亏少，津液耗伤，不能充养脉道，久而脉失濡润，气血运行不畅，以致脉气往来艰涩而无力。总之，脉涩而有力者，为实证；脉涩而无力者，为虚证。

11. 弦脉

【脉象特征】端直以长，如按琴弦。

弦脉的脉象特点是脉形端直而形长，脉势较强、脉道较硬，切脉时有挺然指下、直起直落的感觉，故形容为"从中直过""挺然于指下"。其弦硬程度随病情轻重而不同，轻则如按琴弦，重则如按弓弦，甚至如循刀刃。

【临床意义】多见于肝胆病、疼痛、痰饮等，或胃气衰败。

【机理分析】弦脉在脏应肝，弦是脉气紧张的表现。

肝主疏泄，条畅气机，以柔和为贵。若情志不遂，肝气郁结，疏泄失常，气郁不利致经脉拘束，则见弦脉。气机阻滞，阴阳不和，亦可致脉弦。若疟邪侵入，伏于半表半里，少阳枢机不利，亦可见弦脉，如《金匮要略·疟病脉证并治》谓："疟脉自弦。"寒热诸邪、疼痛、痰饮等，均可使肝失条达，气机阻滞，阴阳不和，脉气因而紧张，故脉可强硬而弦，并随邪气性质不同而或为弦紧，或为弦数，或为弦滑等。

虚劳内伤，中气不足，肝木乘脾土；或肝病及肾，阴虚阳亢，也可见弦脉，但应为弦缓或弦细。如脉弦劲如循刀刃，为生气已败，病多难治。《脉诀刊误》说："弦而耎，其病轻；弦而硬，其病重。"这种以脉中胃气的多少来衡量病情轻重的经验，临床有一定意义。

春季平人脉象多稍弦，是由于初春阳气主浮而天气犹寒，脉道稍带敛束，故脉如琴弦之端直而挺然，此为春季平脉。老年人脉象多弦硬而失柔和，为精血衰减，脉道失其濡养而弹性降低的征象，属于生理性退化表现。

相类脉

紧脉

【脉象特征】脉来绷急弹指，状如牵绳转索。

紧脉的脉象特点是脉势紧张有力，坚搏抗指，且有旋转绞动或左右弹指的感觉。《诊家正眼》云："紧脉有力，左右弹人，如绞转索，如切紧绳。"

【临床意义】多见于实寒证、疼痛、食积等。

【机理分析】寒邪侵袭机体，正气未衰，正邪相争剧烈，脉管收缩紧束而拘急，则脉来绷急而搏指，状如切绳，故主实寒证。寒邪在表，脉见浮紧；寒邪在里，脉见沉紧，故《景岳全书·脉神章》云："紧脉为阴多阳少，乃阴邪激搏之候。"诸痛、宿食出现紧脉，亦为寒邪积滞与正气相搏，脉失柔和所致。

12. 结脉

【脉象特征】脉来缓慢，时有中止，止无定数。

结脉的脉象特点是脉来迟缓，脉律不齐，有不规则的歇止。《脉经》曰："结脉，往来缓，时一止复来。"《诊家正眼》称结脉是"迟滞中时见一止"。

【临床意义】多见于阴盛气结、寒痰血瘀，亦可见于气血虚衰等证。

【机理分析】阴寒偏盛则脉气凝滞，故脉率缓慢；气结、痰凝、血瘀等积滞不散，心阳被抑，脉气阻滞而失于宣畅，故脉来缓慢而时有一止，且为结而有力；若久病气血衰弱，尤其是心气、心阳虚衰，鼓动无力，气血运行不畅，脉气不续，故脉来缓慢而时有一止，且为结而无力。

相类脉

（1）代脉

【脉象特征】脉来一止，止有定数，良久方还。

代脉的脉象特点是脉势较软弱，脉律不齐，表现为有规则的歇止，歇止的时间较长。《脉经》云："代脉，来数中止，不能自还，因而复动。"《诊家正眼》亦载："代为禅代，止有常数。"

【临床意义】见于脏气衰微，疼痛、惊恐、跌仆损伤等。

【机理分析】脏气衰微，元气不足，鼓动乏力，以致脉气不相接续，故脉来时有歇止，良久复还，脉虚无力。《伤寒溯源集》云："代，替代也，气血虚惫，真气衰微，力不支给。"另外，疼痛、惊恐、跌打损伤等见代脉，是因暂时性的气结、血瘀、痰凝等阻抑脉道，血行涩滞，脉气不能衔接，而致脉代而应指有力。

（2）促脉

【脉象特征】脉来数而时有一止，止无定数。

促脉的脉象特点是脉来急促，节律不齐，有不规则的歇止。《脉经》云："促脉，来去数，时一止复来。"

【临床意义】多见于阳盛实热、气血痰食停滞，亦见于脏气衰败。

【机理分析】阳邪亢盛，热迫血行，心气亢奋，故脉来急数；热灼阴津则津血衰少，心气受损，脉气不相接续，故脉有歇止；气滞、血瘀、痰饮、食积等有形实邪阻滞，脉气接续不及，亦可时见歇止。两者均为邪气内扰，脏气乖违，脉不接续所致，故其脉来促而有力。

若因真元衰惫，心气亏损，虚阳浮动，亦可致脉气不相顺接而见促脉，但必促而无力。《诊家正眼》指出："若真元衰惫，则阳弛阴涸，失其揆度之常，因而歇止者，其症为重。"正常人亦有因情绪激动、过劳、酗酒、饮用浓茶等而偶见促脉者。

（二）相似脉的鉴别

在28种常见病脉中，有些脉象很相似，容易混淆不清。正如王叔和在《脉经·序》中所云："脉理精微，其体难辨……在心易了，指下难明。"因此，必须注意相似脉的鉴别。对此，历代医家积累了丰富的经验，如李时珍在《濒湖脉学》中编有言简意赅的"相类诗"加以鉴别；徐灵胎更具体地说明脉象的鉴别可用近似脉象相比的比类法，以及用相反脉象对比的对举法。

1. 比类法　比类法可从两个方面着手：一是归类，或称分纲，即将相似的脉象归为一类；二是辨异，即分析相似脉象的区别。

（1）归类　由于脉象繁多，且有很多脉象彼此相似，不易掌握和记忆，将28种脉进行归类、分纲，就能提纲挈领，执简驭繁。

以往对脉象的分类标准并不一致。东汉张仲景把脉象分成阴阳两大类：浮、数、大、动、滑诸脉为阳脉，沉、涩、弱、弦、微诸脉为阴脉；宋代崔嘉彦以浮、沉、迟、数四脉为纲，将24脉隶属其下；元代滑伯仁主张以浮、沉、迟、数、滑、涩六脉统辖各脉；清代陈修园则主张以浮、沉、迟、数、细、大、短、长八脉为纲，以统各脉。

各种病脉均是在邪正斗争中形成的，辨证以表里、寒热、虚实为纲，脉象则有浮、沉、迟、数、虚、实之相应。因此，现按浮、沉、迟、数、虚、实六纲脉加以归类比较（表4-4）。

表4-4　常见病脉归类简表

脉纲	共同特点	相类脉		
		脉名	脉象	主病
浮脉类	轻取即得	浮	举之有余,按之不足	表证,亦见于虚阳浮越证
		洪	脉体阔大,充实有力,来盛去衰	热盛
		濡	浮细无力而软	虚证,湿困
		散	浮取散漫而无根,伴至数或脉力不匀	元气离散,脏气将绝
		芤	浮大中空,如按葱管	失血,伤阴之际
		革	浮而搏指,中空边坚	亡血、失精、半产、崩漏

脉纲	共同特点	相类脉		
		脉名	脉象	主病
沉脉类	重按始得	沉	轻取不应,重按始得	里证
		伏	重按推至筋骨始得	邪闭、厥证、痛极
		弱	沉细无力而软	阳气虚衰、气血俱虚
		牢	沉按实大弦长	阴寒内积、疝气、癥积
迟脉类	一息不足四至	迟	一息不足四至	寒证,亦见于邪热积聚
		缓	一息四至,脉来怠缓	湿病,脾胃虚弱,亦见于平人
		涩	往来艰涩,迟滞不畅	精伤、血少、气滞、血瘀、痰食内停
		结	迟而时一止,止无定数	阴盛气结、寒痰瘀血、气血虚衰
数脉类	一息五至以上	数	一息五至以上,不足七至	热证,亦主里虚证
		疾	脉来急疾,一息七八至	阳极阴竭,元气欲脱
		促	数而时一止,止无定数	阳热亢盛、瘀滞、痰食停积、脏气衰败
		动	脉短如豆,滑数有力	疼痛、惊恐
虚脉类	应指无力	虚	举按无力,应指松软	气血两虚
		细	脉细如线,应指明显	气血俱虚、湿证
		微	脉细极软,似有似无	气血大虚、阳气暴脱
		代	迟而中止,止有定数	脏气衰微、疼痛、惊恐、跌仆损伤
		短	首尾俱短,不及本部	有力主气郁,无力主气损
实脉类	应指有力	实	举按充实有力	实证,平人
		滑	往来流利,应指圆滑	痰湿、食积、实热及青壮年、孕妇
		弦	端直以长,如按琴弦	肝胆病、疼痛、痰饮等,老年健康者
		紧	绷急弹指,状如转索	实寒证、疼痛、宿食
		长	首尾端直,超过本位	阳气有余、阳证、热证、实证,平人
		大	脉体宽大,无汹涌之势	健康人,病进

（2）辨异　在了解同类脉象相似特征的基础上，再将不同之处进行比较而予以区别，就是脉象的辨异。这样有比较有鉴别，更易于掌握，也便于诊察。

①浮脉与濡脉、芤脉、革脉、散脉：五种脉象的脉位均表浅，轻取皆可得。不同的是浮脉举之有余，重按稍减而不空，脉形不大不小；芤脉浮大无力，中间独空，如按葱管；濡脉浮细无力而软，重按若无；革脉是浮取弦大搏指，外急中空，如按鼓皮；散脉是浮而无根，至数不齐，脉力不匀。

②沉脉与伏脉、牢脉、弱脉：四种脉象的脉位均在皮下深层，故轻取不应。不同的是沉脉重按乃得；伏脉较沉脉部位更深，须推筋着骨始得其形，甚则暂时伏而不见；牢脉沉取实大弦长，坚牢不移；弱脉是沉而细软，搏动无力，按之乃得。

③迟脉与缓脉、结脉：三者脉率均小于五至。但迟脉一息不足四至；缓脉虽然一息四至，但脉来怠缓无力；结脉不仅脉率不及四至，而且有不规则的歇止。

④数脉与疾脉、滑脉、促脉：数脉、疾脉与促脉的共同点是脉率均快于正常脉象。不同的是数脉一息五至以上，不足七至；疾脉一息七八至；促脉不仅脉率每息在五至以上，且有不规则的

歇止。而滑脉仅指脉势上往来流利，应指圆滑，不受脉率限定，可似数但并不数。

⑤细脉与微脉、弱脉、濡脉：四种脉象都是脉形细小且脉势软弱无力。细脉形小如线而应指明显；微脉则极软极细，按之欲绝，若有若无，起落模糊；弱脉为沉而细软，搏动无力；濡脉为浮细而无力，即脉位与弱脉相反，轻取即得，重按反不明显。

⑥弦脉与紧脉、长脉：弦脉与紧脉，二者均为脉气紧张，但弦脉如按琴弦之上，无绷急之势；紧脉端直绷急，弹指如牵绳转索。弦脉与长脉相似，长脉首尾俱端，过于本位，如循长竿，但长而不急；弦脉端直以长，但脉气紧张，指下如按琴弦。

⑦实脉与洪脉：二者在脉势上都是充实有力。但实脉应指有力，举按皆然，来去俱盛；而洪脉浮而有力，状若波涛汹涌，盛大满指，来盛去衰。

⑧短脉与动脉：二者在脉搏搏动范围上都较小，仅关部明显。但短脉常兼迟涩；动脉其形如豆，常兼滑数有力之象。

⑨结脉与代脉、促脉：三者均属有歇止的脉象。但促脉为脉数而中止，结脉为脉缓而中止，二者歇止均不规则；代脉是脉来一止，其歇止有规则，且歇止时间较长。

2. 对举法　对举法是把两种相反的脉象对比而加以鉴别的方法。除上述六纲脉的分类包含有对举的内容之外，再举例说明如下。

（1）浮脉与沉脉　是脉位浅深相反的两种脉象。浮脉脉位浅表，轻取即得，重按反弱，"如水漂木"；沉脉脉位深沉，轻取不应，重按始得，"如水投石"。

（2）迟脉和数脉　是脉率慢快相反的两种脉象。迟脉脉率比平脉慢，一息不足四至；数脉脉率比平脉快，一息五至以上不足七至。

（3）虚脉与实脉　是脉搏气势相反的两种脉象。虚脉三部脉举按均无力；实脉三部脉举按皆有力。

（4）滑脉与涩脉　是脉搏流利度相反的两种脉象。滑脉是往来流利，应指圆滑，"如盘走珠"；涩脉是往来艰涩，滞涩不畅，"如轻刀刮竹"。

（5）洪脉与细脉　是脉体大小和气势强弱相反的两种脉象。洪脉的脉体宽大，充实有力，来势盛而去势衰；细脉脉体细小如线，其势软弱无力，但应指明显。

（6）长脉与短脉　是脉位长短相反的两种脉象。长脉的脉象是脉管搏动的范围超过寸、关、尺三部；短脉的脉象是脉管的搏动短小，仅在关部明显，而在寸、尺两部不明显。

（7）紧脉与缓脉　是脉搏气势相反的两种脉象。紧脉脉势紧张有力，如按切绞绳转索，脉管的紧张度较高；缓脉脉势怠缓，脉管的紧张度较低，且脉来一息仅四至。

（8）散脉与牢脉　是脉位与气势相反的两种脉象。散脉脉位浅表，浮取应指，脉势软弱，散而零乱，至数不清，中取、沉取不应；牢脉脉位深沉，脉势充实有力，大而弦长，坚牢不移。

（三）相兼脉与主病

凡两种或两种以上的单因素脉相兼出现，复合构成的脉象即称为"相兼脉"或"复合脉"。

由于疾病是一个复杂的过程，可以由多种致病因素相兼致病，疾病中邪正斗争的形势会不断发生变化，疾病的性质和病位亦可随之而变。因此，患者的脉象经常是两种或两种以上相兼出现。

在 28 脉中，有的脉象属于单因素脉，如浮、沉、迟、数、长、短、大、细等脉便属此类；而有些脉本身就是由几种单因素脉合成的，如弱脉是由沉、细、软三种因素合成；濡脉是由浮、细、软三种因素合成；动脉由滑、数、短三者合成；牢脉由沉、实、大、弦、长五种合成。

实际上，临床所见脉象基本上都是复合脉。因为脉位、脉数、脉形、脉势等都只是从一个侧面论脉，而诊脉时则必须从多方面进行综合考察，论脉位不可能不涉及脉之数、形、势，其余亦然。如数脉，必究其是有力还是无力，是浮数还是沉数，是洪数还是细数等。

这里尚需介绍其他一些复合脉，如浮数为二合脉，沉细数为三合脉，浮数滑实为四合脉。

只要不是性质完全相反的脉，一般均可相兼出现。这些相兼脉象的主病，往往就是各种单因素脉象主病的综合。临床常见相兼脉及其主病列举如下。

浮紧脉：多见于外感寒邪之表寒证，或风寒痹证疼痛。

浮缓脉：多见于风邪伤卫，营卫不和的太阳中风证。

浮数脉：多见于风热袭表的表热证。

浮滑脉：多见于表证夹痰，常见于素体多痰湿而又感受外邪者。

沉迟脉：多见于里寒证。

沉弦脉：多见于肝郁气滞，或水饮内停。

沉涩脉：多见于血瘀，尤常见于阳虚而寒凝血瘀者。

沉缓脉：多见于脾虚，水湿停留。

沉细数脉：多见于阴虚内热或血虚。

弦数脉：多见于肝郁化火或肝胆湿热、肝阳上亢。

弦紧脉：多见于寒证、痛证，常见于寒滞肝脉，或肝郁气滞等所致疼痛。

弦细脉：多见于肝肾阴虚或血虚肝郁，或肝郁脾虚等证。

弦滑数脉：多见于肝火夹痰、肝胆湿热或肝阳上扰、痰火内蕴等病证。

滑数脉：多见于痰热、湿热或食积内热。

洪数脉：多见于阳明经证、气分热盛，亦可见于外感热病。

综上所述，任何脉象都包含着部位、至数、长度、宽度、力度、节律、流利度、紧张度等方面的因素，当某一因素突出表现异常时，就以此单一因素而命名，如以脉位浮为单一的突出表现，而脉率适中，脉的形和势不大不小、和缓从容，即称为浮脉；如脉位浮而脉率速，其他因素无异常时，称为浮数脉。又如脉沉而脉形小，脉软无力时，可采用已经定义了的脉名——弱脉；亦可将几种特征并列而命名为沉细无力脉。总之，辨脉时务必考察诸方面的因素，并将各种变化因素作为辨证诊断的依据。

（四）真脏脉

真脏脉又称"败脉""绝脉""死脉""怪脉"，是由于无胃气而真脏之气外泄的脉象，其特点是无胃、无神、无根。无胃之脉象以无冲和之意，应指坚搏为主要特征；无神之脉象以脉形散乱，脉律无序，或有或无为主要特征；无根之脉象以浮大散乱或微弱不应指为主要特征。

真脏脉的出现，绝大部分表示病邪深重，元气衰竭，胃气已败，是病情极度危重，濒临死亡的征象。《素问·玉机真脏论》说："邪气胜者，精气衰也。故病甚者，胃气不能与之俱至于手太阴，故真脏之气独见。独见者，病胜脏也，故曰死。"并具体描述不同真脏脉的形态及预后："真肝脉至，中外急，如循刀刃责责然，如按琴瑟弦……真心脉至，坚而搏，如循薏苡子累累然……真肺脉至大而虚，如以毛羽中人肤……真肾脉至，搏而绝，如指弹石辟辟然……真脾脉至，弱而乍数乍疏……诸真脏脉见者，皆死不治也"。值得指出的是，随着医疗技术的不断提高，通过不断研究和临床实践，对真脏脉亦有新的认识，其中有一部分是由于心脏器质性病变所致，不一定是无药可救的死证，应仔细观察，尽力救治。

《医学入门》总结了"雀啄连来三五啄，屋漏半日一滴落，弹石硬来寻即散，搭指散乱真解索，鱼翔似有又似无，虾游静中跳一跃，更有釜沸涌如羹，旦占夕死不须药"。7 种怪脉的脉象表现，分述如下。

1. 釜沸脉

【脉象特征】脉在皮肤，浮数之极，至数不清，如釜中沸水，浮泛无根。

《世医得效方》曰："釜沸如汤涌沸，息数俱无。"其特点为脉位极表浅，至数极快，脉力弱且重按无根。

【临床意义】三阳热极，阴液枯竭。

2. 鱼翔脉

【脉象特征】脉在皮肤，头定而尾摇，似有似无，如鱼在水中游动。

《医学入门》曰："鱼翔脉在皮肤，其本不动，而末动摇，如鱼之在水中，身尾帖然，而尾独悠飏之状。"其特点是脉位极浮，至数极慢，脉律严重不齐，似有似无，重按无根。

【临床意义】三阴寒极，亡阳于外。

3. 虾游脉

【脉象特征】脉在皮肤，来则隐隐其形，时而跃然而去，如虾游冉冉，忽而一跃的状态。

《世医得效方》曰："状如虾游水面，杳然不见，须臾又来，隐隐然不动。"其特点为脉位极浮，至数慢，脉律严重紊乱，脉力极弱而不匀，时而突然一跳随即隐没，重按无根。

【临床意义】阴绝阳败，主死。

4. 屋漏脉

【脉象特征】脉在筋肉之间，如屋漏残滴，良久一滴，溅起无力，状如水滴溅地貌。

《脉经》曰："屋漏者，其来既绝而止，时时复起而不相连属也。"其特点为脉位居中或沉，至数极慢，一息二至，脉律规则或不规则，脉力弱。

【临床意义】脾气衰败，化源枯竭，胃气荣卫俱绝。

5. 雀啄脉

【脉象特征】脉在筋肉之间，连连数急，三五不调，止而复作，如雀啄食之状。

《脉诀乳海》曰："凡雀之啄食，必连连啄之……脉来甚数而疾，绝止复顿来也。"其特点为脉位居中或沉，至数快，脉律不齐，在连续三五次快速搏动后出现一次较长的歇止，反复出现，并伴有脉力不匀。

【临床意义】脾之谷气绝于内。

6. 解索脉

【脉象特征】脉在筋肉之间，乍疏乍密，散乱无序，如解乱绳状。

《医学入门》曰："解索脉如解乱绳之状，指下散散无复次第，五脏绝也。"其特点为脉位居中或沉，至数时快时慢，脉律严重紊乱，散乱无序，脉力强弱不等，绝无规律。

【临床意义】肾与命门之气皆亡。

7. 弹石脉

【脉象特征】脉在筋骨之间，如指弹石，劈劈凑指。

《脉诀乳海》曰："弹石者，如指弹于石上，劈劈而坚硬也。"其特点为脉位偏沉，至数偏快，脉律基本规则，紧张度极高，毫无柔和软缓之象。

【临床意义】肾水枯竭，阴亡液绝，孤阳独亢，风火内燔。

六、妇人脉和小儿脉

（一）妇人脉

妇人有经、孕、产育等特殊的生理活动及其病理变化，因而其脉诊亦有一定的特殊性。

1. 诊月经脉 妇人左关、尺脉忽洪大于右手，口不苦，身不热，腹不胀，是月经将至。寸、关脉调和而尺脉弱或细涩者，月经多不利。

妇人闭经，尺脉虚细而涩者，多为精血亏少的虚闭；尺脉弦或涩者，多为气滞血瘀的实闭；脉象弦滑者，多为痰湿阻于胞宫。

2. 诊妊娠脉 已婚妇女，平时月经正常，突然停经，脉来滑数冲和，兼饮食偏嗜者，多为妊娠之征。《素问·阴阳别论》云："阴搏阳别，谓之有子。"《素问·平人气象论》又云："妇人手少阴脉动甚者，妊子也。"妇人两尺脉搏动强于寸脉或左寸脉滑数动甚者，均为妊娠之征。尺脉候肾，胞宫系于肾，妊娠后胎气鼓动，故两尺脉滑数搏指，异于寸部脉者为有孕之征。此两说可供临床参考。

（二）小儿脉

诊小儿脉在《黄帝内经》中已有记述，自后世医家提出望小儿食指络脉的诊法以后，对于3岁以内的婴幼儿，往往以望食指络脉代替脉诊。

1. 一指三部诊法 小儿寸口部位短，难以布三指以分三关，故诊小儿脉的方法与诊成人不同，常采用一指总候三部诊法，简称"一指定三关"。

操作方法是用左手握小儿手，对3岁以内婴幼儿，医生可用右手拇指或食指按于其掌后高骨处诊得脉动，不分三部，以定至数为主（图4-9）；对3～5岁病儿，以高骨中线为关，向高骨的前后两侧（掌端和肘端）滚转寻三部（图4-10）；对6～8岁病儿，可以向高骨的前后两侧（掌端和肘端）挪动拇指，分别诊寸、关、尺三部；对9～10岁病儿，可以次第下指，依寸、关、尺三部诊脉；对10岁以上的病儿，则可按诊成人脉的方法取脉。

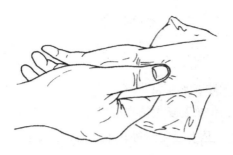
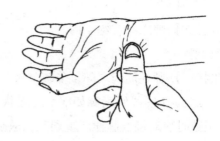

图4-9　诊小儿脉法示意图1　　　　　　　　图4-10　诊小儿脉法示意图2

2. 小儿脉象主病　小儿脏腑娇嫩，形气未充，且又生机旺盛，发育迅速，故正常小儿的平和脉象，较成人脉软而速，年龄越小，脉搏越快。若按成人正常呼吸定息，2～3岁的小儿，脉动6～7次为常脉，每分钟脉跳100～120次；5～10岁的小儿，脉动6次为常脉，约每分钟脉跳100次左右。

小儿疾病一般比较单纯，故其病脉也不似成人那么复杂，主要以脉的浮、沉、迟、数辨病证的表、里、寒、热；以脉的有力、无力定病证的虚、实。浮脉多见于表证，浮而有力为表实，浮而无力为表虚；沉脉多见于里证，沉而有力为里实，沉而无力为里虚；迟脉多见于寒证，迟而有力为实寒，迟而无力为虚寒；数脉多见于热证，浮数为表热，沉数为里热，数而有力为实热，数而无力为虚热。

此外，痰热壅盛或食积内停可见滑脉；湿邪为病可见濡脉；心气、心阳不足可见歇止脉。

七、脉诊的临床意义及临床运用

（一）脉诊的临床意义

诊脉是中医临床不可缺少的诊察步骤和内容。脉诊之所以重要，是由于脉象能传递机体各部分的生理病理信息，是了解机体脏腑功能变化及气血运行状态的窗口，可为诊断病证提供重要依据。

中医整体观指出，人体是一个有机的整体，机体各部分有赖经络气血的运行流注和温煦濡养而发挥功能；同时人体又与自然界相应，人的经脉气血随日月运转而产生相应的变化，正如《素问·脉要精微论》所说："四变之动，脉与之上下。"上述各种生命现象，都可通过脉象的动态变化及时地反映出来。但是，脉象的生理性变异有一定的限度和规律。当机体遭受外邪侵扰时，这种生理性平衡就遭到破坏，造成气血、脏腑功能逆乱，反映在脉象上就出现各种病脉。《景岳全书·脉神章》载："脉者，血气之神，邪正之鉴也。有诸中必形诸外，故血气盛者脉必盛，血气衰者脉必衰，无病者脉必正，有病者脉必乖。"脉象的盛、衰、正、乖，都是气血邪正的外在表现，通过诊脉可了解气血的虚实、阴阳的盛衰、脏腑功能的强弱，以及邪正力量的消长，为治疗提供依据。医生不识脉就无以辨证，不辨证就无以论治，只有精通脉理，方能成为良医。脉诊的临床意义，可归纳为以下3个方面。

1. 辨别疾病的病位和病性　疾病的部位是指机体发生疾病时，病邪在表或在里或侵犯机体的何脏何腑等。而寸口脉的寸、关、尺三部，在左分属心、肝胆、肾，在右分属肺、脾胃、肾，若某部脉象发生特异变化，则应考虑其相应脏腑发生病变的可能。例如，两手尺部脉见微弱，多为肾气虚衰；右关部见弱脉多为脾胃气虚；左寸部见洪脉，多为心火上炎或上焦实热等。

疾病的性质是指病证属寒或属热，属虚或属实，以及痰饮瘀滞等。《素问·脉要精微论》说："长则气治，短则气病，数则烦心，大则病进，上盛则气高，下盛则气胀，代则气衰，细则气少，涩则心痛……"各种脉象都能在一定程度上反映病证的病理特性。例如，寒与热均可改变气血在体内运行的速率，常反映出不同的脉象，故可从不同的脉象上判断病变的性质。数脉、洪脉、滑脉、长脉等，多见于热证，有力为实热，无力为虚热；迟脉、紧脉等，多见于寒证，有力为实寒，无力为虚寒。

2. 分析疾病的病因和病机 不同的致病因素及发病过程与机体气血运行状态有着密切的联系，通过脉象可以推测疾病的病因病机。《金匮要略·水气病脉证并治》曰："脉浮而洪，浮则为风，洪则为气……风气相击，身体洪肿……此为风水。"外感风邪则脉浮，脉洪为气实，风气相搏，肺失宣降，不能行水，水气溢于肌肤，致全身浮肿。此文即是以脉象浮洪阐述了风水形成的病因病机。又如《金匮要略·胸痹心痛短气病脉证并治》曰："夫脉当取太过不及，阳微阴弦，即胸痹而痛。"阳微阴弦是指寸部脉微弱，尺部脉弦急，阳微为胸阳不足，阴弦为阴邪内盛，说明上焦阳虚，下焦阴邪冲逆于上，是导致胸痹而痛的病机。

3. 判断疾病的进退和预后 通过诊脉能及时反馈病变的信息，可以判断病情的轻重缓急，推测预后的凶吉，观察疗效的好坏。

观察脉象推断疾病的进退须结合临床症状，脉症合参，并要注意对脉象的动态观察。例如，外感病脉象由浮转沉，表示病邪由表入里；由沉转浮为病邪由里出表。久病而脉象和缓，或脉力逐渐增强，是胃气渐复，病退向愈之兆；久病气虚或失血、泄泻而脉象虚大，则多属邪盛正衰，病情加重的征兆。热病脉象多滑数，若汗出热退而脉转缓和为病退；若大汗后热退身凉而脉反促急、烦躁者为病进，并有亡阳虚脱的可能。

对病证进退预后的判断尤应注重脉之胃气，正如《景岳全书·脉神章》所说："若欲察病之进退吉凶者，但当以胃气为主。察之之法，如今日尚和缓，明日更弦急，知邪气之愈进，邪愈进则病愈甚矣；今日甚弦急，明日稍和缓，知胃气之渐至，胃气至则病渐轻矣。即如顷刻之间，初急后缓者，胃气之来也；初缓后急者，胃气之去也。此察邪正进退之法也。"所以，缺乏和缓从容之势的脉象是预后凶险的征兆。

对脉之观察，除注重胃气之外，还要重视脉之神气、脉之肾气，凡无胃、无神、无根之真脏脉的出现，均属病情危重，预后不良。

（二）脉症的顺逆与从舍

脉症顺逆是指脉与症的相应与不相应，以判断病情的顺逆。一般而论，脉与症相一致者为顺，反之为逆。例如，暴病脉来浮、洪、数、实者为顺，反映正气充盛能够抗邪；久病脉来沉、微、细、弱者为顺，说明正虽不足而邪亦不盛。若新病脉反见沉、细、微、弱，说明正气虚衰；久病脉反见浮、洪、数、实等，则表示正气衰而邪不退，均属逆证。

脉与症有时表现不一致，其中必有一方反映疾病本质，另一方则是与本质不一致的假象。正如《景岳全书·脉神章》所说："治病之法，有当舍症从脉者，有当舍脉从症者。何也？盖症有真假，脉亦有真假，凡见脉症不相合者，必有一真一假隐乎其中矣。"因此，脉症不相应者应四诊合参，认真分析，才能全面认识疾病的本质，决定脉症之取舍。若症真脉假，则舍脉从症；若脉真症假，则舍症从脉。

1. 舍脉从症　是在脉症不相应的情况下，医生经过分析，认为症状反映了疾病的本质，而脉象与疾病本质不相符，也即症真脉假。例如，症见腹部胀满疼痛、拒按，大便燥结，舌红苔黄燥，而脉迟细者。此症状所反映的是燥热内结肠腑的本质，而脉象所反映的是因热结于里，阻滞血脉运行的迟细脉，是假象。此时应以症状为临床辨证依据而舍弃脉象，称为舍脉从症。

2. 舍症从脉　是在脉症不相应的情况下，医生经过分析，认为脉反映了疾病的本质，而症状与疾病本质不相符，也即症假脉真。例如，伤寒热闭于里，症见四肢厥冷，而脉滑数。此脉所反映的是真热的本质，而症所反映的是由于热邪内伏，格阴于外，出现四肢厥冷，是假寒。此时应以反映疾病本质的脉象作为临床辨证依据，而舍弃与疾病本质不符的症状表现，称为舍症从脉。

何梦瑶在《医碥·四诊切脉》中也指出："凡脉证不相合，必有一真一假，须细辨之。如外虽烦热，而脉见微弱者，必虚火也；腹虽胀满，而脉见微弱者，必胃虚也。虚火、虚胀，其堪攻乎？此宜从脉之真虚，不从症之假实也。其有本无烦热，而脉见洪数者，非火邪也；本无胀滞，而脉见弦强者，非内实也。无热、无胀，其堪泻乎？此宜从症之真虚，不从脉之假实也。"因此，脉有从舍，说明脉象只是临床表现的一个方面，而不能把其作为诊断疾病的唯一依据，只有四诊合参，才能确定脉之从舍，得出正确的诊断。

第二节　按　诊

按诊是医生用手直接触摸或按叩患者体表某些部位，以了解局部冷热、润燥、软硬、压痛、肿块或其他异常变化，从而推断疾病部位、性质和病情轻重等情况的一种诊察方法。

一、按诊的意义

按诊是切诊的组成部分，在辨证中起着重要的作用，是四诊中不容忽视的一环。按诊不仅可以进一步确定望诊之所见，补充望诊之不足，亦可为问诊提示重点，特别是对脘腹部疾病的诊断有着更为重要的作用。因此，在望、闻、问诊运用的基础上，通过按诊可更进一步地深入探明疾病的部位、性质和程度，为诊治疾病提供重要依据。

按诊运用于诊病和辨证由来已久，早在《黄帝内经》中就有所记载。如《素问·调经论》曰："实则外坚充满，不可按之，按之则痛。"《伤寒论》和《金匮要略》对按诊的记述更多，并将胸腹部按诊作为辨证的重要依据。清代以后，许多医家对按诊也十分重视，在许多医书中列有关于按诊的专门论述，拓宽了其应用范围。如俞根初《通俗伤寒论》就设立按胸腹专篇，详尽记载了内痈、肝痈、虫病及虚里等按诊方法，简便实用。后世医家在前人成就的基础上不断充实和发展，使中医按诊成为独具特色而又简便易行的诊病方法，在临床上具有重要的实用价值。值得注意的是，按诊位于四诊之末，必须根据望、闻、问诊的情况，有目的地进行，并且结合患者的异常感觉和形态变化，进行综合分析，才能做出较为正确的判断。

二、按诊的方法和注意事项

（一）按诊的方法

1. 触法　是医生将自然并拢的第二、三、四、五指掌面或全手掌轻轻接触或轻柔地进行滑动触摸患者局部皮肤，如额部、四肢及胸腹部，以了解肌肤的凉热、润燥等情况，用于分辨病属外感还是内伤，判断机体阴阳盛衰及津血盈亏。

2. 摸法　是医生用指掌稍用力寻抚患者某一局部，如胸腹、腧穴、肿胀部位等，探明局部有无疼痛和肿块、肿胀部位的范围及肿胀程度等，以辨别病位及病性的虚实。

3. 按法　是以重手按压或推寻患者体表某处，如腹部或某一肿胀或肿物部位，了解深部有无压痛或肿块，肿块的形态、大小，质地的软硬、光滑度、活动程度等，以辨别脏腑虚实和邪气的癥结情况。

以上三法的区别表现在指力轻重不同，所达部位浅深有别。触则用手轻诊皮肤，摸则稍用力达于肌层，按则以重指力诊筋骨或腹腔深部，临床操作时可综合运用。按诊的顺序一般是先触摸，后按压，由轻而重，由浅入深，从健康部位开始，逐渐移向病变区域，先远后近，先上后下地进行诊察。这里所讲先上后下是从对患者诊察的整体部位而言，就病变的某一局部的按诊来说，有时是从下向上的逐步寻摸，如肝、脾按诊，寻按方向要根据诊断病证的需要来确定。

4. 叩法　即叩击法，是医生用手叩击患者身体某部，使之震动，产生叩击音、波动感或震动感，以此确定病变的性质和程度的一种检查方法。叩击法有直接叩击法和间接叩击法两种。

（1）直接叩击法　是医生用手指中指指尖或并拢的食指、中指、无名指、小指的掌面轻轻地直接叩击或拍打被检查部位的检查方法。例如，对鼓胀患者可直接叩击腹部，若叩之产生鼓音者为气鼓，产生浊音者为水鼓。将两手分别放在患者腹部两侧对称部位，用一侧手叩击，若对侧手有波动感者，为腹中积水的表现。

（2）间接叩击法　①拳掌叩击法（图4-11）：是医生用左手掌平贴在患者受检部位体表，右手握成空拳叩击左手背，边叩边观察患者的反应，或边询问患者叩击部位的感觉，有无局部疼痛等，以推测病变部位、性质和程度。临床常用以诊察腹部和腰部疾病，如腰部有叩击痛，除考虑局部腰椎病变外，还要考虑肾脏疾病。②指指叩击法（图4-12）：是医生用左手中指第二指节紧贴病体需诊察的部位，其他手指稍微抬起，勿与体表接触，右手指自然弯曲，第二、四、五指微翘起，以中指指端叩击左手中指第二指节前端，叩击方向应与叩击部位垂直，叩击时应用腕关节与掌指关节活动之力，指力要均匀适中，叩击后右手中指应立即抬起，以免影响音响。本法常用于对胸背腹及肋间的诊察，如两肋叩击音实而浊，多为悬饮表现。

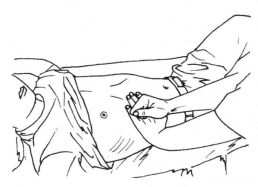
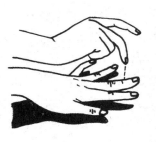

图4-11　拳掌叩击法　　　　　　　　图4-12　指指叩击法

（二）按诊的注意事项

1. 体位 根据不同疾病所需的诊察目的和部位，选择适当的体位，以获得准确资料。要求患者全身放松，主动配合，准确地反映病位的感觉。例如，诊察肝、脾时，要求患者仰卧时做腹式呼吸，随患者的深吸气，有节奏地进行按诊。必要时亦可让患者由仰卧位改为侧卧位或坐位等配合诊察。

2. 态度 医生举止要稳重大方，态度要严肃认真，手法要轻巧柔和，避免突然暴力或冷手按诊，影响诊察的准确性。同时，通过谈话以转移患者的注意力，减少患者因精神紧张而出现的假象反应，保证按诊检查结果的准确性。

3. 手法 触、摸、按、叩四种手法的选择应具有针对性，同时要边诊察边注意观察患者的反应，询问是否有压痛及疼痛程度，注意健康部位与疾病部位的比较，以了解病痛所在的准确部位、性质及程度。

三、按诊的内容

按诊的运用相当广泛，涉及临床各科疾病的诊察，尤其是对脘腹部疾病的诊察更为重要。按诊主要包括按胸胁、按脘腹、按肌肤、按手足、按腧穴等内容。

（一）按胸胁

按胸胁是指根据病情的需要，有目的地对前胸和胁肋部进行触摸、按压或叩击，以了解局部及内脏病变的情况。

胸胁即前胸及胁肋部的统称。前胸部即缺盆（锁骨上窝）至横膈之上。其中间部分谓之"膺"；左乳下心尖搏动处为"虚里"。胁肋部是指胸部两侧，由腋下至十一、十二肋骨端的区域（图4-13）。

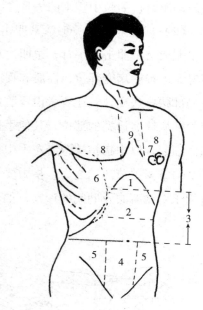

胸为人体上焦的主要组成部分，包含胸廓、虚里、乳房等重要组织，胸内藏心、肺，胁肋包括肝、胆。所以，胸胁按诊除了可排除局部皮肤、经络、骨骼病变之外，主要是用以诊察心、肺、肝、胆、乳房等脏器组织的病变。按胸胁分按虚里、按胸部和按胁部三部分。

1. 按虚里 虚里位于左乳下第四、五肋间，乳头下稍内侧，为心尖搏动处，系诸脉之所宗，又为宗气之外候，故诊虚里是按胸部的重要内容。古人对此甚为重视，早在《素问·平人气象论》就载有"胃之大络，名曰虚里，贯膈络肺，出于左乳下，其动应衣，脉宗气也"。

诊虚里时，患者采取坐位或仰卧位，医生位于患者右侧，用右手全掌或指腹平抚于虚里部，并适当调节压力。按诊的内容包括有无搏动，搏动的部位、范围、强度和节律、频率、聚散等，以测知宗气之强弱、疾病之虚实、预后之吉凶。尤以危急病证寸口脉难凭时，诊虚里更具有重要的诊断价值。

1. 心下；2. 胃脘；3. 大腹；
4. 小腹；5. 少腹；6. 胁肋；
7. 虚里；8. 左、右胸；9. 胸膺。

图4-13 胸腹部位划分图

在正常情况下，虚里按之搏动应手，动而不紧，缓而不怠，动气聚而不散，节律清晰一致，一息四五至，是心气充盛，宗气积于胸中的正常征象。

在病理情况下，虚里搏动移位出现左移、右移、上移、下移时，均表示心脏、胸部或腹部有病变。虚里按之其动微弱者为不及，多是宗气内虚之征，亦可因饮停心包所致。若动而应衣者为太过，是宗气外泄之象。按之弹手，洪大而搏，或绝而不应者，证属危候。如见于孕妇胎前产后，或虚损劳瘵之病者尤应提高警惕，以防骤变。虚里搏动迟弱，或久病体虚而动数者，多为心阳不足；虚里搏动数急而时有一止，为宗气不守；虚里搏动散漫而数，伴胸高而喘者，为心肺气绝之兆；虚里动高，聚而不散者，为热甚，多见于外感热邪、小儿食滞或痘疹将发之时。

因惊恐、大怒或剧烈运动后，虚里动高，片刻之后即能平复如常，不属病态；肥胖之人因胸壁较厚，虚里搏动不明显，亦属生理现象。

2. 按胸部　胸部为心、肺所居之处，按胸部可以了解心（虚里）、肺、胸膜及乳房等的病变情况。

胸部按诊时患者多采取坐位，若患者不能坐时，可先仰卧位诊察前胸，然后侧卧位诊察侧胸及背部，方法多采用触法、摸法和指指叩击法。采取指指叩击法叩击时左手中指应沿肋间隙滑行（与肋骨平行），右手指力应适中，顺序应由上而下地按前胸、侧胸和背部，并应注意两侧对称部位的比较。

正常胸（肺）部叩诊呈清音，但胸肌发达者、肥胖者或乳房较大者叩诊稍浊，背部较前胸音浊，上方较下方音浊。胸部自上而下叩诊时，浊音与实音交界处即为肺下界。

肺下界下移可见于肺胀、腹腔脏器下垂等；肺下界上移可见于肺痿、悬饮、鼓胀、腹内肿瘤或癥瘕等。前胸高突，叩之膨膨然如鼓音，其音过清者，系肺气壅滞所致，多为肺胀，也见于气胸；叩之音浊或呈实音，并有胸痛，多为饮停胸膈，或肺痿损伤，或肺内肿瘤，或为肺痈、痰热壅肺。胸部压痛，有局限性青紫肿胀者，多见于外伤（肋骨骨折等）。

正常乳房按诊时呈模糊的颗粒感和柔韧感，质地均匀一致，无触痛。乳房局部压痛，多见于乳痈、乳发、乳疽等病变。

当乳房内发现肿块时，应注意肿块的数目、部位、大小、外形、硬度，有无压痛和活动度，以及腋窝、锁骨下淋巴结的情况。

妇女乳房若有肿块大小不一，边界不清，质地不硬，活动度好，伴有疼痛，且发病缓慢者，多见于乳癖；若硬结肿块形如鸡卵，边界清楚，表面光滑，推之活动而不痛者，多为乳核；若结节如梅李，边缘不清，皮肉相连，发展缓慢，日久破溃，流稀脓夹有豆渣样物者，多为乳痨；若肿块质硬，形状不规则，高低不平，边界不清，腋窝多可扪及肿块，或有血性分泌物从乳头溢出，应考虑乳岩的可能。

3. 按胁部　肝胆位居右胁，肝胆经脉分布两胁，脾则处于左胁，故按胁肋除了主要了解肝胆的病变之外，还可了解脾脏病变。

按胁部常采取仰卧位或侧卧位，包括胁肋和胁下部位，除了在胸侧腋下至肋弓部位进行按、叩之外，还应从上腹部中线向两侧肋弓方向轻循，并按至肋弓下，以了解胁内脏器状况。

按诊时应注意是否有肿块及压痛，肿块的质地、大小、形态等。因肝脏居于右胁内，其下界与右肋弓下缘一致，故在胁下一般不能扪及。只有腹壁松弛的瘦人，在深吸气时在肋弓下缘可触到肝脏下缘，质地柔软，无压痛。

若胁痛喜按，胁下按之空虚无力为肝虚；胁下肿块，刺痛拒按，为血瘀；若右胁下肿块，质软，表面光滑，边缘钝，有压痛者，为肝热病、肝著等；若右胁下肿块，质硬，表面平或呈小结节状，边缘锐利，压痛不明显，为肝积；若右胁下肿块，质地坚硬，按之表面凹凸不平，边缘不规则，常有压痛，应考虑肝癌；若右侧腹直肌外缘与肋缘交界处附近触到梨形囊状物，并有压痛，为胆石、胆胀等胆囊病变；左胁下痞块，为肥气等脾脏病变；疟疾后左胁下可触及痞块，按之硬者为疟母。

（二）按脘腹

按脘腹是通过按脘腹部，了解其凉热、软硬、胀满、肿块、压痛及脏器大小等情况，从而推断有关脏腑的病变及病证性质。

1. 脘腹分区　脘腹各部位的划分：膈以下统称为腹部。大体分为心下、胃脘、大腹、小腹、少腹等部分。剑突的下方，称为心下；心下至脐上为大腹，其上半部称为胃脘部。脐周部位称为脐腹，脐下至耻骨上缘称为小腹；小腹两侧称为少腹。

2. 按脘部　按脘部主要是诊察胃腑病证。

脘部痞满，按之较硬而疼痛者属实证，多因实邪聚结胃脘所致。按之濡软而无痛者属虚证，多因胃腑虚弱所致。脘部按之有形而胀痛，推之辘辘有声者，为胃中有水饮。

3. 按腹部　按腹部主要是诊断肝、脾、小肠、大肠、膀胱、胞宫等脏腑的病证。通过腹部的凉热、软硬、胀满、肿块、压痛等异常变化反映有关脏腑的病变及病证性质。

正常情况下，除了大肠（结肠）、膀胱（充盈时）按诊可触及之外，其他脏器一般不能触及。一般来说，腹痛喜按，按之痛减，腹壁柔软者，多为虚证，常见于脾胃气虚等证；腹痛拒按，按之痛甚，并伴有腹部硬满者，多为实证，如饮食积滞、胃肠积热之阳明腑实、瘀血肿块等。凡腹部按之肌肤凉而喜温者，属寒证；腹部按之肌肤灼热而喜凉者，属热证。尤其是按诊腹部皮肤温凉，对判断真热假寒有重要意义，无论患者四肢温凉与否，只要胸腹灼热，就基本可以断定疾病的实热本质。若局部肿胀拒按者，多为内痛；按之疼痛，固定不移，多为内有瘀血；按之胀痛，病处按此联彼者，为病在气分，多为气滞。

若腹部有肿块，按诊时要注意肿块的部位、形态、大小、硬度，有无压痛和能否移动等情况。凡肿块按之有形，推之不移，痛有定处者，为癥积，病属血分；肿块推之可移，或痛无定处，聚散不定者，为瘕聚，病属气分。肿块大者为病深；形状不规则，表面不光滑者为病重；坚硬如石者为恶候，肿块生长迅速者往往预后不良。

若腹部有压痛，多提示该处腹腔脏器疾患。例如，上腹部压痛，多见于肝、胆、胃腑、胰及结肠等病变；下腹部压痛，常见于膀胱或胞宫等病变。

（1）**按大腹**　一般腹满多指大腹部的胀满。腹胀满有虚实之分，凡腹部按之手下饱满充实而有弹性、有压痛者，多为实满。若腹部虽膨满，但按之手下虚软而缺乏弹性、无压痛者，多为虚满。腹部高度胀大，如鼓之状者，称为鼓胀。鼓胀有气鼓和水鼓之分，可以通过以下方法鉴别：两手分置于腹部两侧对称位置，一手轻轻叩拍腹壁，另一手若有波动感，按之如囊裹水者为水鼓；一手轻轻叩拍腹壁，另一手无波动感，以手叩击如鼓之膨膨然者为气鼓。肥胖之人腹大如鼓，按之柔软，无脐突、无病证表现者，不属病态。

（2）**按小腹和少腹**　若小腹部触及肿物，触之有弹性，不能被推移，呈横置的椭圆形或球形，按压时有压痛，有尿意，排空尿后肿物消失者，多系因积尿所致而胀大的膀胱；排空尿液后小腹肿物不消，如系妇女停经后者，多为怀孕而胀大的胞宫；否则可能是石瘕等胞宫或膀胱的肿瘤。右少腹剧痛而拒按，弹痛（反跳痛）或按之有包块者，多为肠痈。若时时发热，自汗出，微恶寒，脉沉紧者，为脓未成；若腹皮急，按肿块濡软，身无热，脉洪数者，为脓已成。左少腹作痛，按之累累有硬块者，多为肠中宿便。若腹中结块，按之起伏聚散，往来不定，或按之形如条索状，久按转移不定，或按之手下如蚯蚓蠕动者，多为虫积。若腹痛的同时，伴见腹正中，或脐部，或腹股沟有肿块凸起，按之可回复者，属疝气。

（三）按肌肤

按肌肤是指触摸某些部位的肌肤，通过诊察其寒热、润燥、滑涩、疼痛、肿胀、皮疹、疮疡等情况，以分析病证的寒热、虚实及气血、阴阳盛衰的诊断方法。

在按肌肤时，可根据病变部位不同，选择适宜体位，以充分暴露按诊部位为原则。医生位于患者右侧，右手手指自然并拢，掌面平贴受诊部肌肤轻轻滑动，以诊察肌肤情况。

正常肌肤温润而有光泽，富有弹性，无皮疹、疼痛、肿胀、疮疡、结节等。

1. 按寒热　按肌肤的寒热可了解人体阴阳的盛衰、表里虚实和邪气的轻重。凡身热初按热甚，久按不热者，是热在表；若久按热愈甚者，为热在里。若初扪之不觉很热，但扪之稍久即感灼手，称为身热不扬，为湿热内蕴；如肌肤寒冷，为阳气衰少；肌肤灼热，为阳热炽盛。肌肤寒冷而大汗淋漓，面色苍白，脉微欲绝者，为亡阳之征；若汗出如油，四肢肌肤尚温而脉躁疾无力者，为亡阴之象。身灼热而手足厥冷者，为里热壅盛，阳气不得外达四末，属真热假寒证。外感病汗出热退身凉，为表邪已解；皮肤无汗而灼热者，为热甚。

局部病变中，还可从肌肤之寒热辨别证之阴阳，如皮肤不热，红肿不明显者，多为阴证；皮肤灼热，红肿疼痛者，多为阳证。

2. 按润燥滑涩　是通过触按患者皮肤的滑润和燥涩，以了解汗出与否及气血津液的盈亏。

一般皮肤干燥，是未出汗；新病皮肤滑润而有光泽者，为气血津液未伤；久病肌肤枯涩者，为津液亏虚或气血两伤；肌肤甲错者，为瘀血内阻，新血不生。

3. 按疼痛　是通过按肌肤疼痛的情况，可以分辨疾病的疼痛部位、范围、程度和虚实性质。

患者疼痛时，医生在局部进行力度不同的按压，一般肌肤濡软，按之痛减者，为虚证；硬痛拒按者，为实证；轻按即痛者，病在表浅；重按方痛者，病在深部。

4. 按肿胀　通过按肿胀，可以辨别水肿和气肿。

医生在患者肿胀部位用重手进行按压，若按之凹陷，不能即起者，为水肿；按之凹陷，举手即起者，为气肿。

5. 按疮疡　是通过触按疮疡局部，感知凉热、软硬，以判断病证之虚实、寒热及是否成脓。

对疮疡的按诊，医生可用两手拇指和食指自然伸出，其余三指自然屈曲，用两食指寻按疮疡根底及周围肿胀状况，未破溃的疮疡可用两手食指对应夹按，或用一手食指轻按疮疡顶部，另一手食指置于疮疡旁侧，诊其软坚情况，有无波动感，以了解成脓的程度。凡痈疡按之肿硬而不热者，属寒证；按之高肿灼手而有压痛者，属热证。根盘平塌漫肿者，属虚证；根盘收束而隆起者，属实证。按之患处坚硬而热微为无脓；若边硬顶软而热甚为有脓。轻按即痛者，为脓在浅表；重按而痛者，为脓在深部。按之陷而不起者，为脓未成；按之有波动感者，为脓已成（图4－14）。

6. 按尺肤　在按肌肤中，中医学尚有颇具特色的尺肤诊法，又称诊尺肤。即通过触摸患者肘部内侧至掌后横纹处之间的肌肤，以了解疾病虚实、寒热性质的诊察方法。

诊尺肤可采取坐位或仰卧位。诊左尺肤时（图4－15），医生用右手握住患者上臂近肘处，左手握住患者手掌，同时向桡侧转辗前臂，使前臂内侧面向上平放，尺肤部充分暴露，医生用指腹或手掌平贴尺肤处并上下滑动来感觉尺肤的寒热、滑涩、缓急（紧张度）；诊右尺肤时，医生操作手法同上，左、右手置换位置，方向相反。诊尺肤应注意左、右尺肤的对比。

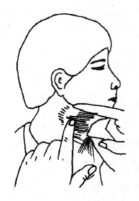
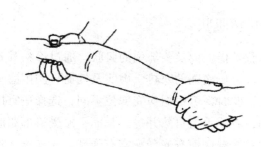

图 4 – 14　触疮疡脓已成　　　　　　　　　图 4 – 15　诊尺肤部位

根据尺肤部缓急、滑涩、寒热的情况，可判断疾病的性质。健康人尺肤温润滑爽而有弹性。若尺肤热甚，其脉象洪滑数者，为温热之证；尺肤凉，而脉象细小者，多为泄泻、少气；按尺肤窅而不起者，为风水肤胀；尺肤粗糙如枯鱼之鳞者，多为精血不足，或瘀血内阻，肌肤失养所致，亦可是脾阳虚衰，水饮不化之痰饮病。此即《灵枢·论疾诊尺》所谓"尺肤滑而泽脂者，风也；尺肤涩者，风痹也；尺肤粗如枯鱼之鳞者，水泆饮也；尺肤热甚，脉盛躁者，病温也……尺肤寒，其脉小者，泄、少气"。

（四）按手足

按手足是通过触摸患者手足部位的冷热程度，以判断病情的寒热、虚实及表里内外顺逆。在按诊时患者采取坐位或卧位（仰卧、侧卧皆可），充分暴露手足，医生可单手抚摸，亦可用双手抚握患者双手足，并做左右手足对比。按诊的重点在手足心寒热的程度。

正常情况下，手足一般是温润的。诊手足寒温，对判断阳气存亡，推测疾病预后，具有重要意义。若阳虚之证，四肢犹温，为阳气尚存；若四肢厥冷，多病情深重。手足俱冷者，为阳虚寒盛，属寒证；手足俱热者，多为阳盛热炽，属热证。热证见手足热者，属顺候；热证反见手足逆冷者，属逆候，多因热盛而阳气闭结于内，不得外达，即热深厥亦深的表现，应注意鉴别。

诊手足时，还可做比较诊法，如手足心与手足背比较，若手足背热甚者，多为外感发热；手足心热甚者，多为内伤发热，即《内外伤辨惑论·辨手心手背》所说："内伤及劳役饮食不节，病手心热，手背不热；外伤风寒，则手背热，手心不热。"手心热与额上热比较，若额上热甚于手心热者为表热；手心热甚于额上热者为里热。

（五）按腧穴

按腧穴是按压身体的某些特定穴位，通过穴位的变化和反应来判断内脏某些疾病的方法。

腧穴是脏腑经络之气转输之处，是内脏病变反映于体表的反应点。按腧穴可根据按诊需要，取坐位或卧位（仰卧、俯卧、侧卧），关键在于找准腧穴。医生用单手或双手的食指或拇指按压腧穴（图 4 – 16），若有结节或条索状物时，手指应在穴位处滑动按寻，进一步了解指下物的形态、大小、软硬程度、活动情况等。

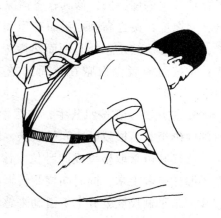

图 4 – 16　按背部腧穴

正常腧穴按压时有酸胀感、无压痛、无结节或条索状物、无异常感觉和反应。按压身体上某些特定穴位，应注意发现这些穴位所出现的明显压痛、结节、条索状物及其他敏感反应等，进而可推断内脏的某些疾病。例如，肺俞穴摸到结节，或按中府穴有明显压痛者，为肺病的反应；在胃俞或足三里有压痛者，提示胃病；按上巨虚穴下1～2寸处有显著压痛者，为肠痈的表现；在肝俞或期门穴有压痛者，提示肝病。这种具有诊断意义的特定腧穴，在《灵枢·九针十二原》记载有十二原穴，并指出："五脏有疾也，应出十二原，而原各有所出，明知其原，睹其应，而知五脏之害矣。"

临床观察发现，背部俞穴亦同样具有重要的诊断价值。临床上诊断脏腑病变的常用腧穴有很多，如肺病为中府、肺俞、太渊；心病为巨阙、膻中、大陵；脾病为章门、太白、脾俞；肝病为期门、肝俞、太冲；肾病为气海、太溪；大肠病为天枢、大肠俞；小肠病为关元；胆病为日月、胆俞；胃病为胃俞、足三里；膀胱病为中极。

此外，临床上还可通过指压腧穴做试验性治疗，从而协助鉴别诊断。例如，上腹部绞痛，按压双侧胆俞穴则疼痛缓解者，可以诊断病位在胆，如胆道蛔虫症腹痛，而其他原因腹痛则无效。慢性脘腹疼痛患者常发生脾俞、胃俞附近疼痛，按压该穴可以使疼痛缓解，提示病变部位在胃与十二指肠部。因此，临床上用指压穴位做诊断性治疗，观察这些腧穴的变化反应，可以推断内在脏腑的疾病。《灵枢·背腧》指出："欲得而验之，按其处，应在中而痛解，乃其腧也。"因此，这种按诊方法简便易行，又兼有治疗作用，值得深入研究。

第五章
八纲辨证

扫一扫，查阅本章数字资源，含PPT、音视频、图片等

八纲是指表、里、寒、热、虚、实、阴、阳八个纲领。八纲是从各种具体证的个性中抽象出来的具有普遍规律的共性纲领。表、里是用以辨别病位浅深的基本纲领；寒、热、虚、实是用以辨别疾病性质的基本纲领；阴、阳是区分疾病类别、归纳病证的总纲，并可涵盖表、里、寒、热、虚、实六纲。

八纲辨证是指运用八纲对四诊所收集的各种病情资料进行分析、归纳，从而辨别疾病现阶段病变部位浅深、疾病性质寒热、邪正斗争盛衰和病证类别阴阳的方法。通过八纲辨证，可找出疾病的关键所在，掌握其要领，确定其类型，推断其趋势，为临床治疗指明方向。因此，八纲辨证是用于分析疾病共性的一种辨证方法，是其他辨证方法的基础，在诊断过程中能起到执简驭繁、提纲挈领的作用。

尽管各种复杂病证都可用八纲辨证进行归纳、概括，但八纲辨证对疾病本质的认识尚不够具体、全面。例如，八纲辨证中的里证涵盖的内容广泛，还不能明确病变所在的具体脏腑；寒证与热证不能完全概括湿、燥等邪气所致病证；虚证与实证所涵盖的各种具体证的内容尚未论及等。因此，八纲毕竟只是"纲"，八纲辨证的结果比较笼统、抽象，临床不能只满足于对八纲的分辨，而应结合其他辨证方法，对疾病的具体临床表现进行深入的分析，才能对证做出更加准确的判断，为论治提供更加全面、可靠的依据。

八纲辨证是从八个方面对疾病本质做出纲领性辨别，并不意味着把患者的各种临床表现划分为孤立而毫不相关、界限分明的八类证。实际上，八纲之间既相互区别，又相互联系，不可分割。八纲之间存在相兼、错杂、转化等关系，因此，对于八纲辨证的内容，既要掌握八纲的基本证，又要熟悉八纲之间相互组合形成的各种复合证。

《黄帝内经》虽无"八纲"之名，但已有八纲具体内容的散在性论述。张仲景在《伤寒杂病论》中，已具体运用八纲对疾病进行辨证论治。到了明代，八纲辨证的概念与内容，已为许多医家所接受和重视。张三锡在《医学六要》中说："古人治病大法有八，曰阴、曰阳、曰表、曰里、曰寒、曰热、曰虚、曰实。"张介宾在《景岳全书·传忠录》中专设"阴阳篇""六变篇"，对八纲做了进一步论述，并以二纲统六变，其曰："阴阳既明，则表与里对，虚与实对，寒与热对，明此六变，明此阴阳，则天下之病固不能出此八者。"张介宾明确地将二纲六变作为辨证的纲领。因此，将表、里、寒、热、虚、实、阴、阳八者作为辨证的纲领，实际上形成于明代。近人祝味菊在《伤寒质难》中说："所谓八纲者，阴阳、表里、寒热、虚实是也。古昔医工，观察各种疾病之征候，就其性能之不同，归纳于八种纲要，执简驭繁，以应无穷之变。"这是"八纲"名称的正式提出。自《中医诊断学》教材第二版开始，正式将八纲列为专章，使其内容得以系统化。

第一节　八纲基本证

一、表里辨证

表、里是辨别病变部位外内、浅深的两个纲领。

表与里是相对的概念，如皮肤与筋骨相对而言，皮肤属表，筋骨属里；脏与腑相对而言，腑属表，脏属里；经络与脏腑相对而言，经络属表，脏腑属里；经络中三阳经与三阴经相对而言，三阳经属表，三阴经属里等。

一般而论，身体的皮毛、肌腠在外，属表；血脉、骨髓、脏腑在内，属里。但是临床辨证时，一般把外邪侵犯肌表，病位浅者，称为表证；病在脏腑，病位深者，称为里证。表证、里证的辨别主要以临床表现为依据，不能把表、里简单地理解为固定的解剖部位。

辨别表、里对外感疾病的诊断和治疗具有特别重要的意义。这是由于内伤杂病一般属于里证范畴，主要应辨别"里"所在的脏腑具体病位，而外感病则往往具有由表入里、由浅而深、由轻而重的发展传变过程。因此，表里辨证是对外感病发展阶段性的基本认识，可以说明病情的轻重浅深及病变趋势，从而把握疾病演变的规律，取得诊疗的主动性。

（一）表证

表证是指六淫、疫疠等邪气，经皮毛、口鼻侵入机体的初期阶段，正气抗邪于肌表，以新起恶寒发热为主要表现的证。

【证候表现】新起恶风寒，或恶寒发热，头身疼痛，喷嚏，鼻塞，流涕，咽喉痒痛，微有咳嗽、气喘，舌淡红，苔薄，脉浮。

【证候分析】外邪袭表，正邪相争，阻遏卫气的宣发、温煦功能，故见恶寒发热；外邪束表，经气郁滞不畅，不通则痛，故头身疼痛；肺主皮毛，鼻为肺窍，皮毛受邪，内应于肺，鼻咽不利，故喷嚏，鼻塞，流涕，咽喉痒痛；肺气失宣，故微有咳嗽、气喘；病邪在表，尚未入里，舌象没有明显变化，故舌淡红，苔薄；正邪相争于表，脉气鼓动于外，故脉浮。

因外邪有六淫、疫疠的不同，故表证的临床表现可有差别，一般以新起恶寒，或恶寒发热并见，脉浮，脏腑症状不明显为共同特征。

表证见于外感病初期，具有起病急、病位浅、病程短的特点。表证是正气抗邪于外的表现，不能简单地将表证理解为就是皮肤等浅表部位的病变，也不能机械地以为皮毛的病变就一定是表证。

（二）里证

里证是指病变部位在内，脏腑、气血、骨髓等受病，以脏腑受损或功能失调症状为主要表现的证。

【证候表现】里证的范围极为广泛，其表现多种多样，概而言之，凡非表证（及半表半里证）的特定证，一般都属里证的范畴。其特征是无新起恶寒发热并见，以脏腑症状为主要表现。

【证候分析】形成里证的原因有三方面：一是外邪袭表，表证不解，病邪传里，形成里证；二是外邪直接入里，侵犯脏腑等部位，即所谓"直中"为病；三是情志内伤、饮食劳倦等因素，直接损伤脏腑气血，或导致脏腑气血功能紊乱而出现各种证。

里证可见于外感疾病的中、后期阶段，或内伤疾病。不同的里证，可有不同的临床表现，故很难用几个症状或体征全面概括，但其基本特征一般是病情较重、病位较深、病程较长。

里证的病位虽然同属于"里"，但仍有浅深之别，一般病变在腑、在上、在气者，较为轻浅；病变在脏、在下、在血者，较为深重。

（三）半表半里证

半表半里证是指病变既非完全在表，又未完全入里，病位处于表里进退变化之中，以寒热往来等为主要表现的证。

【证候表现】 寒热往来，胸胁苦满，心烦喜呕，默默不欲饮食，口苦，咽干，目眩，脉弦。

【证候分析】 半表半里证在六经辨证中通常称为少阳病证，多为外感病邪由表入里的过程中，邪正分争，少阳枢机不利所表现的证。其证候分析详见"六经辨证"中的"少阳病证"。

（四）表证与里证的鉴别

表证、半表半里证与里证的辨别，主要以审察寒热症状特点、脏腑症状是否突出及舌象、脉象等的变化为鉴别要点。此外，尚可参考起病的缓急、病情的轻重及病程的长短等（表5-1）。

1. 寒热特点 外感病中，恶寒发热同时并见者属表证；但热不寒或但寒不热者属里证；寒热往来者属半表半里证。

2. 兼症表现 表证以头身疼痛、鼻塞、喷嚏等为常见症，脏腑症状表现不明显；里证则以脏腑症状，如心悸、咳喘、腹痛、呕吐之类表现为主症；半表半里证则有胸胁苦满等独特表现。

3. 舌脉变化 表证及半表半里证的舌象变化不明显，里证舌象多有变化；表证多见浮脉，里证多见沉脉或其他多种脉象，半表半里证多见弦脉。

表5-1　表证、半表半里证与里证的鉴别要点

鉴别要点	表证	半表半里证	里证
寒热	恶寒发热	寒热往来	但热不寒或但寒不热
脏腑症状	不明显	胸胁苦满等	明显
舌象	变化不明显	变化不明显	多有变化
脉象	浮脉	弦脉	沉脉或其他脉象

二、寒热辨证

寒、热是辨别疾病性质的两个纲领。

病邪有阳邪与阴邪之分，正气有阳气与阴液之别。阳邪致病导致机体阳气偏盛而阴液受伤，或是阴液亏损而阳气偏亢，均可表现为热证；阴邪致病导致机体阴气偏盛而阳气受损，或是阳气虚衰而阴寒内盛，均可表现为寒证。《素问·阴阳应象大论》谓"阳盛则热，阴盛则寒"；《素问·调经论》谓"阳虚则外寒，阴虚则内热"，即是此义。因此，寒证与热证实际是机体阴阳偏盛、偏衰的具体表现。

寒象、热象与寒证、热证既有区别，又有联系。如恶寒、发热等可被称为寒象或热象，是疾病的表现征象，而寒证或热证是对疾病本质所做的判断。一般情况下，疾病的本质和表现的征象多是相符的，热证见热象，寒证见寒象。但某些特殊情况下，出现寒象或热象时，疾病的本质不一定就是寒证或热证。因此，寒热辨证，不能孤立地根据个别寒热症状作判断，而是应在综合四诊资料的基础上进行分析、辨识。

辨清寒证与热证，是确定"寒者热之，热者寒之"治疗法则的依据，对于认识疾病的性质和指导治疗有重要意义。

（一）寒证

寒证是指感受寒邪，或阳虚阴盛，导致机体功能活动受抑制而表现出具有"冷、凉"等症状特点的证。由于阴盛或阳虚都可表现为寒证，故寒证有实寒证与虚寒证之分。

【证候表现】恶寒，或畏寒喜暖，肢冷蜷卧，局部冷痛，口淡不渴，痰、涕、涎液清稀，小便清长，大便溏薄，面色白，舌质淡，苔白而润，脉紧或迟等。

【证候分析】寒证因感受寒邪，或过服生冷寒凉所致。起病急骤，体质壮实者，多为实寒证；因内伤久病，阳气虚弱而阴寒偏胜者，多为虚寒证；寒邪袭于表者，多为表寒证；寒邪客于脏腑，或因阳虚阴盛所致者，多为里寒证。

由于寒邪遏制，阳气被郁，故见恶寒；或阳气虚弱，阴寒内盛，形体失却温煦，可见畏寒喜暖，肢冷蜷卧；寒邪凝滞或阳虚不温，均可见局部冷痛；寒不消水，津液未伤，故口淡不渴，苔白而润；阳不化津，水液代谢失司，故痰、涎、涕、小便、大便等分泌物、排泄物澄澈清冷；外寒阻遏阳气或阳气不足，气血不能运行于面，则见面色白，舌质淡；寒邪束遏阳气则脉紧，阳气阻滞或阳虚推动缓慢则脉迟。

（二）热证

热证是指感受热邪，或脏腑阳气亢盛，或阴虚阳亢，导致机体功能活动亢进而表现出具有"温、热"等症状特点的证。由于阳盛或阴虚都可表现为热证，故热证有实热证、虚热证之分。

【证候表现】发热，恶热喜冷，口渴欲饮，面赤，烦躁不宁，痰涕黄稠，小便短黄，大便干结，舌红少津，苔黄燥，脉数等。

【证候分析】因外感火热阳邪，或过服辛辣温热之品，或寒湿郁而化热，或七情过激，五志化火等导致体内阳热过盛所致。病势急骤，形体壮实者，多为实热证；因内伤久病，阴液耗损而阳气偏亢者，多为虚热证；风热之邪袭于表者，多为表热证；热邪盛于脏腑，或因阴虚阳亢所致者，多为里热证。

由于阳热偏盛，津液被耗，或因阴液亏虚而阳气偏亢，故见发热、恶热喜冷、面赤、烦躁不宁、舌红、苔黄、脉数等一派热象；热伤阴津，故见口渴欲饮、痰涕黄稠、小便短黄、大便干结、舌红少津、苔燥等症。

（三）寒证与热证的鉴别

1. 寒证与热证的鉴别要点 寒证与热证是机体阴阳偏盛偏衰的反映，寒证的临床表现以"冷、白、稀、润、静"等为特点，热证的临床表现以"热、红（黄）、稠、干、动"等为特点。临床上在鉴别寒证与热证时，应对疾病的全部表现进行综合观察，尤其是应以寒热喜恶、四肢温凉、口渴与否、面色赤白及二便、舌象、脉象等作为鉴别要点（表5－2）。

表5－2　寒证与热证的鉴别要点

鉴别要点	寒证	热证
寒热喜恶	恶寒喜温	恶热喜凉
四肢	冷	热
口渴	不渴	渴喜冷饮
面色	白	红
大便	稀溏	干结
小便	清长	短黄
舌象	舌淡苔白润	舌红苔黄燥
脉象	迟或紧	数

2. 寒证、热证的真假辨别　一般来说，寒证多表现为寒象，热证多表现为热象。但在某些疾病的危重阶段，可表现出一些不符合常规认识的征象，也就是当病情发展到寒极或热极的时候，有时会出现一些与其寒、热病理本质相反的"假象"，所谓"热极似寒，寒极似热"，从而影响对寒证、热证的准确判断。具体来说，有真热假寒证和真寒假热证两种情况。

（1）**真热假寒证**　是指疾病的本质为热证，却出现某些"寒象"，又称"热极似寒"。如里热炽盛之人，除出现胸腹灼热、神昏谵语、口臭息粗、渴喜冷饮、小便短黄、舌红苔黄而干、脉有力等里实热证的典型表现外，有时会伴随出现四肢厥冷、脉沉迟等症。从表面来看，这些"寒象"似乎与疾病的本质（热证）相反，但实际上这些表现是由于邪热内盛，阳气郁闭于内而不能布达于外所致，而且邪热越盛，厥冷的程度可能越重，即所谓"热深厥亦深"。值得注意的是，这些"寒象"与寒证的表现有所不同，如虽四肢厥冷，但胸腹灼热，不欲近衣被；虽脉沉迟，但按之有力。因此，这些"寒象"其实是热证发展到较为严重、复杂阶段的表现，也是阳热内盛的反映，只不过较常规热证的病机和表现更为复杂。

（2）**真寒假热证**　是指疾病的本质为寒证，却出现某些"热象"，又称"寒极似热"。如阳气虚衰，阴寒内盛之人，除出现四肢厥冷、小便色清、大便质溏甚至下利清谷、舌淡苔白、脉来无力等里虚寒证的典型表现外，尚可出现自觉发热、面色红、神志躁扰不宁、口渴、咽痛、脉浮大或数等症。从表面来看，这些"热象"似乎与疾病的本质（寒证）相反，但实际上这些表现是由于阳气虚衰，阴寒内盛，逼迫虚阳浮越于上、格拒于外所致，而非体内真有热邪。值得注意的是，这些"热象"与热证的表现有所不同。如虽自觉发热，但触之胸腹无灼热，且欲加衣被；虽面色红，但为两颧浮红，时隐时现；虽神志躁扰不宁，但自感疲乏无力；虽口渴，却欲热饮，且饮水不多；虽咽喉疼痛，但不红肿；脉虽浮大或数，但按之无力。因此，这些"热象"其实是危重寒证的表现，也是阴寒内盛的反映，但较一般寒证的病机和表现更为复杂。

当出现上述"热极似寒"或"寒极似热"的情况时，一定要注意在四诊合参、全面分析的基础上，透过现象抓本质。在具体辨别时，应注意以下几个方面：①了解疾病发展的全过程。一般情况下"假象"容易出现在疾病的后期及危重期。②辨证时应以表现于内部、中心的症状作为判断的主要依据，外部、四肢的症状可能为"假象"。③"假象"和真象表现不同，如"假热"之面赤，是面色㿠白而仅在颧颊上浅红娇嫩，时隐时现，而里热炽盛的面赤却是满面通红；"假寒"常表现为四肢厥冷伴随胸腹部灼热，揭衣蹬被，而阴寒内盛者则往往身体蜷卧，欲加衣被。

三、虚实辨证

虚、实是辨别邪正盛衰的两个纲领。

《素问·通评虚实论》说："邪气盛则实，精气夺则虚。"《景岳全书·传忠录》亦说："虚实者，有余不足也。"实主要指邪气盛实，虚主要指正气不足，故实与虚主要反映病变过程中人体正气的强弱和致病邪气的盛衰。

由于邪正斗争是疾病过程中的主要矛盾，阴阳盛衰及其所形成的寒、热证，亦存在着虚实之分。所以，分析疾病过程中邪正的虚实关系，是辨证的基本要求，因而，《素问·调经论》有"百病之生，皆有虚实"之说。通过虚实辨证，可以了解病体的邪正盛衰，为治疗提供依据。实证宜攻，虚证宜补，虚实辨证准确，攻补方能适宜，才能免犯实实虚虚之误。

（一）虚证

虚证是指人体阴阳、气血、津液、精髓等正气亏虚，以"不足、松弛、衰退"为主要症状特征的证。其基本病理为正气亏虚、邪气不著。

【证候表现】由于人体阴阳、气血、津液、精髓等受损程度的不同及所影响脏腑的差异，虚证的表现也各不相同。因此，虚证的典型证候难以概括。

【证候分析】虚证的形成，虽然可由先天禀赋不足所致，但主要是由后天失调或疾病耗损所产生。例如，饮食失调，营血生化之源不足；思虑太过、悲哀猝恐、过度劳倦等，耗伤气血营阴；房室不节，耗损肾精元气；久病失治、误治，损伤正气；大吐、大泻、大汗、出血、失精等，使阴液、气血耗损等，均可形成虚证。

（二）实证

实证是指人体感受外邪，或疾病过程中阴阳气血失调，体内病理产物蓄积，以"有余、亢盛、停聚"为主要症状特征的证。其基本病理为邪气盛实、正气不虚。

【证候表现】由于感邪性质与病理产物的不同，以及病邪侵袭、停积部位的差别，实证的表现也各不相同，同样难以全面概括。

【证候分析】实证的形成主要有两方面原因：一是因风、寒、暑、湿、燥、火、疫疠及虫毒等邪气侵犯人体，正气奋起抗邪所致；二是脏腑功能失调，气化失职，气机阻滞，形成痰、饮、水、湿、脓、瘀血、宿食等病理产物，停积壅聚于体内所致。

（三）虚证与实证的鉴别

1. 虚证与实证的鉴别要点　虚证与实证主要可从病程、体质、症状及舌脉特点等方面加以鉴别（表5-3）。

表 5 - 3　虚证与实证的鉴别要点

鉴别要点	虚证	实证
病程	较长(久病)	较短(新病)
体质	多虚弱	多壮实
精神	多萎靡	多亢奋
声息	声低息微	声高气粗
疼痛	喜按	拒按
胸腹胀满	按之不痛,胀满时减	按之疼痛,胀满不减
发热	多为潮热、微热	多为高热
恶寒	畏寒,添衣近火得温可减	恶寒,添衣近火得温不减
舌象	舌质嫩,苔少或无	舌质老,苔厚
脉象	无力	有力

2. 虚证与实证的真假辨别　一般来说,虚证具有"不足、松弛、衰退"的特征,实证具有"有余、亢盛、停聚"的特征。但疾病较为复杂或发展到严重阶段,可表现出一些不符合常规认识的征象,也就是当患者的正气虚损严重,或病邪极其盛实时,有时会出现一些与其虚、实病理本质相反的"假象",从而影响对虚、实证的准确判断。具体来说,有真实假虚和真虚假实两种情况。

(1) **真实假虚证**　是指疾病的本质为实证,却出现某些"虚羸"的现象,即所谓"大实有羸状"。例如,实邪内盛之人,出现神情默默、身体倦怠、懒言、脉象沉细等貌似"虚羸"的表现,是由于火热,或痰食,或湿热,或瘀血等邪气或病理产物大积大聚,以致经脉阻滞,气血不能畅达,其病变的本质属实。因此,虽默默不语但语时声高气粗,虽倦怠乏力却动之觉舒,虽脉象沉细却按之有力,与虚证所导致的真正虚弱表现有所不同。同时还可能伴随疼痛拒按、舌质苍老、舌苔厚腻等实证的典型表现,可资鉴别。

(2) **真虚假实证**　是指疾病的本质为虚证,反出现某些"盛实"的现象,即所谓"至虚有盛候"。例如,正气亏虚较为严重之人,出现腹胀腹痛、二便闭塞、脉弦等貌似盛实的表现,是由于脏腑虚衰,气血不足,运化无力,气机不畅所致,其病变的本质属虚。因此,腹虽胀满而有时缓解,不似实证之常满不减;腹虽痛而按之痛减,不似实证之拒按;脉虽弦,但重按无力,与实证表现有所不同。同时可能伴随神疲乏力、面色无华、舌质娇嫩等虚证的典型表现,可资鉴别。

当出现上述"大实有羸状"或"至虚有盛候"的情况时,一定要注意围绕虚、实证的表现特点及鉴别要点综合分析,仔细辨别,从而分清虚实的真假。应特别注意如下几点:①脉象的有力无力、有神无神;浮候如何,沉候如何。尤以沉取之象为真谛。②舌质的胖嫩与苍老,舌苔的厚腻与否。③言语发声的响亮与低怯。④患者体质的强弱,发病的原因,病证的新久,以及治疗经过等。此外,还要注意证候中的可疑症状与"独处藏奸"的症状,如此则虚实真假便无从遁形了。

四、阴阳辨证

阴、阳是归类病证类别的两个纲领。

阴、阳分别代表事物相互对立的两个方面,无所不指,也无所定指,故病证的性质及临床表现，一般都可用阴阳进行概括或归类。《素问·阴阳应象大论》说："善诊者，察色按脉，先别阴阳。"《类经·阴阳类》说："人之疾病……必有所本，故或本于阴，或本于阳，病变虽多，其本则一。"《景岳全书·传忠录》亦说："凡诊病施治，必须先审阴阳，乃为医道之纲领，阴阳无谬，治焉有差？医道虽繁，而可以一言蔽之者，曰阴阳而已。"阴证与阳证是根据阴与阳的基本属性而划分的，还可以用于归纳疾病的病位、病性和病势，由此可见阴、阳在辨别病证中的重要性。

表证与里证、寒证与热证、虚证与实证反映了病变过程中三对既对立又统一的矛盾现象。这三对证分别从不同的侧面来概括病情，故只能说明疾病在某一方面的特征，而不能反映出疾病的全貌。六者在八纲中的地位是平等的，相互之间虽然有一定的联系，但既不能相互概括，又不能相互取代。因此，为了对病情进行更高层面或总的归纳，可以用阴证与阳证概括其他六类证，即表证、热证、实证属阳，里证、寒证、虚证属阴，阴、阳两纲可以统领其他六纲而成为八纲中的总纲。

阴证与阳证的划分不是绝对的，是相对而言的。例如，与表证相对而言，里证属于阴证，但里证又有寒热、虚实之分，相对于里寒证与里虚证而言，里热证与里实证则又归于阳证的范畴。因此，临床上在对具体病证归类时会存在阴中有阳、阳中有阴的情况。

第二节　八纲证之间的关系

八纲中，阴阳、表里、寒热、虚实，各自概括着一个方面的病理本质，然而它们之间是互相联系的。寒热病性、邪正相争不能离开表里病位而存在，反之也没有可以离开寒热、虚实等病性而独立存在的表证或里证。因此，用八纲所分析、归类的证，并不是彼此孤立、静止不变的，证与证之间存在着相兼、错杂、转化，甚至真假难辨，并且随着病情发展而不断变化。临床辨证时，不仅要注意八纲基本证的识别，更应把握八纲证之间的相互关系，只有将八纲综合起来对病情做全面的分析考察，才能对证有比较准确的认识。

八纲证之间的相互关系，主要可归纳为证的相兼、证的错杂及证的转化3个方面。

一、证的相兼

广义的证的相兼，是指多种证的同时存在。本处所指为狭义的证的相兼，即在疾病某一阶段，出现不相对立的两纲或两纲以上的证同时存在的情况。

表里、寒热、虚实各自从不同的侧面反映疾病某方面的本质，故不能互相概括、替代，临床上的证亦不可能只涉及病位或病性的某一方面。因而辨证时，无论病位之在表、在里，必然要区分其寒热、虚实性质；论病性之属寒、属热，必然要辨别病位在表或在里，是邪盛或是正虚；论病情之虚实，必察其病位之表里、病性之寒热。

根据证的相兼的概念，除了对立两纲（表与里、寒与热、虚与实）之外的其他任意三纲均可组成相兼证。经排列组合可形成表实寒证、表实热证、表虚寒证、表虚热证、里实寒证、里实热证、里虚寒证、里虚热证八类证。但临床实际中很少见到真正的表虚寒证与表虚热证。以往关于"表虚证"有两种说法：一是指外感风邪所致有汗出的表证（相对于外感风寒所致无汗出的"表实证"而言)。其实表证的有无汗出,只是在外邪的作用下,毛窍的闭与未闭,是邪正相争的不同反映。毛窍未闭、肌表疏松而有汗出,并不说明疾病的本质属虚,因此,表证有汗出者并非真正的虚证。二是指肺(脾)气虚所致卫表不固证,但实际上该证属于(阳)气虚弱之证。

相兼证的临床表现一般多是相关纲领证临床表现的叠加。例如,表实寒证与表实热证,既同属于表证的范畴,又分别属于寒证与热证,分别以恶寒重发热轻、无汗、脉浮紧及发热重恶寒轻、口微渴、汗出、脉浮数等为辨证要点;里实寒证与里实热证既同属于里实证的范畴,又分别属于寒证与热证,分别以形寒肢冷、面白、口不渴、痰稀、尿清、冷痛拒按、苔白、脉沉或紧及壮热、面赤、口渴、大便干结、小便短黄、舌红苔黄、脉滑数或洪数为辨证要点;里虚寒证与里虚热证既同属于里虚证的范畴,又分别属于寒证与热证,分别以畏寒肢冷、神疲乏力、尿清便溏、冷痛喜温喜按、舌淡胖苔白、脉沉迟无力及形体消瘦、五心烦热、午后颧红、口燥咽干、潮热盗汗、舌红绛、脉细数为辨证要点。

二、证的错杂

证的错杂是指疾病的某一阶段同时存在八纲中对立两纲的证。在错杂证中,矛盾的双方都反映着疾病的本质,临床辨证时当辨析疾病的标本缓急、因果主次,以便采取正确的治疗。八纲的错杂关系,从表与里、寒与热和虚与实的角度,分别可概括为表里同病、寒热错杂、虚实夹杂。而这三种类型又可交互错杂,形成如表实寒里虚热、表实寒里实热等,因此,临证时应对其进行综合分析。

(一) 表里同病

表里同病是指在同一患者身上,既有表证,又有里证的情况。表里同病的形成可概括为以下三种情况:一是发病即同时出现表证与里证的表现;二是先有表证未罢,又及于里;三是先有内伤病未愈而又感外邪。表里同病,临床上常见以下 6 种情况。

1. 表里俱寒 如素体脾胃虚寒之人,复感风寒之邪,或外感寒邪之后,同时伤及表里,出现恶寒重发热轻、头身疼痛、鼻塞流涕、脘腹冷痛、大便溏泄、脉迟或浮紧等。

2. 表里俱热 如素有内热之人,又感风热之邪,或外感风热未罢,又传及入里,出现发热重恶寒轻、咽喉疼痛、咳嗽气喘、便秘尿黄、舌红苔黄、脉数或浮数等。

3. 表寒里热 如先有表寒未罢,又入里化热,或先有里热,复感风寒之邪,出现恶寒发热、无汗、头身疼痛、口渴喜饮、烦躁、便秘尿黄、舌红苔黄等。

4. 表热里寒 如素体阳气不足,复感风热之邪,出现发热恶寒、有汗、头痛咽痛、尿清便溏、腹部胀满等。

5. 表里俱实 如先有饮食停滞,复感风寒之邪,出现恶寒发热、鼻塞流涕、脘腹胀满、厌食便秘、脉浮紧等。

6. 表实里虚 如素体气血虚弱之人,复感风寒之邪,出现恶寒发热、无汗、头身疼痛、神疲乏力、少气懒言、心悸失眠、舌淡脉弱等。

（二）寒热错杂

寒热错杂是指在同一患者身上，既有寒证，又有热证的情况。寒热错杂的形成可概括为以下3种情况：一是先有热证，复感寒邪，或先有寒证，复感热邪；二是先有外感寒证，寒郁而化热，虽已入里，但表寒未解；三是机体阴阳失调，出现寒热错杂。

结合病位，可将寒热错杂概括为表里的寒热错杂与上下的寒热错杂。表里的寒热错杂包括表寒里热与表热里寒（详见表里同病）；上下的寒热错杂包括上热下寒及上寒下热。

1. 上热下寒　如患者同时存在胸中烦热、咽痛口干、频频呕吐等上焦热证及腹痛喜暖、大便稀薄等中焦脾胃虚寒证的表现。

2. 上寒下热　如患者同时存在胃脘冷痛、呕吐清涎等上部脾胃虚寒证及尿频、尿痛、小便短黄等下部膀胱湿热证的表现。

（三）虚实夹杂

虚实夹杂是指在同一患者身上，既有虚证，又有实证的情况。虚实夹杂的形成可概括为以下两种情况：一是先有实证，邪气太盛，损伤正气，以致正气亦虚，而出现虚证；二是先有正气不足的虚证，无力祛除病邪，以致病邪积聚，或复感外邪，又同时出现实证。

结合病位，虚实夹杂可概括为表虚里实、表实里虚，或上实下虚、上虚下实等证，但辨别虚实夹杂的关键是分清虚实的孰多、孰少，病势的孰缓、孰急，为临床确立以攻为主，或以补为主，或攻补并重的治疗原则提供依据。因此，可将虚实夹杂概括为以虚证为主的虚中夹实、以实证为主的实中夹虚及虚证、实证难分轻重的虚实并重3种类型。

1. 虚中夹实　指以正虚为主，邪实为次。例如，温热病后期，虽邪热将尽，但肝肾之阴已大伤，此时邪少虚多，虽有发热，但以低热不退、口干口渴、舌红绛而干、少苔或无苔、脉细数等虚证的表现为主。

2. 实中夹虚　指以邪实为主，正虚为次。例如，外感伤寒，经发汗或吐、下之后，心下痞硬，噫气不除，是胃有痰湿、浊邪而胃气受损的实中夹虚之证。

3. 虚实并重　指正虚与邪实均表现明显。例如，小儿疳积，既有大便泄泻、完谷不化、形瘦骨立等脾胃虚弱的表现，又有腹部膨大、烦躁不安、食欲亢盛、舌苔厚浊等积滞化热的表现。

三、证的转化

证的转化是指在疾病的发展变化过程中，八纲中相互对立的证在一定条件下可以相互转化。但证的转化往往有一个量变到质变的过程，因而在证的真正转化之前，可以呈现出证的相兼或错杂现象。

证转化后的结果有两种：一是病位由浅及深，病情由轻而重，向加重方向转化；二是病位由深而浅，病情由重而轻，向痊愈方向转化。

八纲证之间的转化包括表里出入、寒热转化、虚实转化3种情况。

（一）表里出入

表里出入是指病邪从表入里，或由里透表。一般而言，由表入里多提示病情转重，由里出表多预示病情减轻。

1. 表邪入里　指先出现表证，因表邪不解，内传入里，致使表证消失而出现里证。例如，外感病初期出现恶寒发热、头身疼痛、无汗、苔薄白、脉浮紧等症，为表实寒证。如果失治误治，表邪不解，内传于脏腑，继而出现高热、口渴、舌苔黄、脉洪大等症，表示表邪已入里化热，原来的表实寒证已转化成为里实热证。

2. 里邪出表　指某些里证因治疗及时、护理得当，机体抵抗力增强，驱邪外出，从而表现出病邪向外透达的症状或体征。其结果并不是里证转化为表证，而是表明邪有出路，病情有向愈的趋势。例如，麻疹患儿热毒内闭，则疹不出而见发热、喘咳、烦躁等症，通过调治后，使麻毒外透，疹子发出而烦热、喘咳等减轻、消退；外感温热病中，出现高热、烦渴等症，随汗出而热退身凉、烦躁等症减轻，均是邪气从内向外透达的表现。

邪气的表里出入主要取决于正邪双方斗争的情况，因此，掌握病势的表里出入变化，对于预测疾病的发展与转归，及时调整治疗策略具有重要意义。

（二）寒热转化

寒热转化是指寒证或热证在一定条件下相互转化，形成相反的证。寒证化热提示阳气旺盛，热证转寒提示阳气衰惫。

1. 寒证化热　指原为寒证，后出现热证，而寒证随之消失。寒证化热常见于外感寒邪未及时发散，而机体阳气偏盛，阳热内郁到一定程度，则寒邪化热，形成热证；或寒湿之邪郁遏，而机体阳气不衰，由寒而化热，形成热证；或因使用温燥之品太过，亦可使寒证转化为热证。例如，寒湿痹病，初为关节冷痛、重着、麻木，病程日久，或过服温燥药物，而变成患处红肿灼痛等；哮病因寒引发，痰白稀薄，久之见痰黄而稠、舌红苔黄等，均属寒证转化为热证。

2. 热证转寒　指原为热证，后出现寒证，而热证随之消失。热证转寒常见于邪热毒气严重的情况下，或因失治、误治，以致邪气过盛，耗伤正气，正不胜邪，机能衰败，阳气耗散，故而转为虚寒证，甚至出现亡阳。例如，疫毒病初期，表现高热烦渴、舌红脉数、泻利不止等，由于治疗不及时，骤然出现冷汗淋漓、四肢厥冷、面色苍白、脉微欲绝等症，属于热证转化为寒证（亡阳证）。

寒证与热证的相互转化，是由邪正力量的对比所决定的，其关键又在于机体阳气的盛衰。寒证转化为热证，是人体正气尚强，阳气较为旺盛，邪气才会从阳化热，提示人体正气尚能抗御邪气；热证转化为寒证，是邪气虽衰而正气不支，阳气耗伤并处于衰败状态，提示正不胜邪，病情加重。

（三）虚实转化

虚实转化是指在疾病的发展过程中，由于正邪力量对比的变化，致使虚证与实证相互转化，形成相反的证。实证转虚为疾病的一般规律，虚证转实临床少见，实际上常常是因虚致实，形成本虚标实的错杂证。

1. 实证转虚　指原为实证，后出现虚证，而实证随之消失。邪正斗争的趋势，或是正气胜邪而向愈，或是正不胜邪而迁延。因此，病情日久，或失治误治，正气损伤而不足以御邪，皆可形成实证转化为虚证。例如，外感热病的患者，始见高热、口渴、汗多、烦躁、脉洪数等实热证的表现，因治疗不当，日久不愈，导致津气耗伤，而出现形体消瘦、神疲嗜睡、食少、咽干、舌嫩红无苔、脉细无力等虚象；本为咳嗽吐痰、息粗而喘、苔腻脉滑，久之见气短而喘、声低懒言、面白、舌淡、脉弱等，均是邪虽去而正已伤，由实证转化为虚证。

2. 因虚致实 指正气不足，脏腑机能衰退，组织失却濡润充养，或气机运化无力，以致气血阻滞，病理产物蓄积，邪实上升为矛盾的主要方面，而表现以实为主的证。例如，心阳气虚日久，温煦无能，推运无力，则可使血行迟缓而成瘀，在原有心悸、气短、脉弱等心气虚证的基础上，出现心胸绞痛、唇舌紫暗、脉涩等症，则是心血瘀阻证，此时血瘀之实的表现较心阳气亏虚的表现显得更为突出。又如，脾肾阳虚不能温运气化水液，以致水湿泛滥，出现水肿等症，都是因虚而致实，并不是真正的虚证转化为实证。

总之，所谓虚证转化为实证，并不是指正气来复，病邪转为亢盛，形成邪盛而正不虚的实证，而是在虚证基础上转化为以实证为主要矛盾的证，其本质是因虚致实，本虚标实。这也体现了马克思主义矛盾论和辩证法的思想。

第六章
病性辨证

病性辨证是在中医学理论指导下，对四诊所得的临床资料进行综合分析，从而确定病性的辨证方法。

所谓病性，是指疾病当前病理变化的本质属性，是对疾病一定阶段整体反应状态的概括。由于病性是导致疾病当前证候发生的本质性原因，因而也有称病性为"病因"者，即"审症求因"。这里的"因"既包括导致疾病发生的原始病因，如外感六淫、疠气、七情内伤、饮食失宜、劳逸失度及外伤等，也包括气、血、精、津、阴、阳等正气的虚损及气血、脏腑等功能失常所导致的各种病理产物的阻滞。病性辨证的任务就是在中医病因、病机及气血津液理论指导下，根据疾病表现于外的症状、体征，推求疾病当前病理变化的本质属性。

具体来说，即根据传统的病因辨证、气血津液辨证、阴阳虚损辨证等得出反映病变性质的基础证，如风淫证、气虚证、血瘀证、痰证、阴虚证等，是临床施治的重要依据。

本章重点介绍六淫辨证、阴阳虚损辨证、气血辨证及津液辨证的内容。

第一节　六淫辨证

六淫是风、寒、暑、湿、燥、火六种病邪的统称。六淫辨证是根据六淫的性质和致病特点，对四诊所收集的各种病情资料进行分析、归纳，辨别疾病当前病理本质是否存在着六淫病证的辨证方法。

六淫病证的发生，多与季节气候和居处环境有关，如春季多风病，夏季多暑病，长夏多湿病，秋季多燥病，冬季多寒病；久居湿地易患湿病，高温环境作业又常有燥热为病等。由于六淫病证的发生是因外邪侵入而致，各病证既可单独存在，又可相互兼夹，还可在一定条件下发生转化。

一、风淫证

风淫证是指风邪侵袭人体肤表、经络等，导致卫外功能失常，表现出符合"风"性特征的证。

【证候表现】恶风，微发热，汗出，苔薄白，脉浮缓；或有鼻塞、流清涕、喷嚏，或伴咽喉痒痛、咳嗽；或突起风团，皮肤瘙痒，瘾疹；或突发肌肤麻木，口眼㖞斜；或肌肉僵直、痉挛、抽搐；或肢体关节游走作痛；或新起面睑、肢体浮肿等。

【证候分析】因气候突变、环境不适、体弱等因素导致风邪外袭所致。风为阳邪，其性开泄，易袭阳位，善行而数变，常兼夹其他邪气为患。因此，风淫证具有发病迅速、变化快、游走不定的特点。风淫证根据其病位不同而有不同的证候。

风邪袭表，伤人卫气，卫气不固，腠理疏松，则见恶风发热，汗出，脉浮；风邪袭肺，肺气失宣，鼻窍不利，则见咳嗽，咽喉痒痛，鼻塞，流清涕或喷嚏；风邪侵袭肤表、肌腠，营卫不和，则见突起风团，皮肤瘙痒，瘾疹；风邪或风毒侵袭经络，经气阻滞不通，轻则可出现肌肤麻木，口眼㖞斜，重则肌肉僵直、痉挛、抽搐；风与寒湿相兼，侵袭筋骨关节，阻痹经络，则见肢体关节游走疼痛；风邪侵犯肺卫，宣降失常，通调水道失职，则见面睑、肢体浮肿。

寒、热、火、湿、痰、水、毒等邪多依附于风而侵犯人体，形成不同的病性兼夹证，如风寒证、风热证、风火证、风湿证、风痰证、风水证、风毒证等。

【辨证要点】恶风、微热、汗出、脉浮缓，或突起风团、瘙痒、麻木，肢体关节游走疼痛，面睑浮肿等为主要表现。

二、寒淫证

寒淫证是指寒邪侵袭机体，阳气被遏，以恶寒、无汗、局部冷痛、脉紧等为主要表现的证。

【证候表现】恶寒重，或伴发热，无汗，头身疼痛，鼻塞，流清涕，脉浮紧；或见咳嗽，哮喘，咳稀白痰；或为脘腹疼痛，肠鸣腹泻，呕吐；或为四肢厥冷，局部拘急冷痛；口不渴或渴喜热饮，小便清长，面色苍白，舌苔白，脉弦紧或沉迟有力。

【证候分析】多因淋雨、涉水、着衣单薄、露宿、在冰雪严寒处停留、食生饮冷等感受阴寒之邪所致。寒为阴邪，具有凝滞、收引、易伤阳气的特性。

寒淫证常分为伤寒证和中寒证。伤寒证是指寒邪外袭于肤表，阻遏卫阳所表现的表实寒证，又称风寒表证。寒邪束表，腠理闭塞，肺卫失宣，故见恶寒，无汗，鼻塞，流清涕，脉浮紧；寒凝经脉，经气不利，则见头身疼痛等。中寒证是指寒邪直中于里，伤及脏腑、气血，遏制并损伤阳气，阻滞脏腑气机和血液运行所表现的里实寒证，又称内寒证、里寒证等。寒邪客于不同脏腑，可有不同的证候特点。寒邪客肺，肺失宣降，故见咳嗽、气喘、咳稀白痰等症；寒滞胃肠，使胃肠气机不利，和降、传导失常，则见脘腹疼痛、肠鸣腹泻、呕吐等症。

此外，临床上寒淫证还有多种类型，如寒滞肝脉证、寒滞心脉证、寒凝胞宫证、寒胜痛痹证等，均可见肢冷，局部拘急冷痛，无汗，面色苍白，舌苔白，脉弦紧或沉迟有力。

【辨证要点】恶寒肢冷、无汗、局部冷痛、苔白、脉紧或沉迟有力等为主要表现。

三、暑淫证

暑淫证是指感受暑热之邪，耗气伤津，以发热、汗出、口渴、疲乏等为主要表现的证。

【证候表现】发热恶热，心烦汗出，口渴喜饮，气短神疲，肢体困倦，小便短黄，舌红，苔白或黄，脉虚数；或发热，胸闷脘痞，腹痛，呕恶，无汗，苔黄腻，脉濡数；或发热，猝然昏倒，汗出不止，气急；甚至昏迷、抽搐，舌绛干燥，脉细数等。

【证候分析】因夏季气候炎热而感受外界暑邪。暑邪致病有明显的季节性。暑为阳邪，具有炎热升散、耗气伤津、易夹湿邪等致病特点。

暑淫证有伤暑证和中暑证之别。伤暑证为人体感受暑、湿之邪，汗出过多，耗气伤津所致。由于暑性炎热，蒸腾津液，故见发热恶热，心烦汗出；暑邪耗气伤津，而见口渴喜饮、气短神疲、小便短黄等症；暑夹湿邪，阻碍气机，故见肢体困倦，苔白或黄；若湿邪较甚，阻遏中焦，脾胃运化、和降失司，气机升降失调，则胸闷脘痞，腹痛，呕恶；邪气闭阻，玄府不通，则无汗；苔黄腻，脉濡数为暑湿之征。中暑证是在夏令烈日之下劳动过久，暑热上扰清窍，内灼神明，引动肝风，则见发热，甚至猝然昏倒、昏迷、抽搐；暑热炽盛，营阴受灼，故汗出不止、气急、舌绛干燥、脉细数等。

【辨证要点】有夏季感受暑热之邪的病史，以发热、汗出、口渴、疲乏、尿黄等为主要表现。

四、湿淫证

湿淫证是指感受外界湿邪，阻遏人体气机与清阳，以头身困重、肢体倦怠、关节酸痛重着等为主要表现的证。

【证候表现】头重如裹，肢体困重，倦怠嗜睡，或伴恶寒发热，或肢体关节、肌肉酸痛，或为局部渗漏湿液，或皮肤湿疹、瘙痒；胸闷脘痞，口腻不渴，纳呆恶心，腹胀腹痛，大便稀溏，小便混浊；妇女可见带下量多；面色晦垢，舌苔滑腻，脉濡、缓或细。

【证候分析】多因气候潮湿、淋雨涉水、冒受雾露等感受外界湿邪所致。湿淫证又称外湿证，湿为阴邪，具有阻遏气机、损伤阳气、黏滞缠绵、重浊趋下等致病特点。

湿遏经络、肌肉、筋骨，阻滞经气，气机不畅，则见头身困重，倦怠嗜睡，肢体关节、肌肉酸痛；湿邪阻遏肌表，卫气失和，则恶寒发热；湿邪浸淫肌肤，则为局部渗漏湿液，或皮肤湿疹、瘙痒；湿邪阻滞气机，困遏清阳，则见面色晦垢，倦怠嗜睡；湿困脾胃，气机不畅，运化失调，则见脘腹痞胀或痛，纳呆恶心，大便稀溏；湿性趋下、重浊，湿侵阴位，则见带下量多，小便混浊；感受湿邪，则见舌苔滑腻，脉濡、缓或细等。

此外，湿邪还可与风、暑、水、痰、毒等邪气合并为病，形成不同的病性相兼证，如风湿证、暑湿证、水湿证、痰湿证、湿毒证等，各自可有不同的证候表现。

【辨证要点】身体困重、酸楚、痞闷、苔腻浊、脉濡缓等为主要表现。

五、燥淫证

燥淫证是指外感燥邪，耗伤津液，以口鼻、咽喉、皮肤干燥等为主要表现的证。

【证候表现】口唇、鼻腔、咽喉干燥，皮肤干燥甚至皲裂、脱屑，口渴欲饮，舌苔干燥，大便干燥，小便短黄，或见干咳少痰、痰黏难咳等。属于温燥者常兼见发热微恶风寒、有汗、咽喉疼痛、舌边尖红、脉浮数；属于凉燥者常兼有恶寒发热、无汗、头痛、脉浮紧。

【证候分析】因秋令气候干燥，或居处干旱少雨，感受外界燥邪所致。燥淫证的发生有明显的季节性或地域性。燥邪具有干燥、伤津耗液、易伤肺脏等致病特点。

燥邪伤人，多从口鼻而入，最易损伤肺津，影响肺的宣发和肃降功能，从而表现为皮肤、口唇、鼻腔、咽喉、舌苔干燥，干咳少痰等症；大便干燥，小便短黄，口渴欲饮，为津伤的表现。

燥淫证有温燥和凉燥之分。温燥多见于初秋之季，气候尚热，余暑未消，燥热侵犯肺卫，在干燥津伤的表现基础上，又见发热微恶风寒、有汗、咽喉疼痛、舌边尖红、脉浮数等表热证候；凉燥多见于深秋季节，气候既凉，气寒而燥，人体感受凉燥，除了干燥少津的表现之外，还见恶寒发热、无汗、头痛、脉浮紧等表寒证候。

临床常见的燥淫证有燥邪犯表证、燥邪犯肺证、燥干清窍证等。

【辨证要点】时值秋季或处于气候干燥的环境，具有干燥不润的证候特点。

六、火淫证

火淫证是指外感温热火邪，阳热内盛，以发热、口渴、面红、便秘、尿黄、舌红、苔黄、脉数等为主要表现的证。

【证候表现】发热微恶寒，头痛，咽喉疼痛，鼻塞流浊涕，舌边尖红，苔薄黄，脉浮数；壮热喜冷，面红目赤，渴喜冷饮，汗多，烦躁或神昏谵语，吐血，衄血，痈肿疮疡，小便短赤，大便秘结，舌质红或绛，苔黄而干或灰黑干燥，脉洪滑数。

【证候分析】多因外感温热火邪，或因其他外邪郁积化热、化火而成。火、热、温邪属同一类性质，仅有轻重之别。温为热之渐，火为热之极，故常有火热、温热并称。火、热、温邪为阳邪，其性燔灼急迫，伤津耗气，具有炎上、生风、动血、易致疮疡的特点。

热邪犯表，卫气失和，故发热微恶寒；火热上扰，故头痛，咽喉疼痛，鼻塞流浊涕；舌边尖红，脉浮数，为热邪客表之征；火热炽盛，充斥于外，故见壮热喜冷；火热上炎，则面红目赤；热扰心神，轻则烦躁，重则神昏谵语；邪热逼津外泄，故见汗多；热盛伤津，则渴喜饮冷，大便秘结，小便短赤；热盛动血，血液妄行，故见吐血，衄血；火热郁结不解，局部气血壅滞，肉腐血败，则发为痈肿疮疡；舌红绛，苔黄而干或灰黑干燥，脉洪滑数，均为火热炽盛之象。

火淫证的常见证型有风热犯表证、肺热炽盛证、心火亢盛证、胃热炽盛证、热扰胸膈证、肠热腑实证、肝火上炎证、肝火犯肺证、热闭心包证、热入营血证等。

【辨证要点】新病突起，病势较剧，以发热、口渴、便秘、尿黄、出血、舌红苔黄、脉数为主要表现。

第二节　阴阳虚损辨证

阴阳虚损辨证是根据阴阳的生理与病理特点，对四诊所收集的各种病情资料进行分析、归纳，辨别疾病当前病理本质是否存在着阴阳虚损证候的辨证方法。

阴阳虚损辨证主要内容包括阳虚证、阴虚证、亡阳证、亡阴证。作为阴阳病性的辨证，还应包括阴盛证和阳盛证，但由于"阴盛则寒，阳盛则热"，故其具体内容参见第五章八纲辨证中的寒证、热证和本章六淫辨证中的寒淫证、火淫证，本节不做论述。

一、阳虚证

阳虚证是指人体阳气亏损，其温养、推动、气化等功能减退，以畏寒肢冷为主要表现的虚寒证。

【证候表现】畏寒，肢冷，口淡不渴，或喜热饮，或自汗，小便清长或尿少浮肿，大便稀薄，面色㿠白，舌淡胖嫩，苔白滑，脉沉迟无力，可兼有神疲、乏力、气短等气虚表现。

【证候分析】多因久病伤阳，或气虚进一步发展；或久居寒凉之处，或过服苦寒清凉之品，耗伤阳气；或年老命火渐衰等而成。

由于阳气亏虚，机体失温，故见畏寒，肢冷；气化无权，则见小便清长或尿少，大便稀薄；水湿不化，津不上承，则口淡不渴或喜热饮；失于固摄，则见自汗；水液内停，水气泛溢，则见面色㿠白，浮肿，舌淡胖嫩，苔白滑；推动乏力，则脉沉迟无力，或兼见神疲、乏力、气短等气虚症状。

阳虚可见于不同脏腑的病变，临床常见证型有心阳虚证、脾阳虚证、肾阳虚证、胃阳虚证、胞宫（精室）虚寒证等。

阳虚证多与气虚证共存，故常合称阳气亏虚证；阳虚证者又易感寒邪；阳虚证可发展为亡阳证，或阳损及阴而为阴阳两虚证；阳虚证也可导致气滞、血瘀、水泛、痰饮等病理变化。

【辨证要点】畏寒肢冷，小便清长，面色㿠白，常与气虚症状共见。

二、阴虚证

阴虚证是指人体阴液亏少，其滋润、濡养等功能减退，或阴不制阳，阳气偏亢，以口咽干燥、五心烦热、潮热盗汗等为主要表现的虚热证。

【证候表现】形体消瘦，口燥咽干，两颧潮红，五心烦热，潮热盗汗，小便短黄，大便干结，舌红少津、少苔，脉细数等。

【证候分析】多因热病后期，或杂病日久，耗伤阴液；情志过极，火邪伤阴；房室不节，耗伤阴精；过服温燥之品，暗耗阴液；年高体衰，阴液亏虚所致。

阴液亏少，机体失于滋润濡养，则形体消瘦，口燥咽干，小便短黄，大便干结，舌质少津、少苔，脉细；阴不制阳，虚热内生，则见两颧潮红，五心烦热，潮热盗汗，舌红，脉数等症。

阴虚可见于不同脏腑的病变，常见证型有心阴虚证、肺阴虚证、肝阴虚证、肾阴虚证、胃阴虚证等。

阴虚证可与气虚、血虚、阳虚、阳亢、精亏、津液亏虚或燥热等证同时存在，或互为因果，表现为气阴亏虚证、阴血亏虚证、阴阳两虚证、阴虚阳亢证、阴精亏虚证、阴津（液）亏虚证、阴虚燥热证等；阴虚可发展为亡阴，也可导致动风、气滞、血瘀、水停等病理变化。

【辨证要点】口咽干燥、五心烦热、潮热盗汗、两颧潮红、舌红少苔、脉细数等为主要表现。

三、亡阳证

亡阳证是指人体阳气极度衰微而欲脱，以冷汗、肢厥、面白、脉微等为主要表现的危重证。

【证候表现】冷汗淋漓，汗稀质清，面色苍白，手足厥冷，肌肤不温，神情淡漠，呼吸气弱，舌质淡润，脉微欲绝等。

【证候分析】可因阳虚进一步发展，或因阴寒之邪过盛而致阳气暴伤，或因大汗、亡血、失精等致阴血消亡而阳随阴脱，或因严重外伤、剧毒刺激、痰瘀阻塞心窍而使阳气暴脱。

由于阳气极度衰微，失却温煦、固摄、推动之能，故见冷汗，肢厥、面色苍白、神情淡漠、呼吸气弱、脉微等垂危症状。

临床所见之亡阳证，一般是指心肾阳脱证，由于人体阴阳互根，故阳气衰微亦可致阴液消亡。

【辨证要点】四肢厥冷、面色苍白、冷汗淋漓、气息微弱、脉微欲绝等为主要表现。

四、亡阴证

亡阴证是指人体阴液严重耗损而欲竭，以汗出如油、身热烦渴、面赤唇焦、脉细数疾为主要表现的危重证。

【证候表现】汗出如油，热而黏手，身热肢温，虚烦躁扰，呼吸气急，口渴饮冷，小便极少，皮肤皱瘪，目眶凹陷，面赤颧红，唇舌干焦，脉细数疾，按之无力。

【证候分析】可因病久致阴液亏虚发展而成，或因高热大汗、吐泻过度、失血过多、严重烧伤等致阴液暴失而成。

由于阴液亏虚欲绝，阴竭阳浮，迫津外泄，故见汗出如油，身热肢温，呼吸气急；阴亏液竭，失于濡润，故见口渴，皮肤皱瘪，目眶凹陷，小便极少，唇舌干焦；阴竭阳浮，上扰心神，则虚烦躁扰；阳气浮亢于上，则面赤颧红；脉细数疾，为阴伤重症之候。

亡阴所涉及的脏腑，多与心、肝、肾有关，临床一般不再逐一区分。本证若救治不及，阳气亦随之而衰亡。

【辨证要点】汗出如油、身热口渴、面赤唇焦、脉细数疾为主要表现。

亡阳与亡阴均出现于疾病的危重阶段，且极易导致死亡，故须及时准确地辨识、治疗（表6－1）。

表6－1　亡阳证与亡阴证鉴别表

证名	表现							
	汗液	寒热	四肢	面色	气息	渴饮	唇舌	脉象
亡阳证	稀冷如水	身冷畏寒	厥冷	苍白	微弱	不渴或欲热饮	淡白	脉微欲绝
亡阴证	黏热如油	身热恶热	温热	面赤颧红	急促	口渴饮冷	干红	细数疾无力

第三节　气血辨证

气血辨证是根据气血的生理功能、病理特点，对四诊所收集的各种病情资料进行分析、归纳，以辨别疾病当前病理本质是否存在着气血病证的辨证方法。

气血是构成人体和维持人体生命活动的基本物质，其生成与运行有赖于脏腑生理功能的正常，而脏腑功能活动也依赖于气血的推动与荣养。因此，当脏腑功能失调时，就必然影响气血的生成、敷布与运行，从而产生气血的病变；反之，气血的病变也会导致脏腑功能的失常。两者在生理上相互依存、相互促进，在病理上相互影响，故气血辨证与脏腑辨证必须互相结合，互为补充。

气血辨证主要内容包括气病辨证、血病辨证、气血同病辨证。

一、气病辨证

气病范围较为广泛，《素问·举痛论》说："百病生于气也。"这里的"气"，主要是指人体的气机而言。因为脏腑能正常发挥功能，有赖于人体气机和畅通达、升降出入有序。所以，当气失调和，百病乃变化而生。《景岳全书·杂证谟》曾言："而凡病之为虚为实，为热为寒，至其变态莫可名状，欲求其本，则只一气字足以尽之，盖气有不调之处，即病本所在之处也。"气病以气的功能减退、气机失调为基本病机，其常见证型有气虚证、气陷证、气不固证、气脱证、气滞证、气逆证、气闭证等。

（一）气虚证

气虚证是指机体元气不足，脏腑组织机能减退，以神疲乏力、少气懒言、脉虚等为主要表现的证。

【证候表现】神疲乏力，少气懒言，声低息微，头晕目眩，自汗，动则诸症加剧，舌质淡嫩，脉虚。

【证候分析】多因先天不足，或后天失养，或久病、重病、劳累过度、年老体弱等因素，导致元气不足，使气的推动、固摄、防御、气化等功能失司而成。

元气不足，脏腑机能减退，故神疲乏力，少气懒言，声低息微；气虚推动乏力，清阳不升，头目失养，则头晕目眩；气虚卫外不固，肌表不密，腠理疏松，故自汗；劳则耗气，故活动劳累后诸症加重；气虚无力推动营血上荣于舌，故舌质淡嫩；气虚无力鼓动血脉，故脉虚。

由于元气亏虚，常常导致诸多脏腑组织功能减退，故临床上常见心气虚证、肺气虚证、脾气虚证、肾气虚证、胃气虚证等；也可各脏气虚证相兼出现，如心肺气虚证、脾胃气虚证、肺肾气虚证、脾肺气虚证等。

气虚可因多种原因所致，而气虚又可引发多种病理变化。例如，气虚而机能减退，运化无权，推动无力，可导致营亏、血虚、阳虚、生湿、生痰、水停、气滞、血瘀，以及易感外邪等。同时，气虚可与血虚、阴虚、阳虚、津亏等相兼为病，而为气血两虚证、气阴两虚证、阳气亏虚证、津气亏虚证等。气虚进一步发展可形成气陷证、气不固证、气脱证。

【辨证要点】神疲乏力、少气懒言、脉虚、动则诸症加剧为主要表现。

（二）气陷证

气陷证是指气虚升举无力而反下陷，以自觉气坠，或内脏下垂为主要表现的证。

【证候表现】头晕眼花，神疲气短，腹部坠胀，或久泻久痢，或见内脏下垂、脱肛、阴挺等，舌质淡嫩，脉虚。

【证候分析】多由气虚进一步发展而来，或为气虚证的一种特殊表现形式。凡是能引起气虚证的原因，均可导致本证的发生，故可见头晕眼花、神疲气短、舌质淡嫩、脉虚等气虚症状。中气亏虚，脾失健运，清阳不升，气陷于下，则久泻久痢；气虚无力升举，内脏位置不能维系，故见气坠，或内脏下垂（胃下垂、肾下垂、肝下垂），或有脱肛、阴挺。

由于气陷主要是指中焦脾虚气陷，故此证又称中气下陷证或脾虚气陷证。

【辨证要点】气坠、脏器下垂与气虚症状共见等为主要表现。

（三）气不固证

气不固证是指气虚失其固摄之职，以自汗，或二便、经血、精液、胎元等不固为主要表现的证。

【证候表现】气短，疲乏，面白，舌淡嫩，脉虚；或自汗不止；或流涎不止；或遗尿，余溺不尽，小便失禁；或大便滑脱失禁；或各种出血；或妇女月经过多，崩漏；或滑胎，小产；或男子遗精，滑精，早泄等。

【证候分析】多为气虚的特殊表现形式，因气虚不能固摄津液、血液、小便、大便、精液、胎元等。其辨证是有气虚证的一般证候表现，并有各种"不固"的证候特点。若气不摄津，则可表现为自汗，流涎；气虚不能固摄二便，可表现为遗尿，余溺不尽，小便失禁，或大便滑脱失禁；气虚不能固摄血液，则可导致妇女月经过多，崩漏及各种慢性出血（皮下出血、尿血、便血、呕血等）；气虚胎元不固，则可导致滑胎，小产；气不摄精则见遗精，滑精，早泄。

【辨证要点】自汗，或出血，或二便失禁，或津液、精液、胎元等不固与气虚症状共见等为主要表现。

（四）气脱证

气脱证是指元气亏虚已极而欲脱，以气息微弱、汗出不止、脉微等为主要表现的危重证。

【证候表现】呼吸微弱，汗出不止，口开目合，手撒身软，神识蒙眬，面色苍白，口唇青紫，二便失禁，舌质淡白，舌苔白润，脉微。

【证候分析】多由气虚、气不固发展而来；也可在大汗、大吐、大泻、大失血等情况下，出现"气随津脱""气随血脱";或因长期饥饿、极度疲劳、暴邪骤袭等状态下发生。元气欲脱，则肺、心、脾、肾等脏腑之气皆衰。呼吸微弱，汗出不止，为肺气外脱之征；神识蒙眬，面色苍白，口唇青紫，为心气外脱之象；口开目合，手撒身软，为脾气外泄之征；二便失禁为肾气欲脱的表现；舌质淡白，舌苔白润，脉微，为元气亏虚的表现。

若由大失血所致者，称为气随血脱证。气脱与亡阳常同时出现，证候亦基本相同，亡阳以肢厥身凉为特征，气脱以气息微弱为主症，故临床又常称为阳气虚脱证。

【辨证要点】气息微弱、汗出不止、脉微与气虚症状共见等为主要表现。

（五）气滞证

气滞证是指人体某一部位，或某一脏腑、经络的气机阻滞，运行不畅，以胀闷、疼痛、脉弦为主要表现的证。气滞证又称气郁证、气结证。

【证候表现】胸胁、脘腹等处胀闷疼痛，症状时轻时重，部位不固定，随情绪波动而变化，或随嗳气、矢气、太息等减轻，脉象多弦，舌象无明显变化。

【证候分析】多因情志不遂，忧郁悲伤，思虑过度，而致气机郁滞；或痰饮、瘀血、食积、虫积、砂石等邪气阻塞，使气机闭阻；或阴寒凝滞、湿邪阻碍、外伤络阻等因素，导致气机不畅；或因阳气不足，脏气虚弱，运行乏力而气机阻滞。气机运行不畅，不通则痛，故胀闷，疼痛；因气滞聚散无常，故疼痛多见胀痛、窜痛、攻痛，按之无形，症状时轻时重；气机以通顺为贵，气机得畅，则症状减轻，故胀闷疼痛常在嗳气、矢气、太息后减轻，或随情绪变化而加重或减轻；脉弦为气机不利，脉气不舒之象。

由于引起气滞的原因不同，气滞部位、病变脏腑亦有差异，故其证候表现各有特点。临床常见的气滞证有肝郁气滞证、胃肠气滞证、肝胃气滞（不和）证等。

气滞常可导致血行不畅而形成瘀血，若与血瘀相兼为病，则成气滞血瘀证；气机郁滞日久，可化热、化火，而形成火热证；气机不利，影响水液代谢而生痰、生湿、水停，可形成痰气互结、气滞湿阻、气滞水停等证。此外，气滞常是引起气逆证、气闭证的病理基础。

【辨证要点】胀闷、胀痛、窜痛、脉弦为主要表现。

（六）气逆证

气逆证是指气机升降失常，逆而向上，以咳喘、呕恶、头痛眩晕等为主要表现的证。

【证候表现】咳嗽，喘促；或呃逆，嗳气，恶心，呕吐；或头痛，眩晕，甚至昏厥，呕血。

【证候分析】气逆一般是在气滞基础上气机阻滞程度更甚的一种表现形式，表现为气机当降不降反上升，或升发太过，常因外邪侵袭、饮食失节、痰饮瘀血内阻、寒热刺激、情志过激等所致。由于气逆证有肺气上逆、胃气上逆、肝气上逆的不同，故可表现出不同的证候。肺气失于肃降而上逆，则咳嗽，喘促。胃气失于和降而上逆，则出现呃逆、嗳气、恶心、呕吐等症。肝气升发太过而上逆，气血上冲，阻闭清窍，故轻则头痛，眩晕，重则昏厥；血随气逆，并走于上，络破血溢，则见呕血。

一般来说，气逆证多指实证，但也有因虚而气上逆者，如肺气虚而肃降无力，或肾气虚失于摄纳，则都可导致肺气上逆；胃气虚或胃阴虚，胃和降失职，亦能致胃气上逆。此皆因虚而致气上逆。

此外，气逆只是一种病机，并不是一个完整的证名，临床应注意辨别病因，再结合病位、病机而构成完整的辨证诊断，如胃寒气逆证、胃火气逆证、肝火气逆证等。

【辨证要点】咳喘、呕吐呃逆、头痛眩晕与气滞症状共见等为主要表现。

（七）气闭证

气闭证是指邪气阻闭神机或脏器、官窍，以致气机逆乱，闭塞不通，以突发神昏晕厥、绞痛等为主要表现的证。

【证候表现】突发神昏、晕厥，或脏器绞痛，或二便闭塞，呼吸气粗、声高，脉沉实有力等症。

【证候分析】因大怒、暴惊、忧思过极等强烈的精神刺激，使神机闭塞；或瘀血、砂石、蛔虫、痰浊等邪气阻塞脉络、管腔，导致气机闭阻；或因溺水、电击等意外事故，致使心肺气闭。极度精神刺激，神机闭塞，神失所主，则见突发神昏、晕厥；有形实邪（痰浊、瘀血、砂石、蛔虫）闭阻气机，故脏器绞痛；气机闭阻不通，则二便闭塞；邪气阻闭，肺气不通，故呼吸气粗、声高；实邪内阻，故脉沉实有力。

【辨证要点】突发神昏晕厥，或脏器绞痛，或二便闭塞为主要表现。

二、血病辨证

血病的主要病理变化为血液不足，或血行障碍，常见证型有血虚证、血脱证、血瘀证、血热证与血寒证。

（一）血虚证

血虚证是指血液亏虚，不能濡养脏腑、经络、组织，以面、睑、唇、甲、舌淡白，脉细为主要表现的证。

【证候表现】面色淡白或萎黄，眼睑、口唇、爪甲色淡，头晕眼花，心悸，失眠多梦，健忘，肢体麻木，妇女经血量少色淡、愆期甚或闭经，舌淡苔白，脉细无力。

【证候分析】导致血虚的原因主要有两个方面：一是血液耗损过多，主要见于各种急慢性出血；或久病、重病耗伤阴血；或思虑过度，暗耗阴血；或虫积肠道，耗吸营血等。二是血液生化乏源，可见于禀赋不足；或脾胃运化功能减退；或进食不足；或因其他脏腑功能减退不能化生血液；或瘀血阻络，新血不生等。

血液亏虚，不能濡养头目，上荣舌面，故面色淡白或萎黄，口唇、眼睑色淡，头晕眼花；血虚心失所养则心悸，神失滋养则失眠多梦；血少不能濡养筋脉、肌肤，故肢体麻木，爪甲色淡；女子以血为用，血虚致血海空虚，冲任失充，故月经量少色淡、愆期甚或闭经；舌淡苔白，脉细无力均为血虚之象。

血虚证临床主要见于心血虚证和肝血虚证，或心肝血虚证，并可有血虚肠燥证、血虚肤燥证、血虚生风证等。

血虚可与气虚、阴虚、血瘀等相兼，形成气血两虚证、阴血亏虚证、血虚夹瘀证。血虚进一步发展可致血脱。

【辨证要点】面、睑、唇、甲、舌淡白，脉细等为主要表现。

（二）血脱证

血脱证是指突然大量出血或长期反复出血，致使血液亡脱，以面色苍白、心悸、脉微或芤为主要表现的证，又称脱血证。

【证候表现】面色苍白，头晕，眼花，心悸，舌淡或枯白，脉微或芤，且与血虚症状共见。

【证候分析】大量失血以致血液突然耗失，诸如呕血、咯血、便血、崩漏、外伤失血、分娩过程中的大量出血等；或因长期失血、血虚进一步发展，导致血液亡脱。血液亡脱，脉络空虚，不能荣润舌、面，故面色苍白，舌淡或枯白；血液亡失，心脏、清窍失养，则见心悸，头晕，眼花，脉微或芤。血脱常伴随气脱、亡阳。

【辨证要点】有血液严重耗失的病史，面色苍白、心悸、脉微或芤等表现共见为主要表现。

气脱证、血脱证、亡阳证、亡阴证，皆属疾病发展到濒危阶段的证，且常可相互影响而同时存在，临床不易严格区分，诊断时主要是辨别何种亡脱在先。亡阳、血脱、气脱均可见面色苍白、脉微；亡阴、亡阳、气脱均有汗出的特点。亡阴证有身热口渴的特征，亡阳证以身凉肢厥为特征，气脱证以气息微弱尤为突出，血脱证有血液大量耗失的病史。

（三）血瘀证

血瘀证是指瘀血内阻，以疼痛、肿块、出血、瘀血色脉征为主要表现的证。

【证候表现】有疼痛、肿块、出血、瘀血色脉征等表现。其疼痛特点为痛如针刺、痛处拒按、固定不移、常在夜间痛甚。肿块在体表者，色呈青紫，在腹内者触之坚硬，推之不移。出血的特点是出血反复不止，色紫暗或夹有血块。瘀血色脉征主要有面色黧黑，或唇甲青紫，或肌肤甲错，或皮肤出现丝状红缕，或皮下紫斑，或腹露青筋，舌质紫暗、紫斑、紫点，或舌下络脉曲张，脉涩或结、代等。

【证候分析】凡离经之血未能及时排出或消散，停留于某处；或血行不畅，壅遏于经脉，以及瘀积于脏腑组织器官之内，呈凝滞状态，失却生理功能者，均属瘀血。形成瘀血的原因很多，或外伤、跌仆及其他原因造成的体内出血，离经之血未及时排出或消散，蓄积而成；或因气滞血行不畅，以致血脉瘀滞；或因寒血脉凝滞；或因热血液浓缩壅聚；或因湿浊、痰浊、砂石等实邪阻塞脉络，血运受阻；或气虚、阳虚推动无力，血行缓慢；或血脉空虚，血行迟缓等，终致本证的发生。

气血运行受阻，不通则痛，故有刺痛、固定、拒按等特点；夜间阳气内藏，阴气用事，血行较缓，瘀阻更甚，故夜间痛甚；血液瘀积不散，凝结成块，滞留于体表则色呈青紫，滞留腹内则触之坚硬，推之不移；瘀血阻塞脉络，阻碍血液运行，终致血涌络破，血不得循经而外溢，排出体外者，则见出血，停聚体内者，凝结为瘀，又堵塞脉络，成为再次出血的原因，故由瘀血引发的出血，其特点是反复不止，色紫暗或夹有血块；血行障碍，气血不能濡养肌肤，则见皮肤干涩，肌肤甲错；血行瘀滞，则血色变紫、变黑，故见面色黧黑，唇甲青紫；脉络瘀阻，则见舌下络脉曲张，皮肤显现丝状红缕，皮下紫斑，腹露青筋；舌质紫暗，或见紫斑、紫点，脉涩或结、代，均为瘀血之征。

根据瘀血阻滞部位的不同，临床常见的血瘀证有心脉痹阻证、瘀阻脑络证、胃肠血瘀证、肝经血瘀证、瘀阻胞宫（精室）证、瘀滞胸膈证、下焦蓄血证、瘀滞肌肤证、瘀滞脉络证、瘀滞筋骨证等。

血瘀与气滞可互为因果，或相兼为病，形成气滞血瘀证或血瘀气滞证，简称瘀滞证。血瘀可与痰、热等相合为病，而成痰瘀互结证、瘀热互结证。瘀血内阻还可导致血虚、水停等病理改变。

【辨证要点】疼痛、肿块、出血与肤色、舌色青紫等表现共见为主要表现。

（四）血热证

血热证是指火热炽盛，热迫血分，以出血与实热症状为主要表现的证。

【证候表现】 咳血、吐血、衄血、尿血、便血、崩漏，女子月经量多或月经先期，血色鲜红，质地黏稠，舌红绛，脉弦数。

【证候分析】 多因外感热邪，或因情志过极、过食辛辣燥热之品等因素，化热生火，侵扰血分所致。热邪灼伤血络，血不循经，而致出血。由于火热所伤脏腑不同，其出血的部位各异。肺络伤则咳血；胃络伤则吐血；肾及膀胱络脉伤则尿血；肠络伤则便血；衄血又有鼻衄、齿衄、舌衄、肌衄之分，皆与所属脏腑火热炽盛，络破血溢有关；胞络受损，则见崩漏，女子月经量多或月经先期；邪热煎熬，使血液浓缩壅聚，故血色鲜红，质地黏稠；舌红绛，脉弦数，为血热炽盛，血流涌盛之象。

血热证在外感热病和内伤杂病中皆可见之，这里主要论述的是内伤杂病的血热证，外感热病的血热证，可参阅"卫气营血辨证"中的血分证。

【辨证要点】 出血与实热症状共见为主要表现。

（五）血寒证

血寒证是指寒邪客于血脉，凝滞气机，血行不畅，以拘急冷痛、形寒、肤色紫暗为主要表现的实寒证。

【证候表现】 手足或局部冷痛、肤色紫暗发凉，形寒肢冷，得温则减；或少腹拘急冷痛；或痛经，或月经愆期，经色紫暗，夹有血块；舌淡紫，苔白润或滑，脉沉迟或弦紧或涩。

【证候分析】 多因寒邪侵犯血脉，或阴寒内盛，凝滞脉络，血行不畅而致本证。寒凝血脉，脉道收引，血行不畅，致手足络脉瘀滞，气血不达于局部，故手足或局部冷痛，肤色紫暗发凉；寒邪遏制阳气，阳气不达肌肤与四肢，失于温煦之职，故形寒肢冷，得温则减；寒滞肝脉，则少腹拘急冷痛；寒凝胞宫，经血受阻，故痛经，或月经愆期，经色紫暗，夹有血块；舌淡紫，苔白润或滑，脉沉迟、弦紧或涩，为阴寒内盛，血行不畅之征。

临床上常见的寒滞肝脉证、寒凝胞宫证、寒凝脉络证等，均属于血寒证的范畴。

【辨证要点】 拘急冷痛、形寒、肤色紫暗、妇女痛经或月经愆期与实寒症状共见为主要表现。

三、气血同病辨证

气与血在生理上具有相互依存、相互资生、相互为用的关系，即所谓气为血之帅，血为气之母。气与血在病理上则相互影响，气病可影响及血，血病也可波及气，这种既见气病，又见血病的状态即为气血同病。因此，气血同病辨证是根据气与血关系的特点，分析辨认气血病证的辨证方法。

临床常见的气血同病证型有气血两虚证、气虚血瘀证、气不摄血证、气随血脱证和气滞血瘀证。其病机特点是二者互为因果，兼并为患，即气滞可导致血瘀，血瘀可导致气滞，气虚可导致血虚、血瘀和失血，而血虚、血瘀和失血也可演变为气虚，失血甚至可致气脱。

（一）气血两虚证

气血两虚证是指气血不能互相化生，以气虚和血虚症状相兼为主要表现的证。

【证候表现】 神疲乏力，少气懒言，自汗，面色淡白或萎黄，口唇、眼睑、爪甲颜色淡白，头晕目眩，心悸失眠，形体消瘦，肢体麻木，月经量少色淡，愆期甚或闭经，舌质淡白，脉弱或虚。

【证候分析】多由素体虚弱，或久病不愈，耗伤气血；或先有气虚，气不生血，或因血虚，化气乏源，气随之不足；或失血，气随血耗等原因，导致气血两虚证的发生。气虚，脏腑机能减退，则见神疲乏力，少气懒言；气虚，卫外不固，则见自汗；气血双亏，脑窍失养，故见头晕目眩；气血不足，不能上荣，则面色淡白或萎黄，口唇及眼睑颜色淡白；血液亏虚，冲任失养，则见月经量少色淡，愆期甚或闭经；血虚，血不养心，神不守舍，故心悸失眠；血亏，不能滋养形体、筋脉、爪甲，故见形体消瘦，肢体麻木，爪甲淡白；舌质淡白，脉弱或虚，均为气血两虚之征象。

【辨证要点】气虚证与血虚证的症状共见为主要表现。

（二）气虚血瘀证

气虚血瘀证是指由于气虚运血无力而致血行瘀滞，以气虚和血瘀症状相兼为主要表现的证。

【证候表现】面色淡白或面色暗滞，倦怠乏力，少气懒言，胸胁或其他部位疼痛如刺，痛处固定不移、拒按，舌淡暗或淡紫或有紫斑、紫点，脉涩。

【证候分析】多因素体气虚，或病久气虚，或年高脏气亏虚，气虚运血无力，以致血行不畅而瘀滞，进而导致气虚、血瘀互见。气虚致脏腑功能减退，故见倦怠乏力，少气懒言；气虚无力推动血行，血不上荣于面，而见面色淡白；血行迟缓，瘀阻脉络，故见面色暗滞；血行瘀阻，不通则痛，故疼痛如刺，痛处固定不移、拒按。本证临床多见心肝病变，故疼痛常见于胸胁。舌淡暗或淡紫或有紫斑、紫点，脉涩，为气虚血瘀之象。

【辨证要点】气虚证与血瘀证的症状共见为主要表现。

（三）气不摄血证

气不摄血证是指气虚不能统摄血液而致出血，以气虚及出血症状为主要表现的证。

【证候表现】鼻衄、齿衄、皮下紫斑、吐血、便血、尿血、月经过多、崩漏等各种出血，面色淡白无华，神疲乏力，少气懒言，心悸失眠，舌淡白，脉弱。

【证候分析】多由久病、劳倦等因素导致气虚，或慢性失血，气随血耗，终致气虚不能摄血而引发本证。气虚统摄无权，血即离经而外溢，血溢于上，则见鼻衄、齿衄；血溢肌肤，则发为皮下紫斑；溢于胃肠，则吐血、便血；血溢于膀胱，则发尿血；气虚冲任不固，而成月经过多或崩漏；气虚机能不足，故神疲乏力，少气懒言；气虚失血，气血双亏，不能上荣于面，则见面色淡白无华；不能滋养心神，故见心悸失眠；舌淡白，脉弱，为气虚之象。

【辨证要点】出血与气虚证的症状共见为主要表现。

（四）气随血脱证

气随血脱证是指大量失血时引发气随之暴脱，以大出血及气脱症状为主要表现的证。

【证候表现】大量出血时，突然面色苍白，气少息微，大汗淋漓，手足厥冷，甚至晕厥，舌淡，脉微或芤或散。

【证候分析】多因大量失血，如外伤失血、异位妊娠破裂、产后大失血、妇女血崩，或因某些原因引致内脏破裂而大量出血，进而引发气无所依附而亡脱。血亡气脱，气血不能上荣于面，故面色苍白，舌淡；气脱致宗气不足，故见气少息微；气脱亡阳，形体失于温煦，则手足厥冷；

神随气散，神无所主，则为晕厥；津随气泄，则大汗淋漓；血液骤然亡失，气无所依附而迅速外越，故见脉芤或散；若阳气亡失将尽，无力鼓动于脉，则脉微。

【辨证要点】大量失血，随即出现气少息微、大汗淋漓、脉微等为主要表现。

（五）气滞血瘀证

气滞血瘀证是指由于气滞导致血行瘀阻，或血瘀导致气行阻滞，出现以气滞和血瘀症状相兼为主要表现的证。

【证候表现】局部（胸胁、脘腹）胀闷走窜疼痛，甚或刺痛，疼痛固定、拒按；或有肿块坚硬，局部青紫肿胀；或有情志抑郁，急躁易怒；或有面色紫暗，皮肤青筋暴露；妇女可见经行不畅，经色紫暗或夹血块，经闭或痛经；舌质紫暗或有紫斑、紫点，脉弦或涩。

【证候分析】多由于情志不遂，或因痰湿、阴寒内阻，或因跌挫损伤，使气机阻滞，气血运行不畅而致本证。气机不畅，则胀痛、窜痛；瘀血内停，则刺痛，疼痛固定、拒按；瘀血内阻，积滞成块，可见肿块坚硬，局部青紫肿胀；情志不遂，肝失条达之性，则见情志抑郁，急躁易怒；气血运行不畅，脉络阻滞，瘀血之色显见，则面色紫暗，皮肤青筋暴露；瘀血阻滞胞脉，血行不畅，则痛经，经色紫暗或夹血块；经血不行，则经行不畅，或闭经；舌质紫暗或有紫斑、紫点，脉弦或涩，均为气滞血瘀之象。

【辨证要点】气滞证与血瘀证的症状共见为主要表现。

第四节　津液辨证

津液辨证是根据津液的生理和病理特点，对四诊所收集的各种病情资料进行分析、归纳，辨别疾病当前病理本质是否存在津液证候的辨证方法。

津液病主要以津液亏虚和津液输布与运行障碍为主，常见证型有津液亏虚证、痰证、饮证、水停证等。

一、津液亏虚证

津液亏虚证是指机体津液亏少，形体、脏腑、官窍失却滋润濡养和充盈，以口渴欲饮、尿少便干、官窍及皮肤干燥等为主要表现的证。

【证候表现】口、鼻、唇、舌、咽喉、皮肤干燥，或皮肤枯瘪而缺乏弹性，眼球深陷，口渴欲饮，小便短少而黄，大便干结难解，舌红少津，脉细数无力等。

【证候分析】高热、大汗、大吐、大泻、烧伤等，使津液耗损过多；外界气候干燥，或机体阳气偏亢，暗耗津液；饮水过少，或脏气虚衰，津液生化不足，均可形成津液亏虚证。

津液亏少，脏腑、组织、官窍失于充养、濡润，则见口、鼻、唇、舌、咽喉、皮肤干燥，甚或出现皮肤枯瘪无弹性、眼球深陷、口渴欲饮等症；津液耗伤，尿液化生乏源，则小便短少而黄；肠道阴津亏虚，失于濡润，以致大便干结难解；阴津亏少，阳气偏旺，则舌红干少津，脉细数。

津液亏虚程度较轻者，一般称为伤津证或津亏证，临床多以干燥症状为主要表现；津液亏虚程度较重者，一般称为液耗或脱液，临床多以皮肤枯瘪、眼球深陷为特征。

津液亏虚，根据所反映的脏腑病位不同，临床常分为肺燥津伤证、胃燥津亏证、肠燥津亏证等。

气虚、血虚与津液亏虚可互为因果或同病，从而形成阴液亏虚证、津气亏虚证、津枯血燥证等。燥淫证、津液亏虚证、阴虚证之间，既有区别又有联系。

【辨证要点】口渴，尿少，便干，口、鼻、唇、舌、皮肤干燥等为主要表现。

二、痰证

痰证是指痰浊停聚或流窜于脏腑、组织之间，临床以痰多、胸闷、呕恶、眩晕、体胖、包块等为主要表现的证。

【证候表现】咳嗽痰多，痰质黏稠，胸脘痞闷，恶心纳呆，呕吐痰涎，头晕目眩，形体肥胖，或神昏而喉间痰鸣，或神志错乱而为癫、狂、痴、痫，或肢体麻木、半身不遂，或某些部位出现圆滑柔韧的包块等，舌苔腻，脉滑。

【证候分析】痰证临床表现多端，故有"百病多因痰作祟""怪病多痰"之说。痰浊阻肺，宣降失常，肺气上逆，则见咳嗽，咳痰；肺气不利，则胸闷不舒；痰浊中阻，胃失和降，可见脘痞、纳呆、泛恶、呕吐痰涎等症；痰蒙清窍，则头晕目眩；痰湿泛于肌肤，则见形体肥胖；痰蒙心神，则神昏、神乱；痰结皮下肌肉，凝聚成块，则身体某些部位可见圆滑柔韧的包块，如在颈部多为瘰疬、瘿瘤，在肢体多为痰核，在乳房多见乳癖；痰阻咽喉多见梅核气；痰停经络，气血不畅，可见肢体麻木，半身不遂；苔腻，脉滑，为痰浊内阻之象。

根据痰的性状及兼症的不同，痰证又有寒痰、热痰、湿痰、燥痰，以及风痰、瘀痰之分。

【辨证要点】咳吐痰多、胸闷、呕恶、眩晕、体胖、局部圆韧包块、苔腻、脉滑等为主要表现。

三、饮证

饮证是指饮邪停聚于腔隙或胃肠，以胸闷脘痞、呕吐清水、咳吐清稀痰涎、肋间饱满等为主要表现的证。

【证候表现】脘腹痞胀，水声辘辘，泛吐清水；肋间饱满，支撑胀痛；胸闷，心悸，息促不得卧；身体、肢节疼重；咳嗽痰多，质稀色白，甚则喉间哮鸣；头目眩晕；舌苔白滑，脉弦或滑。

【证候分析】饮邪易停于胃肠、胸胁、心包、肺等部位。停留于胃肠，阻滞气机，胃失和降，可见脘腹痞胀，泛吐清水，脘腹部水声辘辘，是狭义之"痰饮"；饮停于胸胁，阻碍气机，则肋间饱满，咳唾引痛，胸闷息促，是为"悬饮"；饮停于心肺，阻遏心阳，则胸闷，心悸，息促不得卧，是为"支饮"；饮邪流行，溢于四肢，则身体、肢节疼重，是为"溢饮"；饮邪犯肺，肺失宣降，气道滞塞，则见胸部紧闷，咳吐清稀痰涎，或喉间哮鸣有声；饮邪内阻，清阳不升，故头目眩晕；饮为阴邪，故舌苔白滑；脉弦或滑，亦为饮停之象。

根据饮停部位的不同，临床常分为饮停胃肠证、饮停胸胁证、饮停心包证、饮邪阻肺证等。

【辨证要点】胸闷脘痞、呕吐清水、咳吐清稀痰涎、肋间饱满、苔滑、脉弦等为主要表现。

四、水停证

水停证是指体内水液停聚，以肢体浮肿、小便不利，或腹大胀满、舌质淡胖等为主要表现的证。

【证候表现】头面、肢体，甚或全身浮肿，按之凹陷不起，或为腹水而见腹部膨隆、叩之音浊，小便短少不利，周身困重，舌淡胖，苔白滑，脉濡或缓。

【证候分析】导致水停的原因，可为外邪侵袭，亦可为正气内虚。如风邪外袭，使肺气宣降失司；湿邪内侵，阻碍脾的运化功能；房劳伤肾，或病久正虚，致脾肾阳气亏虚，无力气化水液。此外，瘀血内阻，经脉不利，影响水液运行，可形成血瘀水停。

　　水为有形之邪，水液输布失常而泛溢肌肤，故以水肿为主症；水液停聚腹腔而为腹水；膀胱气化失司，故见小便不利；水湿困脾，湿渍肢体，则周身困重；舌胖，苔白，脉濡或缓，是水湿内停之征。

　　本证临床又有阳水、阴水之分。水肿性质属实者，称为阳水；水肿性质属虚者，称为阴水。阳水多发病急，来势猛，眼睑、头面先肿，上半身肿甚；阴水多发病缓，来势徐，水肿先起于足部，腰以下肿甚。

　　根据形成水停证的病机及脏腑的不同，临床常分为风水相搏证、脾虚水停证、肾虚水泛证、水气凌心证等。

　　【辨证要点】肢体浮肿、小便不利、腹胀如鼓、周身困重、舌胖苔滑等为主要表现。

扫一扫，查阅本章数字资源，含PPT、音视频、图片等

　　病位辨证是根据各个病位的临床表现特征，对四诊所收集的临床资料进行综合分析、归纳，辨别当前病证部位的辨证方法。由于辨病位的同时必须结合辨病性，才能形成完整的证名诊断，因此，"病位辨证"实际是以病位为纲，病位、病性相结合的辨证方法。

　　病位可分为空间性病位和时间性病位。病位辨证的内容主要包括脏腑辨证、六经辨证、卫气营血辨证、三焦辨证和经络辨证。其中，脏腑辨证和经络辨证辨别的病位属于空间性病位，六经辨证、卫气营血辨证和三焦辨证等辨别的病位既是空间性病位，又是时间性病位。

第一节　脏腑辨证

　　脏腑辨证是根据脏腑的生理功能及病理特点，对四诊所收集的各种病情资料进行分析、归纳，辨别疾病所在的脏腑部位及病性的一种辨证方法。脏腑辨证作为病位辨证的方法之一，其重点是辨别疾病所在的脏腑部位。

　　八纲辨证可以确定证的纲领，病性辨证可以分辨证的性质，但是这些辨证结果的具体病位尚不明确，因而还不是最后的诊断。要确切地辨明疾病的部位，必须落实到具体的脏腑。当然，每一脏腑的病证除了病位诊断之外，还包括了病性诊断，只有这样才能形成完整、规范的证名。脏腑辨证是中医辨证体系中的重要内容，是临床诊断的基本方法，也是内、外、妇、儿等各科辨证的基础，具有广泛的适用性。

　　脏腑病证是脏腑病理变化反映于外的客观征象。脏腑辨证的过程，首先是辨明脏腑病位。由于各脏腑的生理功能不同，疾病过程中所表现的症状、体征也各不相同。因此，熟悉各脏腑的生理功能及其病理特点，是脏腑辨证的关键所在。其次要辨清病性，结合病变所在的脏腑病位，分辨在此病位上的具体病性。病性辨证是脏腑辨证的基础，只有辨清病性，才能确定治疗原则，只有辨清病位才能使治疗更有针对性。

　　但是，由于病位与病性之间相互交织，临床辨证既可以脏腑病位为纲，区分不同病性；也可在辨别病性的基础上，根据脏腑的病理特征确定脏腑病位。

一、心与小肠病辨证

　　心居胸中，为君主之官，主血脉，又主神志，为五脏六腑之大主，其华在面，开窍于舌，在体合脉，其经脉循肩臂内侧后缘，下络小肠，与小肠相表里。小肠具有受盛化物和泌别清浊的功能。

　　心病的主要病理为主血脉和藏神的功能失常，常见症状为心悸，怔忡，心痛，心烦，失眠，

健忘，精神错乱，神志昏迷，以及某些舌体病变等。小肠病变主要反映在泌别清浊功能和气机的失常，常见症状为腹胀，腹痛，肠鸣，腹泻或小便赤涩疼痛，小便混浊等。

心病的常见证型中，虚证多见心血虚证、心阴虚证、心气虚证、心阳虚证及心阳虚脱证；实证多见心火亢盛证、心脉痹阻证、痰蒙心神证、痰火扰神证及瘀阻脑络证。小肠实证有小肠实热证，虚证有小肠虚寒证。这里主要介绍小肠实热证。

（一）心血虚证

心血虚证是指血液亏虚，心失濡养，以心悸、失眠、多梦及血虚症状为主要表现的证。

【证候表现】心悸，失眠，多梦，健忘，头晕眼花，面色淡白或萎黄，唇舌色淡，脉细无力。

【证候分析】多因劳神过度，或失血过多，或久病伤及营血引起；也可因脾失健运或肾精亏损，或禀赋不足，生血之源不足而致。

心血虚心失濡养，心动失常，故见心悸；心神失养，神不守舍，则为失眠，多梦；血虚不能上荣头、面，故见头晕眼花，健忘，面色淡白或萎黄，唇舌色淡；血少脉道失充，故脉细无力。

【辨证要点】心悸、失眠、多梦与血虚症状共见为主要表现。

（二）心阴虚证

心阴虚证是指阴液亏损，心失滋养，或阴不制阳，虚热内扰，以心悸、心烦、失眠及阴虚症状为主要表现的证。

【证候表现】心悸，心烦，失眠，多梦，口燥咽干，形体消瘦，两颧潮红，或手足心热，潮热盗汗，舌红少苔乏津，脉细数。

【证候分析】多因思虑劳神太过，暗耗心阴；或温热火邪，灼伤心阴；或肝肾阴亏，不能上养，累及心阴而成。

心阴虚心失濡养，心动失常，故见心悸；虚热扰心，神不守舍，故见心烦，失眠，多梦；阴虚失滋，故口燥咽干，形体消瘦；阴不制阳，虚热内生，故手足心热，潮热盗汗，两颧潮红，舌红少苔乏津，脉细数。

【辨证要点】心悸、心烦、失眠与虚热症状共见为主要表现。

心血虚证与心阴虚证均可见心悸、失眠、多梦等症，但心血虚证以面色淡白、唇舌色淡等"色白"之血虚表现为特征；心阴虚证以口燥咽干、形体消瘦、两颧潮红、手足心热、潮热盗汗等"色红"及阴虚内热之象为特征。

（三）心气虚证

心气虚证是指心气不足，鼓动无力，以心悸怔忡及气虚症状为主要表现的证。

【证候表现】心悸怔忡，气短胸闷，精神疲倦，或有自汗，动则诸症加剧，面色淡白，舌淡，脉虚。

【证候分析】多因素体虚弱，或久病失养，或劳倦过度，或先天不足，或年高气衰等原因而成。

心气虚，鼓动乏力，心动失常，故见心悸怔忡；宗气衰少，功能减退，故气短胸闷，精神疲倦；气虚卫外不固，故自汗；动则气耗，故活动劳累后诸症加剧；气虚运血无力，气血不足，血脉不荣，故面色淡白，舌淡，脉虚。

【辨证要点】心悸怔忡与气虚症状共见为主要表现。

（四）心阳虚证

心阳虚证是指心阳虚衰，温运失司，虚寒内生，以心悸怔忡，或心胸疼痛及阳虚症状为主要表现的证。

【证候表现】心悸怔忡，胸闷气短，或心胸疼痛，畏寒肢冷，自汗，神疲乏力，面色㿠白，或面唇青紫，舌质淡胖或紫暗，苔白滑，脉弱或结、代或迟。

【证候分析】多因心气虚进一步发展而来，或因其他脏腑病证损伤心阳而成。

心阳虚衰，推动、温运无力，心动失常，轻则心悸，重则怔忡；心阳虚衰，宗气衰少，胸阳不展，故见胸闷气短；心脉失其温通而痹阻不畅，故见心胸疼痛；阳虚温煦失职，故见畏寒肢冷；阳虚卫外不固，故见自汗；温运乏力，面部血脉失充，血行不畅，故见面色㿠白或面唇青紫，舌质紫暗，脉弱或结、代；阳虚水湿不化，故舌淡胖嫩，苔白滑。

【辨证要点】心悸怔忡，或心胸疼痛与阳虚症状共见为主要表现。

（五）心阳虚脱证

心阳虚脱证是指心阳衰极，阳气欲脱，以心悸、胸痛、冷汗肢厥、脉微欲绝为主要表现的证。

【证候表现】在心阳虚症状的基础上，突然冷汗淋漓，四肢厥冷，面色苍白，呼吸微弱，或心悸，心胸剧痛，神志模糊或昏迷，唇舌青紫，脉微欲绝。

【证候分析】多因心阳虚证进一步发展形成；亦可因寒邪暴伤心阳，或痰瘀阻塞心脉引起；还可因失血亡津，气无所依，心阳随之外脱而成。

心阳衰亡，不能外固，故冷汗淋漓；不能温煦四肢，故见四肢厥冷；宗气外泄，不司呼吸，故见呼吸微弱；阳气外脱，脉道失充，运血无力，不能上输头面，故面色苍白；阳衰血脉失于温通，则见心痛剧烈，唇舌青紫；心神涣散，则见神志模糊，甚则昏迷；心阳衰竭，故脉微欲绝。

【辨证要点】心悸胸痛、神志模糊或昏迷与亡阳症状共见为主要表现。

心气虚证、心阳虚证和心阳虚脱证有密切联系，可以出现在疾病过程中的轻重不同阶段。临床辨证应掌握：心气虚证以心悸怔忡为主症，同时出现心脏及全身机能活动衰弱的症状，如气短、胸闷、神疲、自汗等，且动则诸症加剧；心阳虚证在心气虚证的基础上出现虚寒症状，以畏寒肢冷为特征，且心悸加重，或出现心胸疼痛、面唇青紫等表现；心阳虚脱证，是在心阳虚的基础上出现亡阳症状，以冷汗肢厥，或心胸剧痛、神志模糊或昏迷为特征。

（六）心火亢盛证

心火亢盛证是指心火内炽，扰神迫血，火热上炎或下移，以心烦失眠、舌赤生疮、吐衄、尿赤及火热症状为主要表现的证。

【证候表现】心烦失眠，或狂躁谵语，神识不清；或舌上生疮，溃烂疼痛；或吐血，衄血；或小便短赤，灼热涩痛；伴见发热口渴，便秘尿黄，面红舌赤，苔黄脉数。

【证候分析】多因情志抑郁化火；或火热之邪内侵；或过食辛辣刺激食物、温补之品，久蕴化火，扰神迫血而成。

心火炽盛，热扰心神，故心烦失眠；火热闭窍扰神，故狂躁谵语，神识不清；火热迫血妄行，故见吐血，衄血；心火上炎舌窍，故见舌上生疮，溃烂疼痛；心火下移小肠，故见小便短赤，灼热涩痛；热蒸于外故发热；热盛伤津故口渴，便秘尿黄；火热内盛，故面红舌赤，苔黄脉数。

【辨证要点】以心烦失眠、舌赤生疮、吐衄、尿赤与实热症状共见为主要表现。

（七）心脉痹阻证

心脉痹阻证是指瘀血、痰浊、阴寒、气滞等因素阻痹心脉，以心悸怔忡、心胸憋闷疼痛为主要表现的证。

【证候表现】心悸怔忡，心胸憋闷疼痛，痛引肩背内臂，时作时止，或以刺痛为主，舌质晦暗，或有青紫斑点，脉细、涩、结、代；或以心胸憋闷为主，体胖痰多，身重困倦，舌苔白腻，脉沉滑或沉涩；或以遇寒痛剧为主，得温痛减，形寒肢冷，舌淡苔白，脉沉迟或沉紧；或以胀痛为主，与情志变化有关，喜太息，舌淡红，脉弦。

【证候分析】多因正气先虚，心阳不振，运血无力，逐渐发展而成，常因气滞、血瘀、痰阻、寒凝等诱发，故其性质多为本虚标实。

心阳不振，失于温运，心脉失养，心动失常，故见心悸怔忡；阳气不运，心脉阻滞不通，故心胸憋闷疼痛；手少阴心经之脉横出腋下，循肩背、内臂后缘，故痛引肩背内臂。

瘀阻心脉：以刺痛为特点，伴见舌质晦暗，或有青紫色斑点，脉细、涩、结、代等瘀血内阻的症状。

痰阻心脉：以憋闷为特点，多伴体胖痰多、身重困倦、苔白腻、脉沉滑或沉涩等痰浊内盛的症状。

寒凝心脉：以痛势剧烈，突然发作，遇寒加剧，得温痛减为特点，伴见形寒肢冷、舌淡或青紫、苔白、脉沉迟或沉紧等寒邪内盛的症状。

气滞心脉：以胀痛为特点，其发作多与精神因素有关，常伴见胁胀、善太息、脉弦等气机郁滞的症状。

【辨证要点】心悸怔忡、心胸憋闷疼痛与血瘀、痰阻、寒凝或气滞症状共见为主要表现。

（八）痰蒙心神证

痰蒙心神证是指痰浊内盛，蒙蔽心神，以神志抑郁、错乱、痴呆、昏迷及痰浊症状为主要表现的证。痰蒙心神证又称痰迷心窍证。

【证候表现】神情痴呆，意识模糊，甚则昏不知人；或精神抑郁，表情淡漠，喃喃独语，举止失常；或突然昏仆，不省人事，口吐涎沫，喉有痰声，并见面色晦暗，胸闷呕恶，舌苔白腻，脉滑等症。

【证候分析】多因湿浊酿痰；或因情志不遂，气郁生痰；或痰浊内盛，夹肝风内扰，致痰浊蒙蔽心神而成。

痰浊蒙蔽，心神不清，故见神情痴呆，意识模糊，甚则昏不知人；肝失疏泄，气郁生痰，蒙蔽心神，则见精神抑郁，表情淡漠，喃喃独语，举止失常；痰浊内盛，引动肝风，肝风夹痰，蒙蔽心神，故见突然昏仆，不省人事，口吐涎沫，喉有痰声；痰浊内阻，气血不畅，故面色晦暗；痰阻胸阳，胃失和降，则胸闷呕恶；舌苔白腻，脉滑，均为痰浊内盛之征。

【辨证要点】神志抑郁、错乱、痴呆、昏迷与痰浊症状共见为主要表现。

（九）痰火扰神证

痰火扰神证是指火热痰浊交结，扰乱心神，以狂躁、神昏及痰热症状为主要表现的证。痰火扰神证又称痰火扰心（闭窍）证。

【证候表现】烦躁不宁，失眠多梦，甚或神昏谵语，胸闷气粗，咳吐黄痰，喉间痰鸣，发热口渴，面红目赤；或狂躁妄动，打人毁物，不避亲疏，胡言乱语，哭笑无常；舌红，苔黄腻，脉滑数。

【证候分析】本证可见于外感热病和内伤杂病，多因精神刺激，思虑动怒，气郁化火，炼液为痰，痰火内盛；或外感温热、湿热之邪，热邪煎熬，灼液为痰，痰火内扰而成。

外感热病中，火热炼液为痰，痰热扰心，故烦躁不宁，失眠多梦；痰火闭窍，扰乱神志，故神昏谵语；邪热内盛，热蒸火炎，故见发热口渴，面红目赤。内伤杂病中，精神刺激，痰火内盛，闭扰心神，轻则烦躁，失眠；重则精神错乱；痰火扰乱心神，故见狂躁妄动，打人毁物，不避亲疏，胡言乱语，哭笑无常；痰火内壅，气机不畅，故胸闷气粗，咳吐黄痰，喉间痰鸣；舌红，苔黄腻，脉滑数，均为痰火内盛之象。

【辨证要点】烦躁不宁、失眠多梦、狂躁、神昏谵语与痰热症状共见为主要表现。

痰蒙心神证需与痰火扰神证相鉴别。两证均可由情志所伤引起，皆与痰有关，均可出现神志、意识的异常。但痰蒙心神证为痰浊蒙蔽心神，其症以意识模糊、抑郁、错乱、痴呆为主，兼见苔腻、脉滑等痰浊内盛的症状，无明显火热证表现；痰火扰神证则既有痰又有火，其症以狂躁、谵语等动而多躁的表现为主，除了苔腻、脉滑等痰浊内盛的表现以外，还兼见舌红苔黄、脉数等火热症状。

（十）瘀阻脑络证

瘀阻脑络证是指瘀血阻滞脑络，以头痛、头晕及血瘀症状为主要表现的证。

【证候表现】头晕不已，头痛如刺，痛处固定，经久不愈，健忘，失眠，心悸，或头部外伤后昏不知人，面色晦暗，舌质紫暗或有紫斑、紫点，脉细涩。

【证候分析】多因头部外伤，瘀血停积脑络；或久痛入络，瘀血阻塞脑络而成。

瘀血阻滞脑络，故头痛如刺，痛处固定，经久不愈；脑络不通，脑窍失于气血荣养，则头晕不已；瘀血不去，新血不生，心神失养，故健忘，失眠，心悸；外伤严重，元神无主，故昏不知人；面色晦暗，舌质紫暗或有紫斑、紫点，脉细涩，为瘀血内阻之征。

【辨证要点】头痛、头晕与血瘀症状共见为主要表现。

（十一）小肠实热证

小肠实热证是指心火下移小肠，热迫膀胱，气化失司，以小便赤涩疼痛、心烦、舌疮及实热症状为主要表现的证。

【证候表现】小便短赤，灼热涩痛，尿血，心烦口渴，口舌生疮，脐腹胀痛，舌红，苔黄，脉数。

【证候分析】多因心经有热，下移小肠而成。

心火下移小肠，热迫膀胱，气化失司，故小便短赤，灼热涩痛；热伤血络，故尿血；邪热扰心，故心烦；火热伤津，故口渴；火热上炎舌窍，故口舌生疮；小肠气机失调，故脐腹胀痛；舌红，苔黄，脉数，均为实热之征。

【辨证要点】小便赤涩疼痛、心烦、舌疮与实热症状共见为主要表现。

二、肺与大肠病辨证

肺居胸中，上通喉咙，开窍于鼻，外合皮毛，肺为娇脏，为脏腑之华盖。其经脉下络大肠，与大肠相表里。肺的主要生理功能有主气、司呼吸，主宣发、肃降，通调水道，朝百脉，主治节等。大肠具有传化糟粕的功能，称为"传导之官"。

肺病的主要病理为宣发、肃降功能失常，常见症状为咳嗽、气喘、咳痰、胸闷胸痛、咽喉疼痛、声音嘶哑、喷嚏、鼻塞、流涕等，其中以咳、喘、痰为特征表现。大肠病的主要病理为传导功能失常，常见症状有便秘、泄泻等。

肺病证型有虚实之分。虚证有肺气虚证和肺阴虚证；实证有风寒犯肺证、风热犯肺证、燥邪犯肺证、肺热炽盛证、痰热壅肺证、寒痰阻肺证、饮停胸胁证、风水搏肺证等。大肠病常见证型亦有虚实之分。虚证有肠燥津亏证、肠虚滑泻证；实证有大肠湿热证、肠热腑实证、虫积肠道证等。

（一）肺气虚证

肺气虚证是指肺气虚弱，宣肃、卫外功能减退，以咳嗽、气喘、自汗、易于感冒及气虚症状为主要表现的证。

【证候表现】　咳喘无力，咳痰清稀，少气懒言，语声低怯，动则尤甚；神疲体倦，面色淡白，自汗，恶风，易于感冒；舌淡苔白，脉弱。

【证候分析】　多因久患肺疾，耗损肺气，或脾虚致肺气生化不足而成。

肺气亏虚，宣肃功能失职，气逆于上，故见咳、喘；肺气亏虚，津液不布，聚为痰浊，故咳痰清稀；肺气亏虚，宗气生成减少，故见少气懒言，语声低怯；劳则耗气，稍事活动，肺气益虚，故上述诸症加重。神疲体倦，面色淡白，舌淡苔白，脉弱，均为气虚之象。肺气亏虚，气不摄津，而见自汗；气虚不能固表，则见恶风，易于感冒。

【辨证要点】　咳、喘、痰稀与气虚症状共见为主要表现。

（二）肺阴虚证

肺阴虚证是指肺阴亏虚，虚热内生，肺失滋润，清肃失司，以干咳无痰，或痰少而黏及阴虚症状为主要表现的证。

【证候表现】　干咳无痰，或痰少而黏，不易咳出，或痰中带血，声音嘶哑，形体消瘦，口干咽燥，五心烦热，潮热盗汗，两颧潮红，舌红少津，脉细数。

【证候分析】　多因内伤杂病，久咳耗阴伤肺；或痨虫蚀肺，消烁肺阴而成，亦可由外感热病后期肺阴损伤所致。

肺阴不足，肺失滋润，清肃失司，气逆于上，故见干咳；虚热内生，炼津为痰，则见痰少而黏；阴虚火旺，肺系失濡，火灼咽喉，则现声音嘶哑；火热灼伤肺络，则痰中带血；肺阴亏虚，机体失濡，故见口干咽燥，形体消瘦；五心烦热，潮热盗汗，两颧潮红，为阴虚内热之典型见症；舌红少津，脉细数，亦属阴虚内热之征。

【辨证要点】　干咳无痰、痰少而黏与阴虚症状共见为主要表现。

（三）风寒犯肺证

风寒犯肺证是指由于风寒侵袭，肺卫失宣，以咳嗽及风寒表证症状为主要表现的证。

【证候表现】　咳嗽，痰稀色白，恶寒发热，鼻塞流清涕，头身疼痛，无汗，苔薄白，脉浮紧。

【证候分析】　多因风寒邪气侵犯肺卫所致。

风寒之邪经皮毛、口鼻内犯于肺，肺气失宣而上逆，则咳嗽；宣肃失职，津液不布，故见痰稀色白；风寒袭表，卫阳被遏，肌表失于温煦，故见恶寒；卫阳与邪气相争，则发热；风寒侵犯肺卫，肺气失宣，鼻窍不利，故见鼻塞流清涕；寒邪凝滞经脉，气血运行不畅，故头身疼痛；腠理闭塞，则无汗；苔薄白，脉浮紧，乃风寒在表之象。

【辨证要点】 咳嗽、痰稀色白与风寒表证症状共见为主要表现。

风寒犯肺证须与风寒表证进行鉴别。风寒犯肺证病位在肺卫，偏重于肺，症状以咳嗽为主，或兼见表证；风寒表证病位主要在表，症状以恶寒发热为主，或兼有咳嗽，一般咳嗽较轻。

（四）风热犯肺证

风热犯肺证是指由于风热侵犯，肺卫失宣，以咳嗽及风热表证症状为主要表现的证。

【证候表现】 咳嗽，痰稠色黄，发热微恶风寒，鼻塞流浊涕，口干微渴，咽喉肿痛，舌尖红，苔薄黄，脉浮数。

【证候分析】 多因风热邪气侵犯肺卫所致。

风热犯肺，肺失清肃，肺气上逆，故见咳嗽；热邪灼津为痰，故痰稠色黄；肺卫受邪，卫气被遏，肌表失于温煦，故恶寒；卫气抗邪，则发热；热为阳邪，郁遏卫阳较轻，故热重寒轻；肺系受邪，鼻窍不利，故见鼻塞涕浊；咽喉不利，故见咽喉肿痛；风热在肺卫，伤津不甚，故见口干微渴；舌尖红，苔薄黄，脉浮数，乃风热犯表之征。

【辨证要点】 咳嗽、痰黄稠与风热表证的症状共见为主要表现。

风热犯肺证须与风热表证进行鉴别。风热犯肺证病位在肺卫，主要在肺，症状以咳嗽为主，或兼见表证；风热表证病位主要在表，症状以发热恶寒为主，或兼有咳嗽，一般咳嗽较轻。

（五）燥邪犯肺证

燥邪犯肺证是指燥邪侵犯，肺失清润，肺卫失宣，以干咳无痰，或痰少而黏及口鼻干燥症状为主要表现的证。

【证候表现】 干咳无痰，或痰少而黏，难以咳出，甚则胸痛，痰中带血，或咯血，口、唇、舌、鼻、咽干燥，或见鼻衄，发热恶风寒，少汗或无汗，苔薄干，脉浮数或浮紧。

【证候分析】 多因在秋季，或身处干燥环境，外感燥邪，侵犯肺卫所致。

燥邪袭肺，肺气失宣，故生咳嗽；肺气失宣，津液不布，故见少痰或无痰；燥性干涩，津伤失润，故见唇、舌、鼻、咽干燥，少汗或无汗；邪犯卫表，卫气被遏，故见发热恶风寒。燥证有温燥、凉燥之分，初秋温燥，夹夏热之余气，故发热微恶风寒，脉浮数；深秋凉燥，有近冬之寒气，故恶风寒微发热，脉浮紧。

【辨证要点】 干咳无痰，或痰少而黏与燥淫证症状共见为主要表现。

燥邪犯肺证与肺阴虚证均以干咳、痰少难咳为主症，均可兼见口、舌、咽干燥等津液亏少的表现。但前者属外感新病，病程短，多发于秋季或干燥环境，以燥邪伤津，不能滋润肺系的症状较为突出，可兼见恶寒发热、脉浮等表证；后者属内伤久病，病程长，无季节性，兼症以虚热内扰的表现为主，无表证。

（六）肺热炽盛证

肺热炽盛证是指热邪壅肺，肺失清肃，以咳嗽、气喘及里实热症状为主要表现的证。肺热炽盛证又称热邪壅肺证。

【证候表现】 咳嗽，气喘，胸痛，气息灼热，咽喉红肿疼痛，发热，口渴，大便秘结，小便短赤，舌红苔黄，脉数。

【证候分析】多因外感风热入里，或风寒之邪入里化热，蕴结于肺所致。

热邪壅肺，肺失清肃，气逆于上，故见咳嗽，气喘；热灼肺络，肺气不利，故见胸痛，气息灼热；肺热上熏咽喉，气血壅滞，故见咽喉肿痛；邪热蒸腾，则发热；热盛伤津，故见口渴，大便秘结，小便短赤；舌红苔黄，脉数，乃里实热盛之象。

【辨证要点】咳嗽、气喘、胸痛与里实热症状共见为主要表现。

肺热炽盛证须与风热犯肺证进行鉴别。两证均属肺热实证，表现以咳嗽为主，伴见发热。但前者以咳喘并重，发热明显，兼有里实热证；后者咳喘发热尚轻，兼有表证。

（七）痰热壅肺证

痰热壅肺证是指痰热交结，壅滞于肺，肺失清肃，以咳喘、痰黄稠及痰热症状为主要表现的证。

【证候表现】咳嗽，气喘息粗，胸闷，或喉中痰鸣，咳痰黄稠量多，或咳吐脓血腥臭痰，胸痛，发热，口渴，小便短赤，大便秘结，舌红苔黄腻，脉滑数。

【证候分析】多因外邪犯肺，郁而化热，热伤肺津，炼液成痰；或素有宿痰，内蕴日久化热，痰与热结，壅阻于肺所致。

痰热壅肺，肺失清肃，气逆于上，故见咳嗽，气喘息粗；肺热蕴郁，胸中气机不利，故见胸闷，胸痛；痰热交结，随气而逆，故见痰黄稠量多，或喉中痰鸣；若痰热壅滞肺络，火炽血败，肉腐成脓，则见咳吐脓血腥臭痰；里热蒸腾，阳盛则热，故见发热；内热伤津，故见口渴，大便秘结，小便短赤；舌红苔黄腻，脉滑数，乃痰热内蕴之象。

【辨证要点】咳嗽、气喘息粗与痰热症状共见为主要表现。

（八）寒痰阻肺证

寒痰阻肺证是指寒痰交阻于肺，肺失宣降，以咳嗽气喘、痰多色白及寒证症状为主要表现的证。寒痰阻肺证又名寒饮停肺证、痰浊阻肺证。

【证候表现】咳嗽气喘，痰多色白，或喉中哮鸣，胸闷，形寒肢冷，舌淡苔白腻或白滑，脉濡缓或滑。

【证候分析】多因素有痰疾，复感寒邪，内客于肺，或因寒湿外邪侵袭于肺，或因中阳受困，寒从内生，聚湿成痰，上干于肺所致。

寒痰阻肺，宣降失司，肺气上逆，故见咳嗽，气喘；肺失宣降，津聚为痰，则见痰多色白；痰气搏结，上涌气道，故见喉中痰鸣；寒痰凝滞于肺，肺气不利，故见胸闷；阴寒凝滞，阳气郁而不达，肌肤失于温煦，故见形寒肢冷；舌淡苔白腻或白滑，脉濡缓或滑，均为寒饮痰浊内盛之象。

若痰稀者，为寒饮停肺证；痰稠者，为寒痰阻肺证；若寒象不明显，仅以咳嗽气喘、痰多色白为主者，为痰浊阻肺证。

【辨证要点】咳嗽、气喘与寒痰症状共见为主要表现。

（九）饮停胸胁证

饮停胸胁证是指水饮停于胸胁，阻滞气机，以胸廓饱满、胸胁胀闷或痛及饮停症状为主要表现的证，即属痰饮病之"悬饮"。

【证候表现】胸廓饱满，胸胁部胀闷或痛，呼吸、咳嗽或转侧时牵引作痛，或伴头晕目眩，舌苔白滑，脉沉弦。

【证候分析】多因中阳素虚，气不化水，水停为饮；或因外邪侵袭，肺通调水道失职，水液输布障碍，停聚为饮，流注胸腔而成。

饮停胸胁，气机阻滞，络脉不利，故胸胁饱胀疼痛；水饮停于胸腔，气机不利，呼吸、咳嗽及身体转侧时引及饮邪壅迫于肺，故牵引作痛；饮为阴邪，遏阻阳气，清阳不升，故见头目晕眩；水饮内停，故可见苔白滑，脉沉弦。

【辨证要点】胸廓饱满、胸胁胀闷或痛与饮停症状共见为主要表现。

（十）风水搏肺证

风水搏肺证是指由于风邪袭肺，宣降失常，通调水道失职，水湿泛溢肌肤，以突起头面浮肿及卫表症状为主要表现的证。

【证候表现】浮肿始自眼睑、头面，继及全身，上半身肿甚，来势迅速，皮薄光亮，小便短少，或见恶寒重发热轻，无汗，苔薄白，脉浮紧；或见发热重恶寒轻，咽喉肿痛，苔薄黄，脉浮数。

【证候分析】多由外感风邪，肺卫受病，宣降失常，通调失职，风遏水阻，风水相搏，泛溢肌肤而成。

风属阳邪，风邪为患，上先受之；肺居上焦，为水之上源。风邪犯肺，肺宣发、肃降失职，水道失其通调，风水相搏，水气泛溢，故浮肿起于眼睑、头面；因其外邪新感，故发病较快，水肿迅速，皮肤发亮；宣降失司，水液难以下输膀胱，则见小便短少；若风夹寒侵，则伴见恶寒重发热轻、无汗、苔薄白、脉浮紧等症；若风与热合，则又常伴见发热重、恶寒轻、咽喉肿痛、舌红、脉浮数等症。

【辨证要点】骤起面、睑浮肿与卫表症状共见为主要表现。

（十一）大肠湿热证

大肠湿热证是指湿热壅阻肠道气机，大肠传导失常，以腹痛、泄泻及湿热症状为主要表现的证。大肠湿热证又称肠道湿热证。

【证候表现】腹痛，腹泻，肛门灼热，或暴注下泻，色黄味臭；或下痢赤白脓血，里急后重，口渴，小便短赤，或伴恶寒发热，或但热不寒；舌红苔黄腻，脉滑数或濡数。

【证候分析】多因时令暑湿热毒侵袭，或饮食不洁，湿热秽浊积于大肠，伤及肠道气血所致。

湿热侵袭大肠，壅阻气机，故见腹痛；湿热内迫肠道，大肠传导失常，故见腹泻，肛门灼热；湿热蕴积大肠，热迫津液随湿浊下注，可见便次增多，泻如黄水；湿热熏灼肠道，脉络损伤，血腐成脓，则见痢下脓血；湿热蒸迫肠道，肠道气机阻滞，故见里急后重；水液从大便外泄，故见小便短赤；热盛伤津，则见口渴；若属外感，表邪未解，则见恶寒发热；热盛于里，则但热不寒；舌红苔黄腻，脉滑数或濡数，皆为湿热内蕴之象。

【辨证要点】腹痛、泄泻与湿热症状共见为主要表现。

（十二）肠热腑实证

肠热腑实证是指邪热入里，与肠中糟粕相搏，以腹满硬痛、便秘及里热炽盛症状为主要表现的证。肠热腑实证即六经辨证中的阳明腑实证。

【证候表现】腹部硬满疼痛、拒按，大便秘结，或热结旁流，气味恶臭，壮热，或日晡潮热，汗出口渴，甚则神昏谵语、狂乱，小便短黄，舌质红，苔黄厚而燥，或焦黑燥裂起刺，脉沉数有力，或沉迟有力。

【证候分析】多因邪热炽盛，汗出过多，或误用汗剂，津液外泄，致使肠中干燥，里热更甚，燥屎内结而成。

热结肠道，气机壅滞，肠中燥屎内结，腑气不通，津液耗伤，肠道失润，故腹部硬满疼痛、拒按，大便秘结；若燥屎内结，加之邪热迫津下泄，故可见泻下稀水，气味恶臭，即所谓"热结旁流"；大肠属阳明经，其气旺于日晡之时，故日晡潮热；邪热与燥屎胶结，火热愈炽，上扰心神，故见神昏谵语；里热蒸达，迫津外泄，故见壮热，汗出口渴，小便短黄；舌红，苔黄厚而燥，或焦黑燥裂起刺，脉沉数有力，或沉迟有力，均为里热炽盛之象。

【辨证要点】腹满硬痛、便秘与里热炽盛症状共见为主要表现。

（十三）肠燥津亏证

肠燥津亏证是指津液亏损，肠失濡润，传导失职，以大便燥结难下及津亏症状为主要表现的证。肠燥津亏证又名大肠津亏证。

【证候表现】大便干燥，状如羊屎，数日一行，腹胀作痛，或见左少腹包块，口干，或口臭，或头晕，舌红少津，苔黄燥，脉细涩。

【证候分析】多因素体阴津不足，或年老阴津亏损，或嗜食辛辣之物，或汗、吐、下太过，或温热病后期耗伤阴液所致。

阴津不足，肠道失濡，传导失职，则大便干结难解，状如羊屎，数日一行；燥屎结聚，气机阻滞，则腹胀作痛，或左下腹触及包块；腑气不通，秽浊之气上逆，则口气秽臭，甚至上扰清阳而见头晕；阴津亏损，濡润失职，则口干；舌红少津，脉细涩，为阴津亏损之象。

【辨证要点】大便燥结难下与津亏症状共见为主要表现。

肠热腑实证须与肠燥津亏证进行鉴别。两证均可见大便秘结。后者为大肠阴津亏虚，肠失濡润，传导失职而致便秘，伴见津亏失润的症状，无腹胀、满、坚、实之征；而前者属燥热内结肠道，燥屎内结，腑气不通而见便秘，腹部硬满疼痛、拒按，兼有里热炽盛的症状。

（十四）肠虚滑泻证

肠虚滑泻证是指大肠阳气虚衰不能固摄，以大便滑脱不禁及阳虚症状为主要表现的证。肠虚滑泻证又称大肠虚寒证。

【证候表现】下利无度，或大便失禁，甚则脱肛，腹痛隐隐，喜温喜按，畏寒神疲，舌淡苔白滑，脉弱。

【证候分析】多因泻、痢久延不愈所致。

久泻久痢，损伤阳气，大肠失其固摄，因而下利无度，甚则大便失禁或脱肛；大肠阳气虚衰，阳虚则阴盛，寒从内生，寒凝气滞，则腹部隐痛，喜温喜按，畏寒神疲；舌淡苔白滑，脉弱，均为阳虚阴盛之象。

【辨证要点】大便失禁与阳虚症状共见为主要表现。

（十五）虫积肠道证

虫积肠道证是指蛔虫等寄居肠道，阻滞气机，噬耗营养，以腹痛、面黄体瘦、大便排虫及气滞症状为主要表现的证。

【证候表现】胃脘嘈杂，时作腹痛，或嗜食异物，大便排虫，或突发腹痛，按之有条索状物，甚至剧痛，呕吐蛔虫，面黄体瘦，睡中龂齿，鼻痒，或面部出现白斑，唇内有白色粟粒样凸起颗粒，白睛见蓝斑。

【证候分析】多因进食不洁的瓜果、蔬菜等，虫卵随饮食而入，在肠道内孳生繁殖所致。

虫居肠道，争食水谷，噬耗精微，故觉胃中嘈杂不舒，久则面黄体瘦；蛔虫扰动，气机阻滞，则时作腹痛，虫静气畅则痛止，或随粪便而排至体外；若蛔虫钻窜，聚而成团，结于肠道，阻塞不通，则腹痛且扪之有条索状物；蛔虫上窜，侵入胆道，气机逆乱，则脘腹阵发剧痛，呕吐蛔虫；虫积肠道，湿热内蕴，循经上熏，故可表现为鼻痒，龂齿，面部生白斑，唇内有颗粒；肺与大肠相表里，白睛属肺，蛔虫寄居肠道，故可见白睛蓝斑。

【辨证要点】腹痛、面黄体瘦、大便排虫或与气滞症状共见为主要表现。

三、脾与胃病辨证

脾与胃同居中焦，通过经脉相互络属而互为表里。脾在体合肉，主四肢，开窍于口，其华在唇。脾主运化、消化水谷并转输精微和水液，脾主升清，上输精微并升举内脏，脾喜燥恶湿；胃主受纳、腐熟水谷，胃主通降、以降为和，胃喜润恶燥。脾胃阴阳相合，燥湿相济，升降相因，纳运相助，共同完成饮食物的消化吸收及精微的输布过程，化生气血，以营养全身，故称脾胃为"气血生化之源""后天之本"。

脾病主要病理为运化、升清、统血功能的失常，其常见的症状有腹胀、便溏、食欲不振、浮肿、内脏下垂、慢性出血等。胃病主要病理为受纳、和降、腐熟功能障碍，其常见的症状有胃脘胀满或疼痛、嗳气、恶心、呕吐、呃逆等。

脾病和胃病常见证型均有虚、实之分。脾病虚证多见脾气虚证、脾虚气陷证、脾阳虚证、脾不统血证；脾病实证有湿热蕴脾证、寒湿困脾证。胃病虚证多见胃气虚证、胃阳虚证、胃阴虚证；胃病实证有寒滞胃脘证、胃热炽盛证、食滞胃脘证。

（一）脾气虚证

脾气虚证是指脾气不足，运化失职，以纳少、腹胀、便溏及气虚症状为主要表现的证。

【证候表现】不欲食或纳少，腹胀，食后胀甚，便溏，神疲乏力，少气懒言，肢体倦怠，或浮肿，或消瘦，或肥胖，面色萎黄，舌淡苔白，脉缓或弱。

【证候分析】多因饮食不节，或劳倦过度，或忧思日久，或禀赋不足、素体脾虚，或年老体衰，或久病耗伤，调养失慎等所致。

脾主运化水谷，脾气虚弱，运化无力，水谷不化，故不欲食或纳少，腹胀，便溏；食后脾气益困，故腹胀愈甚；气虚推动乏力，则神疲乏力，少气懒言；脾失健运，气血生化不足，肢体、肌肉、颜面、舌失于充养，故肢体倦怠，消瘦，面色萎黄，舌淡；脾虚失于运化水液，水湿不运，充斥形体，泛溢肌肤，则可见肢体浮肿或形体肥胖；脉缓或弱为脾气虚弱之征。

【辨证要点】纳少、腹胀、便溏与气虚症状共见为主要表现。

（二）脾虚气陷证

脾虚气陷证是指脾气虚弱，升举无力而反下陷，以眩晕、泄泻、脘腹重坠、内脏下垂及气虚症状为主要表现的证。脾虚气陷证又名中气下陷证。

【证候表现】眩晕，久泻，脘腹重坠作胀，食后益甚，或小便混浊如米泔，或便意频数，肛门重坠，甚或内脏下垂，或脱肛，神疲乏力，气短懒言，面白无华，纳少，舌淡苔白，脉缓或弱。

【证候分析】多由脾气虚进一步发展，或久泻久痢，或劳累太过，或妇女孕产过多，产后失于调护等损伤脾气，清阳下陷所致。

脾主升清，脾气虚，不能将水谷精微吸收并上输头目，头目失养，则见眩晕；水谷精微不能上升而下陷，清浊混杂，下注于肠道，则泄泻；精微不得输布，前走膀胱，则小便混浊如米泔；脾主升举，脾气亏虚，升举无力，气坠于下，故脘腹重坠作胀；餐后气被食困，故食后益甚；中气下陷，内脏失于举托，则便意频数，肛门重坠，甚或脱肛，或见胃、肾、子宫等脏器下垂；脾气虚弱，健运失职，则纳少；脾气虚，气血生化乏源，气虚推动乏力，血虚充养不足，则神疲乏力，气短懒言，面白无华，舌淡，脉缓或弱。

【辨证要点】眩晕、泄泻、脘腹重坠、内脏下垂与气虚症状共见为主要表现。

（三）脾阳虚证

脾阳虚证是指脾阳虚衰，失于温运，阴寒内生，以纳少、腹胀、腹痛、便溏及阳虚症状为主要表现的证。

【证候表现】腹痛绵绵，喜温喜按，纳少，腹胀，大便清稀或完谷不化，畏寒肢冷，或肢体浮肿，或白带清稀量多，或小便短少，舌质淡胖或有齿痕，舌苔白滑，脉沉迟无力。

【证候分析】多因脾气虚加重而形成，或因过食生冷、过用苦寒、外寒直中，久之损伤脾阳；或肾阳不足，命门火衰，火不生土所致。

脾阳亏虚，虚寒内生，寒凝气滞，故腹痛绵绵，喜温喜按；脾阳虚衰，运化失权，则纳少，腹胀，大便清稀，甚至完谷不化；脾阳亏虚，温煦失职，则见畏寒肢冷；脾阳不足，水液不化，泛溢肌肤，则肢体浮肿，小便短少；水湿下注，带脉不固，则带下清稀，色白量多；舌质淡胖，边有齿痕，苔白滑，脉沉迟无力，为脾阳虚衰，阴寒内生，水湿内停所致。

【辨证要点】腹胀、腹痛、大便清稀与阳虚症状共见为主要表现。

脾阳虚证须与脾气虚证进行鉴别。两证皆以纳少、腹胀、便溏为主症，皆可见全身机能活动减退的症状表现，但脾阳虚证多因脾气虚病久失治发展而成，故尚可见畏寒肢冷、腹痛绵绵、喜温喜按及脉沉迟无力等虚寒表现和白带清稀量多、舌胖或有齿痕、苔白滑等水湿内盛的症状。

（四）脾不统血证

脾不统血证是指脾气虚弱，统血失常，血溢脉外，以各种出血及脾气虚症状为主要表现的证。

【证候表现】各种出血，如呕血、便血、尿血、肌衄、鼻衄、齿衄，妇女月经过多、崩漏等，伴见食少、便溏、神疲乏力、气短懒言、面色萎黄、舌淡苔白、脉细弱。

【证候分析】多由久病伤气，或忧思日久，劳倦过度，损伤脾气，统血失职，血溢脉外所致。

脾气亏虚，统血无权，则血溢脉外，而见各种慢性出血：血液溢出胃肠，则见呕血或便血；溢出膀胱，则见尿血；溢出肌肤，则见肌衄；溢出于鼻、齿龈，则为鼻衄、齿衄。脾虚冲任不固，则妇女月经过多，甚或崩漏；脾气虚弱，运化失健，则食少，便溏；气虚推动乏力，则神疲乏力，气短懒言；脾气亏虚，气血生化不足，加之反复出血，营血愈亏，面、舌、脉失于充养，故面色萎黄，舌淡苔白，脉细弱。

【辨证要点】各种出血与脾气虚症状共见为主要表现。

（五）湿热蕴脾证

湿热蕴脾证是指湿热内蕴，脾失健运，以腹胀、纳呆、便溏及湿热症状为主要表现的证。

【证候表现】脘腹胀闷，纳呆，恶心欲呕，口苦口黏，渴不多饮，便溏不爽，小便短黄，肢体困重，或身热不扬，汗出热不解，或见面目发黄、色鲜明，或皮肤瘙痒，舌质红，苔黄腻，脉濡数。

【证候分析】多因外感湿热之邪，或嗜食肥甘厚味，饮酒无度，酿成湿热，内蕴脾胃所致。

湿热蕴结脾胃，气机阻滞，升降失常，则脘腹胀闷，纳呆，恶心欲呕；湿热蕴脾，上蒸于口，则口苦口黏，渴不多饮；湿热下注大肠，肠道气机不畅，则便溏不爽；湿热下注膀胱，则小便短黄；脾主肌肉，湿热困脾，留滞肌肉，阻碍经气，故肢体困重；湿遏热伏，热邪难以散发，则身热不扬，汗出热不解；湿热蕴结脾胃，熏蒸肝胆，肝失疏泄，胆汁不循常道而泛溢肌肤，则见面目发黄、色鲜明；湿热泛溢肌肤，则皮肤瘙痒；舌质红，苔黄腻，脉濡数，均为湿热内蕴之征。

【辨证要点】腹胀、纳呆、便溏与湿热症状共见为主要表现。

（六）寒湿困脾证

寒湿困脾证是指寒湿内盛，困阻脾阳，运化失职，以脘腹痞闷、纳呆、便溏、身重与寒湿症状为主要表现的证。

【证候表现】脘腹痞闷，腹痛便溏，口腻纳呆，泛恶欲呕，头身困重，面色晦黄，或身目发黄，黄色晦暗如烟熏，或妇女白带量多，或肢体浮肿，小便短少，舌淡胖，苔白腻，脉濡缓或沉细。

【证候分析】多因淋雨涉水、气候阴冷潮湿、居处潮湿等外感寒湿，或过食肥甘、生冷等内生寒湿，以致寒湿内盛，脾阳失运。

寒湿内盛，脾阳受困，运化失职，气滞中焦，故轻则脘腹痞闷，重则腹胀腹痛；脾失健运，水谷不化，故纳呆；水湿下渗，则便溏；寒湿内盛，湿邪上泛，则口中黏腻；脾失健运，影响胃气和降，胃气上逆，故泛恶欲呕；湿性重着，湿邪困脾，遏郁清阳，则头身困重；湿邪困脾，气血失畅，则面色晦黄；寒湿困脾，中焦气滞，土壅木郁，肝胆疏泄失职，胆汁外溢，加之气血运行不畅，故身目发黄，黄色晦暗如烟熏；寒湿下注，带脉不固，妇女可见白带量多；水湿不化，泛溢肌肤，则肢体浮肿，小便短少；舌体胖大，苔白腻，脉濡缓或沉细，均为寒湿内盛之象。

【辨证要点】脘腹痞闷、纳呆、腹胀、便溏、身重与寒湿症状共见为主要表现。

脾阳虚证须与寒湿困脾证进行鉴别。两证均属寒证，都有运化失职，水湿不化，见有纳少、腹冷痛、便溏、浮肿、带下清稀等症状，但两者病性有虚实的不同。脾阳虚证为脾阳虚衰，健运失职，寒湿内生，属虚证，伴见阳虚症状；寒湿困脾证为寒湿内盛，中阳受阻，运化失司，属实证，兼见寒湿之症。两证又可相互影响，寒湿之邪极易伤阳，故寒湿困脾日久可导致脾阳虚；而脾阳虚，温煦、运化无权，寒湿内生，可致寒湿困脾。

寒湿困脾证须与湿热蕴脾证进行鉴别。两证均有湿邪困脾，气机阻滞，可见脘腹胀闷、纳呆、便溏不爽、肢体困重、苔腻、脉濡等症状。但两者病性有寒热的不同，寒湿困脾证为寒邪与湿邪困阻脾阳，除了湿邪困脾的症状之外，尚可见身目发黄、黄色晦暗如烟熏、舌淡苔白等症状；湿热蕴脾证为热邪与湿邪困阻中焦，除了湿邪困脾的症状之外，尚可见面目发黄色鲜明、口苦、身热不扬、舌红苔黄等热象。

（七）胃气虚证

胃气虚证是指胃气虚弱，胃失和降，以纳少、胃脘痞满、隐痛及气虚症状为主要表现的证。

【证候表现】纳少，胃脘痞满，隐痛喜按，嗳气，面色萎黄，神疲乏力，少气懒言，舌质淡，苔薄白，脉弱。

【证候分析】多因饮食不节，劳逸失度，久病失养，损伤胃气所致。

胃气虚弱，失于和降，气滞于中，则胃脘痞满，甚则隐痛；按之胃气暂得以通畅，故喜按；胃气虚弱，受纳、腐熟功能减退，则纳少；胃气虚弱，失于和降，逆而向上，故嗳气；胃虚日久，气血乏源，血虚不能上荣于面，则面色萎黄；气虚推动无力，则神疲乏力，少气懒言，舌质淡，脉弱。

【辨证要点】胃脘痞满、隐痛喜按、纳少与气虚症状共见为主要表现。

（八）胃阳虚证

胃阳虚证是指胃阳不足，胃失温养，以胃脘冷痛及阳虚症状为主要表现的证。

【证候表现】胃脘冷痛，绵绵不已，喜温喜按，食后缓解，泛吐清水或夹有不消化食物，纳少脘痞，口淡不渴，倦怠乏力，畏寒肢冷，舌淡胖嫩，脉沉迟无力。

【证候分析】多因嗜食生冷，过用苦寒，久病失养，其他脏腑病变伤及胃阳，或脾胃阳气素弱等原因所致。

胃阳不足，虚寒内生，寒凝气机，故胃脘冷痛；因其性属虚寒，故其痛绵绵不已，时作时止；得温可使胃得暂时温养、气机暂时疏通，故疼痛食后缓解，喜温喜按；胃阳虚失于温化水液，津液内停，上逆于口，则泛吐清水或夹有不消化食物；胃阳虚，受纳腐熟功能减退，则纳少脘痞；阳虚内寒，津液未伤，则口淡不渴；阳虚气弱，推动、温煦功能减退，则倦怠乏力，畏寒肢冷；舌淡胖嫩，脉沉迟无力，为阳虚之象。

【辨证要点】胃脘冷痛与阳虚症状共见为主要表现。

脾气虚证、脾阳虚证与胃气虚证、胃阳虚证的鉴别：四证均有食少、脘腹隐痛及气虚或阳虚的共同症状，但脾气虚、脾阳虚以脾失运化为主，胀或痛的部位在大腹，腹胀腹痛、便溏、水肿等症状突出；胃气虚、胃阳虚以受纳、腐熟功能减弱，胃失和降为主，胀或痛的部位在胃脘，脘痞隐痛、嗳气等症状明显。

（九）胃阴虚证

胃阴虚证是指胃阴亏虚，胃失濡润、和降，以胃脘隐隐灼痛、饥不欲食及阴虚症状为主要表现的证。

【证候表现】胃脘隐隐灼痛，嘈杂不舒，饥不欲食，干呕，呃逆，口燥咽干，大便干结，小便短少，舌红少苔，脉细数。

【证候分析】多因热病后期，或气郁化火，或吐泻太过，或过食辛温香燥，耗伤胃阴所致。

胃阴不足，虚热内生，胃失濡润，气失和降，则胃脘隐隐灼痛，嘈杂不舒；胃中虚热扰动则饥，然胃虚失于和降，故不欲食；胃失和降，胃气上逆，可见干呕，呃逆；胃阴亏虚，阴津不能上滋则口燥咽干，不能下润则大便干结；阴津亏虚，尿液化源不足，故小便短少；舌红少苔，脉细数，为阴虚内热之征。

【辨证要点】胃脘隐隐灼痛、饥不欲食与阴虚症状共见为主要表现。

（十）寒滞胃脘证

寒滞胃脘证是指寒邪犯胃，阻滞气机，以胃脘冷痛、恶心呕吐及实寒症状为主要表现的证。

【证候表现】胃脘冷痛剧烈，得温痛减，遇寒加重，恶心呕吐，吐后痛缓，或口泛清水，口淡不渴，恶寒肢冷，面白或青，舌淡苔白润，脉弦紧或沉紧。

【证候分析】多因过食生冷，或寒邪犯胃所致。

寒邪犯胃，凝滞气机，不通则痛，故胃脘冷痛，痛势急剧；寒邪得温则散，故疼痛得温则减；遇寒气机凝滞加重，则痛势加剧；寒凝胃脘，胃失和降，胃气上逆，则恶心呕吐；吐后气滞暂得通畅，则吐后痛缓；寒凝气滞，津失输布，停积于胃，逆而向上，则口泛清水；寒邪不伤津液，故口淡不渴；寒邪阻遏，阳气失于温煦形体，则恶寒肢冷；寒凝血脉，血不上荣，则面白或青；舌淡苔白润，脉弦紧或沉紧，为阴寒内盛之象。

【辨证要点】胃脘冷痛、恶心呕吐与实寒症状共见为主要表现。

（十一）胃热炽盛证

胃热炽盛证是指火热壅滞于胃，胃失和降，以胃脘灼痛、消谷善饥及实热症状为主要表现的证。

【证候表现】胃脘灼痛、拒按，消谷善饥，口气臭秽，齿龈红肿疼痛，甚则化脓、溃烂，或见齿衄，渴喜冷饮，大便秘结，小便短黄，舌红苔黄，脉滑数。

【证候分析】多因过食辛热、肥甘、温燥之品，化热生火；或五志过极，化火犯胃；或为邪热内侵，胃火亢盛而致。

邪热内扰胃腑，胃气壅滞不畅，故胃脘灼痛而拒按；胃火炽盛，受纳、腐熟太过，则消谷善饥；胃火内盛，蒸腾胃中浊气上冲，则口气臭秽；胃火循经上炎，上蒸齿龈，气血壅滞，则齿龈红肿疼痛，甚至化脓、溃烂；邪热灼伤脉络，迫血妄行，则齿衄；热盛伤津，则口渴喜冷饮，小便短黄，大便秘结；舌红苔黄，脉滑数，为火热内盛之象。

【辨证要点】胃脘灼痛、消谷善饥与实热症状共见为主要表现。

胃阴虚证须与胃热炽盛证进行鉴别。两证均属胃的热证，可见脘痛、口渴、脉数等症。但前者为虚热证，常见嘈杂、饥不欲食、舌红少苔、脉细等症；后者为实热证，常见消谷善饥、口臭、牙龈肿痛、齿衄、脉滑等症。

（十二）食滞胃脘证

食滞胃脘证是指饮食停积胃脘，以胃脘胀满疼痛、拒按、嗳腐吞酸、泻下臭秽及气滞症状为主要表现的证。

【证候表现】胃脘胀满疼痛、拒按，厌恶食物，嗳腐吞酸，或呕吐酸馊食物，吐后胀痛得减，或腹胀腹痛，泻下不爽，肠鸣，矢气臭如败卵，大便酸腐臭秽，舌苔厚腻，脉滑。

【证候分析】多因暴饮暴食，食积不化；或因素体胃气虚弱，稍有饮食不慎，即停滞难化而成。

食积胃脘，胃失和降，气机不畅，故胃脘胀满疼痛、拒按；食积于内，腐熟不及，则拒于受纳，故厌恶食物；胃失和降，胃气上逆，胃气夹积食、浊气上逆，则嗳腐吞酸，或呕吐酸馊食物；吐后胃气暂得通畅，故胀痛得减；若积食下移肠道，阻塞气机，则腹胀腹痛，泻下不爽，肠鸣，矢气多而臭如败卵；腐败食物下注，则泻下之物酸腐臭秽；胃中腐浊之气上蒸，则舌苔厚腻；脉滑为食积之象。

【辨证要点】胃脘胀满疼痛、嗳腐吞酸，或呕吐酸馊食物，或泻下酸腐臭秽与气滞症状共见为主要表现。

四、肝与胆病辨证

肝位于右胁，胆附于肝，肝胆互为表里。肝开窍于目，在体合筋，其华在爪。足厥阴肝经绕阴器，循少腹，布胁肋，络胆，系目，交颠顶。肝主疏泄，条畅气机，使气血畅达，助脾运化，疏泄胆汁，助食物的消化吸收，调节精神情志，有助于女子调经、男子泄精；肝又主藏血，具有贮藏血液和调节血量的功能。胆能贮藏和排泄胆汁，并主决断。

肝病的主要病理为疏泄与藏血功能失常，常见症状有胸胁、少腹胀痛或窜痛，情志抑郁或易怒，头晕胀痛，肢体震颤，手足抽搐，以及目部症状，月经不调，阴部症状等。胆病的主要病理为贮藏和排泄胆汁功能失常，常见症状有胆怯易惊、惊悸不宁、口苦、黄疸等。

肝病常见证型可有虚、实和虚实夹杂之分。实证多见肝郁气滞证、肝火炽盛证、肝经湿热证、寒滞肝脉证；虚证多见肝血虚证、肝阴虚证；虚实夹杂证多见肝阳上亢证、肝风内动证。胆病的常见证型有胆郁痰扰证。

（一）肝血虚证

肝血虚证是指肝血不足，机体失养，以眩晕、视力减退、肢体麻木及血虚症状为主要表现的证。

【证候表现】头晕目眩，视力减退或夜盲，爪甲不荣，肢体麻木，失眠多梦，妇女月经量少、色淡，甚则闭经，面唇淡白，舌淡，脉细。

【证候分析】多由脾胃虚弱，或肾精亏少，血源不足，或久病耗伤肝血，或失血过多等而形成。

肝血不足，头目失养，故头晕目眩，视力减退或夜盲；爪甲失养，则干枯脆薄；筋脉失养，则肢体麻木；肝血不足，神魂不安，故失眠多梦；肝血不足，不能充盈冲任之脉，故月经量少、色淡，甚则闭经；血虚不能上荣于面、唇、舌，则见面、唇、舌淡白；血虚不能充盈脉道，则脉细。

【辨证要点】眩晕、视力减退、肢体麻木与血虚症状共见为主要表现。

（二）肝阴虚证

肝阴虚证是指肝阴不足，虚热内生，以眩晕、目涩、胁痛及虚热症状为主要表现的证。

【证候表现】头晕眼花，两目干涩，视物不清，胁肋隐隐灼痛，口燥咽干，五心烦热，两颧潮红，潮热盗汗，舌红少苔，脉弦细数。

【证候分析】多因情志不遂，肝郁化火而伤阴；或热病后期，灼伤阴液；或多服久服辛燥药物，耗伤肝阴；或肾阴不足，水不涵木，累及肝阴所致。

肝阴不足，头目失养，故头晕眼花，两目干涩，视物不清；阴虚内热，则肝络失养，虚火内灼，故胁肋隐隐灼痛；阴津亏虚，口咽失润，故口燥咽干；阴虚不能制阳，虚热内蒸，故五心烦热，午后潮热；阴虚内热，虚热内蒸，迫津外泄，故见盗汗；虚火上炎，故两颧潮红；舌红少苔，脉弦细数，为肝阴不足，虚热内生之象。

【辨证要点】眩晕、目涩、胁肋隐痛与阴虚症状共见为主要表现。

肝血虚证须与肝阴虚证进行鉴别。两证皆有头晕目眩、视力减退等头目失养的症状。但前者为血虚，常见爪甲不荣，肢体麻木，经少闭经，舌淡，脉细，且无热象；后者为阴虚，虚热表现明显，常见胁肋灼痛、眼干涩、潮热、颧红、五心烦热等症。

（三）肝郁气滞证

肝郁气滞证是指肝失疏泄，气机郁滞，以情志抑郁，胸胁、少腹胀痛及气滞症状为主要表现的证。肝郁气滞证又名肝气郁结证。

【证候表现】胸胁、少腹胀满疼痛，走窜不定，情志抑郁，善太息，妇女可见乳房胀痛、月经不调、痛经、闭经，苔薄白，脉弦。

【证候分析】多因精神刺激，情志不遂，郁怒伤肝，或因其他病邪侵犯，以致肝疏泄失职，气机不畅。

肝失疏泄，经气不利，故胸胁、少腹胀满疼痛；肝气不疏，情志失调，则情志抑郁，善太息；肝失疏泄，气血失和，冲任失调，故月经不调，痛经或闭经；肝气失疏，脉气紧张，故见弦脉。

肝主疏泄、条畅气机，有助于水和血的运行。若肝气郁滞进一步发展，可导致水液和血液运行障碍，日久则生痰致瘀。痰气搏结于咽喉，可见咽部异物感；搏结于颈部，则为瘿瘤、瘰疬；气血瘀阻，结于胁下，日久形成肿块。

【辨证要点】情志抑郁，胸胁、少腹胀痛，脉弦与气滞症状共见为主要表现。

（四）肝火炽盛证

肝火炽盛证是指火热炽盛，内扰于肝，气火上逆，以头痛、胁痛、烦躁、耳鸣及实热症状为主要表现的证。肝火炽盛证又名肝火上炎证。

【证候表现】头目胀痛，眩晕，面红目赤，口苦口干，急躁易怒，失眠多梦，耳鸣耳聋，或耳痛流脓，或胁肋灼痛，或吐血、衄血，大便秘结，小便短黄，舌红苔黄，脉弦数。

【证候分析】多因情志不遂，气郁化火；或外感火热之邪；或嗜烟酒辛辣之品，酿热化火，犯及肝经，以致肝胆气火上逆而成。

肝火炽盛，气火循经上逆于头面，故头目胀痛，眩晕，面红目赤，口苦口干；肝火内灼，则胁肋灼痛；火热内扰，神魂不安，则急躁易怒，失眠多梦；肝胆气火上冲于耳，故见耳鸣耳聋，甚则耳痛流脓；火热炽盛，迫血妄行，则见吐血、衄血；火热灼津，故小便短黄，大便秘结；舌红苔黄，脉弦数，皆肝火炽盛之征。

【辨证要点】头目胀痛、胁痛、烦躁、耳鸣等与实热症状共见为主要表现。

（五）肝阳上亢证

肝阳上亢证是指肝肾阴亏，阴不制阳，阳亢于上，以眩晕耳鸣、头目胀痛、头重脚轻、腰膝酸软等上实下虚症状为主要表现的证。

【证候表现】眩晕耳鸣，头目胀痛，面红目赤，急躁易怒，失眠多梦，腰膝酸软，头重脚轻，舌红少津，脉弦或弦细数。

【证候分析】多因肝肾阴亏，不能潜阳，使肝阳亢逆；或长期恼怒焦虑，气火内郁，暗耗阴液，阴不制阳，阳亢于上而成。

肝阳亢逆，气血上冲，故头目胀痛，眩晕耳鸣，面红目赤；肝肾亏虚，肝阳亢盛，肝失柔和，故急躁易怒；阳热内扰，神魂不安，故失眠多梦；肝肾阴亏，腰膝失养，则腰膝酸软；肝肾阴亏于下，肝阳亢逆于上，上实下虚，故头重脚轻；舌红少津，脉弦或弦细数，为肝肾阴亏，肝阳上亢之象。

【辨证要点】头目胀痛、眩晕耳鸣、急躁易怒、头重脚轻、腰膝酸软等上实下虚症状共见为主要表现。

肝阳上亢证须与肝火炽盛证进行鉴别。两证在病机与症状上都有类似之处，均有阳热亢逆的病理变化，故皆有头面部的阳热症状，如头晕胀痛、面红目赤、耳聋耳鸣等，并伴见急躁易怒、失眠多梦等神志不安的症状。二者的不同点是，肝火炽盛证是肝经火盛，气火上逆，病程较短，病势较急，属实证，故以口苦口渴、便干尿黄、耳痛流脓、两胁灼痛、舌红苔黄、脉弦数为特点；肝阳上亢证则是肝肾阴虚，肝阳偏亢，病程较长，病势略缓，属上实下虚，虚实夹杂，故以腰膝酸软、头重脚轻、舌红少津、脉弦细数为临床特点。

（六）肝风内动证

肝风内动证是指因阳亢、火热、阴虚、血亏等所致，出现以眩晕、麻木、抽搐、震颤等以"动摇"症状为主要表现的一类证。肝风内动证属内风证。

根据病因病机、临床表现的不同，临床常见有肝阳化风、热极生风、阴虚动风、血虚生风四证。

1. 肝阳化风证 指阴虚阳亢，肝阳升发无制，引动肝风，以眩晕头痛、肢麻震颤、㖞僻不遂为主要表现的证。

【证候表现】眩晕欲仆，头摇而痛，言语謇涩，手足震颤，肢体麻木，步履不正；或猝然昏倒，不省人事，口眼㖞斜，半身不遂，喉中痰鸣；舌红苔腻，脉弦。

【证候分析】多因素体肝肾阴液不足，或久病阴亏，或肝火内伤营阴等，阴亏不能制阳，肝阳亢逆化风，导致肝风内动。

阴虚阳亢，肝阳亢逆化风，气血随风阳上逆，故眩晕欲仆，头摇而痛，步履不正；肝肾阴亏，筋脉失养而挛急，故肢体麻木，手足震颤；肝风夹痰，阻滞络脉，经气不利，则口眼㖞斜，半身不遂，舌强语謇；风阳暴升，气血逆乱，肝风夹痰，上蒙清窍，则突然昏倒，喉中痰鸣，舌强不语；舌红苔腻，脉弦有力，为肝风夹痰之征。

【辨证要点】眩晕欲仆、肢麻震颤、口眼㖞斜、半身不遂等为主要表现。

2. 热极生风证 指邪热亢盛，燔灼筋脉，引动肝风，以高热、神昏、抽搐与实热症状为主要表现的证。

【证候表现】高热神昏，躁动谵语，颈项强直，四肢抽搐，角弓反张，牙关紧闭，舌质红绛，苔黄燥，脉弦数。

【证候分析】多因外感温热病邪，邪热亢盛，燔灼筋脉，热闭心神，引动肝风所致。

阳热炽盛，蒸腾内外，故高热不退；热扰神明，心神不安，故躁动不安；热入心包，热闭神志，则神昏谵语；邪热内炽，燔灼肝经，筋脉挛急，故见抽搐项强、角弓反张等风动症状；舌质红绛，苔黄燥，脉弦数，为肝经热盛之象。

【辨证要点】高热、神昏、抽搐与实热症状共见为主要表现。

3. 阴虚动风证 指肝阴亏虚，筋脉失养，虚风内动，以手足震颤或蠕动及虚热症状为主要表现的证。

【证候表现】手足震颤或蠕动，眩晕耳鸣，两目干涩，视物模糊，五心烦热，潮热盗汗，舌红少苔，脉弦细数。

【证候分析】多因肝阴虚证进一步发展，或外感热病后耗伤阴液，或久病伤阴，以致阴液亏虚，筋脉失养，虚风内动。

肝阴亏虚，筋脉失养，虚风内动而拘挛，故见手足颤动或蠕动；阴虚头目失养，故眩晕耳鸣，两目干涩，视物模糊；阴虚则生内热，故见潮热盗汗，五心烦热；舌红少苔，脉弦细数，皆属肝阴不足，虚热内生之征。

【辨证要点】手足震颤或蠕动与阴虚症状共见为主要表现。

4. 血虚生风证　指血液亏虚，筋脉失养，虚风内动，以手足颤动、肢体麻木及血虚症状为主要表现的证。

【证候表现】手足震颤，头晕眼花，夜盲，失眠多梦，肢体麻木，肌肉𤉸动，皮肤瘙痒，爪甲不荣，面唇淡白，舌淡苔白，脉细或弱。

【证候分析】多由肝血不足，失却濡养，筋脉挛急，导致虚风内动。

血虚不能养筋，筋脉挛急，故见手足震颤，肌肉𤉸动；肝血亏少，头目失养，故见头晕眼花，夜盲；肝血不足，则神魂不安，故失眠多梦；肝血亏少，筋脉、爪甲、面唇失养，故肢体麻木，爪甲不荣，面唇淡白；舌淡白，脉细，为血虚之象。

【辨证要点】手足颤动、肢体麻木与血虚症状共见为主要表现。

肝阳化风证、热极生风证、阴虚动风证、血虚生风证须进行鉴别。肝阳化风证有轻重之分，轻者以眩晕欲仆、头痛肢颤、语言謇涩、步履不正，甚者突然昏倒、舌强语謇、口眼㖞斜、半身不遂、喉中痰鸣等为辨证要点；热极生风证以高热神昏、手足引搐、颈项强直、两目上视及实热表现为辨证要点；阴虚动风证是以手足蠕动与阴虚症状共见为辨证要点；血虚生风证是以手足震颤、肌肉𤉸动、肢体麻木与血虚症状共见为辨证要点。

（七）寒凝肝脉证

寒凝肝脉证是指寒邪侵袭，凝滞肝经，以少腹、前阴、颠顶冷痛及实寒症状为主要表现的证。

【证候表现】少腹冷痛，阴囊收缩，睾丸引痛，或颠顶冷痛，遇寒痛甚，得温痛减，恶寒肢冷，舌苔白，脉沉弦或沉紧。

【证候分析】多因感受寒邪，凝滞收引肝脉，使气血不畅，筋脉拘急而成。

足厥阴肝经绕阴器，循少腹，上颠顶，寒邪侵入肝经，凝滞气血，收引筋脉，故以少腹、前阴挛缩冷痛及颠顶冷痛为其临床特点；遇寒则收引凝滞更盛，故痛甚，得温则寒能散，故痛减；阴寒内盛，阻遏阳气，机体失温，故恶寒肢冷；舌苔白，脉沉弦或沉紧，为寒盛之征。

【辨证要点】少腹、前阴、颠顶冷痛与实寒症状共见为主要表现。

（八）胆郁痰扰证

胆郁痰扰证是指痰热内扰，胆气不宁，以胆怯易惊、心烦失眠及痰热症状为主要表现的证。

【证候表现】惊悸失眠，胆怯易惊，烦躁不安，犹豫不决，口苦呕恶，胸胁闷胀，眩晕耳鸣，舌红苔黄腻，脉弦数。

【证候分析】多由情志不遂，气郁生痰，蕴久化热，以致痰热内扰，胆气不宁而成。

痰热内扰，胆气不宁，失于决断，故惊悸失眠，胆怯易惊，烦躁不安，处事犹豫不决；胆热犯胃，气逆于上，则口苦呕恶；胆失疏泄，气机不利，则胸胁闷胀；痰阻清阳，火扰清窍，故眩晕耳鸣；舌红苔黄腻，脉弦数，为痰热内盛之征。

【辨证要点】惊悸失眠、胆怯易惊与痰热症状共见为主要表现。

五、肾与膀胱病辨证

肾位于腰部，左右各一，肾开窍于耳及二阴，在体为骨，生髓充脑，其华在发。肾主藏精，主生长、发育与生殖，又主水，主纳气。肾内寄元阴元阳，为脏腑阴阳之根本，故称先天之本。膀胱位于小腹中央，与肾直接相通，又有经脉相互络属，故为表里。膀胱有贮尿和排尿的功能。

肾病的主要病机为生长、发育迟缓，生殖功能障碍，水液代谢失常等。肾病的常见症状有腰膝酸软或痛，眩晕耳鸣，发育迟缓，智力低下，发白早脱，牙齿动摇，男子阳痿、早泄、遗精、不育，女子经少、经闭、不孕，以及水肿、二便异常、呼多吸少等。膀胱病的主要病机为贮尿、排尿功能失常，常见症状为小便频急涩痛、尿闭及遗尿、小便失禁等。

肾病的常见证型以虚证为多，可见肾阳虚证、肾阴虚证、肾精不足证、肾气不固证、肾虚水泛证、肾不纳气证等。膀胱病的常见证型为膀胱湿热证。

（一）肾阳虚证

肾阳虚证是指肾阳亏虚，机体失其温煦，以腰膝酸冷、性欲减退、夜尿多及阳虚症状为主要表现的证。

【证候表现】腰膝酸软冷痛，畏寒肢冷，下肢尤甚，面色㿠白或黧黑，神疲乏力；或见性欲冷淡，男子阳痿不育、滑精、早泄，女子宫寒不孕、白带清稀量多；或尿频清长，夜尿多；舌淡苔白，脉沉细无力，尺部尤甚。

【证候分析】多因素体阳虚，或年高肾亏、久病伤阳，或房劳过度等所致。

肾主骨，腰为肾之府，肾阳虚衰，温煦失职，不能温养筋骨、腰膝，故腰膝酸软冷痛；元阳不足，失于温煦，则畏寒肢冷，下肢尤甚；阳虚无力运行气血，血络不充，故面色㿠白；若肾阳衰惫，阴寒内盛，则本脏之色外现而面色黧黑；阳虚不能鼓动精神，则神疲乏力；肾阳虚弱，故性欲冷淡，男子阳痿不育，女子宫寒不孕；肾阳虚弱，固摄失司，则男子滑精、早泄，女子白带清稀量多，尿频清长，夜尿多；舌淡苔白，脉沉细无力，尺部尤甚，为肾阳不足之象。

【辨证要点】腰膝冷痛、性欲减退、夜尿多与虚寒症状共见为主要表现。

（二）肾虚水泛证

肾虚水泛证是指肾的阳气亏虚，气化无权，水液泛溢，以浮肿腰以下为甚、尿少及肾阳虚症状为主要表现的证。

【证候表现】全身浮肿，腰以下为甚，按之没指，小便短少，腰膝酸软冷痛，畏寒肢冷，腹部胀满，或心悸气短，咳喘痰鸣，舌淡胖苔白滑，脉沉迟无力。

【证候分析】多因素体虚弱，久病及肾，或房劳伤肾，肾阳亏耗所致。

肾主水，肾阳不足，气化失司，水液内停泛溢肌肤，则全身浮肿，小便短少，此为阴水；水性下趋，故腰以下肿甚，按之没指；肾阳虚，失其温煦，故腰膝酸软冷痛，畏寒肢冷；水反侮土，脾失健运，气机阻滞，则腹部胀满；水气上逆，凌心则见心悸气短，射肺则见咳喘痰鸣；舌淡胖苔白滑，脉沉迟无力，均为肾阳亏虚、水湿内停之征。

【辨证要点】浮肿腰以下为甚、小便短少与肾阳虚症状共见为主要表现。

肾阳虚证须与肾虚水泛证进行鉴别。两证均为虚寒证，但前者偏重于温煦、固摄、生殖、气化功能衰退；后者偏重于气化无权，水邪泛滥，以浮肿、尿少为主症。

（三）肾阴虚证

肾阴虚证是指肾阴亏损，失于滋养，虚热内扰，以腰酸而痛、遗精、经少、头晕耳鸣及阴虚症状为主要表现的证。

【证候表现】腰膝酸软而痛，眩晕耳鸣，失眠多梦，形体消瘦，潮热盗汗，五心烦热，咽干颧红，或见性欲偏亢，男子阳强易举，遗精早泄，女子经少、经闭，或见崩漏，舌红少苔或无苔，脉细数。

【证候分析】多因久病及肾，或温热病后期伤阴，或过服温燥劫阴之品，或房室不节，耗伤肾阴所致。

肾阴为人体阴液之根本，具有滋养、濡润各脏腑组织器官，并制约阳亢之功。肾阴不足，腰膝、脑、骨、耳窍失养，故腰膝酸软而痛，眩晕耳鸣；肾水亏虚，不能上承于心，水火失济，心火偏亢，扰乱神明致心神不宁，则见失眠多梦；肾阴亏虚，阴不制阳，虚火内生，故见形体消瘦，潮热盗汗，五心烦热，咽干颧红；肾阴不足，相火妄动，则男子阳强易举，精室被扰则遗精早泄；女子以血为用，阴亏则经血来源不足，故经少或经闭；阴虚火旺，迫血妄行，则见崩漏；舌红少苔或无苔，脉细数，为阴虚内热之象。

【辨证要点】腰酸耳鸣、男子遗精、女子月经失调与阴虚症状共见为主要表现。

（四）肾精不足证

肾精不足证是指肾精亏损，脑与骨、髓失充，以生长发育迟缓、生育机能低下、成人早衰等为主要表现的证。

【证候表现】小儿发育迟缓，身材矮小，囟门迟闭，骨骼痿软，智力低下；性欲减退，男子精少不育，女子经闭不孕；发脱齿摇，耳聋，耳鸣如蝉，腰膝酸软，足痿无力，健忘恍惚，神情呆钝，动作迟钝；舌淡苔白，脉弱。

【证候分析】多因先天禀赋不足，或后天失于调养，久病伤肾，或房劳过度，耗伤肾精所致。

肾精主生长、发育，小儿肾精不充，不能化气生血，不能主骨生髓充脑，则发育迟缓，身体矮小，囟门迟闭，骨骼痿软，智力低下；肾精主生殖，肾精亏虚，生殖无源，不能兴动阳事，故性欲减退，生育机能低下，男子表现为精少不育，女子表现为经闭不孕；成人肾精亏损，无以充髓实脑，则健忘恍惚，神情呆钝；精亏不足，则发脱齿摇；脑为髓海，精少髓亏，耳窍失养，则耳鸣，耳聋；肾精不养腰府，则腰膝酸软；精亏骨失充养，则两足痿软，动作迟钝；舌淡苔白，脉弱，亦为精血亏虚，脉道失充之象。

【辨证要点】小儿生长发育迟缓、成人生育机能低下、早衰为主要表现。

肾阴虚证须与肾精不足证进行鉴别。两证皆属肾的虚证，均可见腰膝酸软、头晕耳鸣等症。但前者有阴液不足，虚热内扰的表现，性欲偏亢，遗精，经少；后者主要为脑、骨、髓失充，生长发育迟缓，早衰，生育机能低下，无虚热表现。

（五）肾气不固证

肾气不固证是指肾气亏虚，失于封藏、固摄，以腰膝酸软，小便、精液、经带、胎元不固及肾虚症状为主要表现的证。

【证候表现】腰膝酸软，神疲乏力，耳鸣耳聋；小便频数清长，夜尿频多，或遗尿，或尿后余沥不尽，或尿失禁；男子滑精、早泄，女子月经淋沥不尽、带下清稀量多，或胎动易滑；舌质淡，舌苔白，脉弱。

【证候分析】多因年幼肾气未充，或年高肾气亏虚，或房劳过度，或久病伤肾所致。

腰为肾之府，肾主骨生髓，开窍于耳。肾气亏虚，骨髓、耳窍失养，故腰膝酸软，耳鸣耳聋；气不充身，则神疲乏力；肾气亏虚，固摄无权，膀胱失约，则小便频数，尿后余沥不尽，遗尿，夜尿多，甚则尿失禁；肾气虚精关不固，则男子滑精、早泄；带脉失固，则女子带下量多清稀；肾气不足，冲任失约，则女子月经淋沥不尽；胎元不固，则易滑胎；舌淡苔白，脉弱，为肾气虚弱之象。

【辨证要点】腰膝酸软、小便频数清长、滑精、滑胎、带下量多清稀与肾气虚症状共见为主要表现。

（六）肾不纳气证

肾不纳气证是指肾气亏虚，纳气无权，以久病咳喘、呼多吸少、动则尤甚及肾虚症状为主要表现的证。肾不纳气证又称肺肾气虚证。

【证候表现】久病咳喘，呼多吸少，气不接续，动则喘甚，腰膝酸软，或自汗神疲，声音低怯，舌淡苔白，脉沉弱；或喘息加剧，冷汗淋漓，肢冷面青，脉浮大无根；或气短息促，颧红心烦，口燥咽干，舌红少苔，脉细数。

【证候分析】多因久病咳喘，肺病及肾；或年老肾亏，劳伤太过，致肾气亏虚，不能纳气。

肺为气之主，司宣发肃降，肾为气之根，主摄纳肺吸入之清气，保证体内外气体的正常交换。咳喘久延不愈，累及于肾，致肺肾气虚，则肾不纳气，气不归元，故呼多吸少，气不得续，动则喘息益甚；肾气不足，失其充养，则腰膝酸软乏力；气虚机能减退，则神疲乏力，宗气不足则声音低怯，卫气不固则自汗；舌淡苔白，脉沉弱，皆为气虚之象。肾气虚极则肾阳亦衰，甚至虚阳浮越欲脱，则见喘息加剧，冷汗淋漓，肢冷面青，脉浮大无根。阴阳互根，肾气虚衰，若久延伤阴，或素体阴虚，均可致气阴两虚，而见气短息促，以及颧红心烦、口燥咽干、舌红少苔、脉细数等阴虚内热之象。

【辨证要点】久病咳喘、呼多吸少、动则尤甚与肾气虚症状共见为主要表现。

（七）膀胱湿热证

膀胱湿热证是指湿热侵袭，蕴结膀胱，以小便频急、涩滞灼痛及湿热症状为主要表现的证。

【证候表现】尿频，尿急，尿道涩滞灼痛，小便短黄或混浊，或尿血，或尿中见砂石，小腹胀痛，或腰、腹掣痛，或伴发热，舌红苔黄腻，脉滑数。

【证候分析】多因外感湿热，蕴结膀胱；或饮食不节，湿热内生，下注膀胱所致。

湿热蕴结膀胱，气化不利，下迫尿道，则尿频，尿急，尿道涩滞灼痛；湿热熏灼津液，则小便短黄或混浊；湿热灼伤血络，则尿血；湿热久郁，煎熬尿中杂质成砂石，则尿中可见砂石；湿热阻滞，气机不利，故小腹胀痛；若累及肾脏，可见腰、腹掣痛；若湿热外蒸，可见发热；舌红苔黄腻，脉滑数，则为湿热内蕴之象。

【辨证要点】尿频、尿急、尿道涩滞灼痛、尿短黄与湿热症状共见为主要表现。

六、脏腑兼病辨证

人体是一个以五脏为中心，通过经络连接六腑、四肢百骸、五官九窍、皮肉筋骨脉等构成的有机整体。五脏之间有生克乘侮关系，脏腑之间有互为表里的关系。在进行辨证时，一定要从整体观念出发，不仅考虑一脏一腑的病理变化，还需注意脏腑间的联系和影响。

在疾病发生发展过程中，同时出现两个或两个以上脏腑的证候，称为脏腑兼证。脏腑兼证并非单一脏腑证的简单相加，需要从脏腑之间的各种生理病理及经络的联系出发，弄清彼此存在的先后、因果、主次、并列等相互关系。

脏腑兼证在临床上甚为多见，这里仅介绍临床常见的证型。

（一）心肾不交证

心肾不交证是指心肾水火既济失调，以心烦、失眠、耳鸣、腰膝酸软等为主要表现的证。

【证候表现】心烦，心悸，失眠，多梦，头晕，耳鸣，腰膝酸软，梦遗，口燥咽干，五心烦热，潮热盗汗，便结尿黄，舌红少苔，脉细数；或阳痿，腰膝冷痛，脉沉细无力等。

【证候分析】多因久病虚劳，房室不节，肾阴耗伤，不能上奉于心，心火偏亢；或劳神太过，或情志忧郁，化火伤阴，心火内炽，不能下交于肾；或心火独亢，不能下温肾水，肾水独寒，皆可导致水火既济失调。

肾阴亏损，不能上养心阴，心火偏亢，水不济火，扰动心神，心神不安，则见心烦，心悸，失眠，多梦；肾阴亏虚，脑髓、耳窍失养，则头晕，耳鸣；腰膝失养，则腰膝酸软；虚火内炽，扰动精室，精关不固，则梦遗；阴虚阳亢，虚热内生，津液亏耗，失其濡养，则口燥咽干，五心烦热，潮热盗汗；便结尿黄，舌红，少苔，脉细数，则为阴虚火旺之征。心火不能下温肾水，肾水独寒，则见阳痿，腰膝冷痛，脉沉细无力。

【辨证要点】心烦、失眠、腰膝酸软、耳鸣、梦遗与虚热或虚寒症状共见为主要表现。

（二）心肾阳虚证

心肾阳虚证是指心与肾的阳气虚衰，温煦失职，以心悸、腰膝酸冷、浮肿及阳虚症状等为主要表现的证。其浮肿明显者，可称为水气凌心证。

【证候表现】心悸怔忡，腰膝酸冷，肢体浮肿，小便不利，形寒肢冷，神疲乏力，精神萎靡或嗜睡，唇甲青紫，舌胖、淡暗或青紫，苔白滑，脉弱。

【证候分析】多因心阳虚衰，久病及肾，阴寒内盛，水气内停；或肾阳亏虚，气化无权，水气凌心所致。

心肾阳虚，鼓动无力，故心悸怔忡；阳虚则寒，形体失于温养，脏腑功能衰退，则腰膝酸软，形寒肢冷；肾阳亏虚，蒸腾气化失司，三焦决渎不利，水湿内停，外溢肌肤，故肢体浮肿，小便不利；阳气不振，推动无力，机能衰退，则神疲乏力，精神萎靡或嗜睡；阳虚温运无力，血行不畅，故见唇甲青紫，舌淡暗或青紫；苔白滑，脉弱，则为心肾阳虚，水湿内停之象。

【辨证要点】心悸怔忡、腰膝酸冷、肢体浮肿与虚寒症状共见为主要表现。

（三）心肺气虚证

心肺气虚证是指心肺两脏气虚，功能减退，以心悸、咳嗽、气喘及气虚症状为主要表现的证。

【证候表现】心悸胸闷，咳嗽，气喘，气短，动则尤甚，咳痰清稀，神疲乏力，声低懒言，自汗，面色淡白，舌淡苔白，甚者口唇青紫，脉弱或结、代。

【证候分析】多因久病咳喘，耗伤肺气，累及于心，致心气不足；或心气不足，导致肺气虚衰；或禀赋不足，老年体虚，劳倦太过，耗伤心肺之气所致。

若心气亏虚，鼓动无力，气机不畅，故心悸胸闷；肺气亏虚，肃降无权，肺气上逆，故咳嗽，气喘；肺气虚，宗气不足，则气短，神疲乏力；肺气虚，津液输布无力，水液停聚为痰，故咳痰清稀；气虚，全身机能减弱，机体供养不足，劳则耗气，故声低懒言，自汗，且活动后诸症加重；面色淡白、舌淡苔白、脉弱等，则为气虚常见之征。

【辨证要点】心悸、胸闷、咳嗽、气喘与气虚症状共见为主要表现。

（四）心脾两虚证

心脾两虚证是指脾气亏虚，心血不足，以心悸怔忡、失眠多梦、食少、腹胀、便溏及气血两虚症状为主要表现的证。

【证候表现】心悸怔忡，失眠多梦，食欲不振，腹胀便溏，面色萎黄，眩晕耳鸣，神疲乏力，或见各种慢性出血，血色淡，舌淡嫩，脉弱。

【证候分析】多因饮食不节，损伤脾胃，气血生化不足，心失血养；或久病失调，思虑过度，暗伤心脾；或慢性失血，气血亏耗，导致心脾气血两虚。

脾气亏损，气血生化不足，心失所养，心神不安，则心悸怔忡，失眠多梦；气血亏虚，头面失养，故眩晕，面色萎黄；脾气亏虚，运化失职，水谷不化，故食欲不振而食少，腹胀便溏；脾气亏虚，摄血无力，血不归经，则见各种慢性出血，血色淡；神疲乏力，舌质淡嫩，脉弱，均为气血亏虚之征。

【辨证要点】心悸怔忡、失眠多梦、食少便溏、慢性出血与气血两虚症状共见为主要表现。

（五）心肝血虚证

心肝血虚证是指血液亏少，心肝失养，以心悸、多梦、眩晕、爪甲不荣、肢麻及血虚症状为主要表现的证。

【证候表现】心悸怔忡，失眠多梦，健忘，眩晕，视物模糊，雀盲，爪甲不荣，肢体麻木，甚则震颤、拘挛，面白无华，妇女月经量少色淡，甚则闭经，舌淡苔白，脉细。

【证候分析】多因思虑过度，暗耗心血，肝无所藏；久病亏损，失血过多及气血化源不足，心肝失养所致。

心血亏虚，心神失养，神不守舍，则心悸怔忡，失眠多梦，健忘；肝血亏虚，头目失养，则眩晕，视物模糊，雀盲；肝血虚，爪甲、筋脉失于濡养，则爪甲不荣；血虚生风，则肢体麻木，甚则震颤、拘挛；心肝血虚，血海空虚，冲任失养，则月经量少色淡，甚则闭经；面白无华、舌淡、脉细等，皆为血虚常见之征。

【辨证要点】心悸、失眠、眩晕、爪甲不荣、肢麻等与血虚症状共见为主要表现。

心脾两虚证须与心肝血虚证进行鉴别。两证均有心血不足，心神失养的表现，见心悸、失眠多梦等症。不同点在于，前者兼脾虚失运，血不归经的表现，常见食少、腹胀、便溏、慢性出血等症；后者兼肝血不足，两目、爪甲、筋脉失于濡养，或有血虚生风的表现，常见眩晕、肢麻、视物模糊、爪甲不荣等症。

（六）脾肺气虚证

脾肺气虚证是指脾肺两脏气虚，以咳嗽、气喘、食少、腹胀、便溏及气虚症状为主要表现的证。

【证候表现】久咳不止，气短而喘，咳声低微，咳痰清稀，食欲不振，腹胀便溏，面白无华，神疲乏力，声低懒言，或见面浮肢肿，舌淡苔白滑，脉弱。

【证候分析】多因久病咳喘，耗伤肺气，子病及母，运化失常；或饮食劳倦，脾胃受损，土不生金，累及于肺，宣降失司所致。

久病咳喘，肺气受损，呼吸功能减弱，宣降失职，故咳嗽，气短而喘；脾气亏虚，运化失职，故食欲不振，腹胀便溏；肺脾气虚，水津不布，聚湿成痰，故咳痰清稀；气虚运血无力，肌肤失养，则面白无华；气虚推动无力，机能活动减退，则神疲乏力，声低懒言；脾虚水湿泛滥，则面浮肢肿；舌淡苔白滑，脉弱，则为肺脾气虚之征。

【辨证要点】咳嗽气喘、痰液清稀、食少便溏与气虚症状共见为主要表现。

心肺气虚证须与脾肺气虚证进行鉴别。两证均有肺气亏虚，宣降失常的表现，而见咳嗽气喘、气短、咳痰清稀等症状。不同点在于，心肺气虚证兼见心气不足的表现，常见心悸怔忡、胸闷等症状；脾肺气虚证兼见脾虚失运的表现，常见食少、腹胀、便溏等症状。

（七）肺肾阴虚证

肺肾阴虚证是指肺肾阴液亏虚，虚热内扰，以干咳、少痰、腰酸、遗精及阴虚症状为主要表现的证。

【证候表现】咳嗽痰少，或痰中带血，或声音嘶哑，腰膝酸软，形体消瘦，口燥咽干，骨蒸潮热，盗汗，颧红，男子遗精，女子经少或崩漏，舌红少苔，脉细数。

【证候分析】多因久病咳喘、痨虫、燥热等损伤肺阴，或久病、房劳耗伤肾阴，肾肺失于濡养所致。

肺阴亏虚，火热内生，清肃失职，则咳嗽痰少；虚火伤络，则痰中带血；虚火熏灼，咽喉失润，则声音嘶哑；肾阴亏虚，腰膝失养，则腰膝酸软；虚火扰动精室，则为遗精；阴精不足，精不化血，冲任空虚，则月经量少；若虚火内盛，迫血妄行，则女子崩漏；肺肾阴虚，虚热内蒸，故口燥咽干，骨蒸潮热，颧红，盗汗，形体消瘦；舌红少苔，脉细数等，皆为阴虚内热之征。

【辨证要点】干咳少痰、腰酸、遗精与虚热症状共见为主要表现。

（八）肝火犯肺证

肝火犯肺证是指肝火炽盛，上逆犯肺，肺失清肃，以胸胁灼痛、急躁易怒、咳嗽阵作或咳血及实热症状为主要表现的证。

【证候表现】胸胁灼痛，急躁易怒，头胀头晕，咳嗽阵作，痰黄黏稠，甚则咳血，烦热口苦，面红目赤，舌红苔薄黄，脉弦数。

【证候分析】多因郁怒伤肝，气郁化火，循经上逆；邪热内蕴，肝火炽盛，上犯于肺，肺失清肃所致。

肝气郁结，气郁化火，经气不利，肝失柔顺，则胸胁灼痛，急躁易怒，烦热口苦；肝火上扰，气血上逆，则头胀头晕，面红目赤；肝火时动，上逆犯肺，肺失清肃，气机上逆，故咳嗽阵作；火热灼津，炼液成痰，则痰黄稠黏；火热迫血妄行，火灼肺络，络损血溢，则咳血；舌红苔薄黄，脉弦数，则为肝火内炽之征。

【辨证要点】胸胁灼痛、急躁易怒、咳嗽阵作或咳血与实热症状共见为主要表现。

（九）肝胃不和证

肝胃不和证是指肝气郁结，横逆犯胃，胃失和降，以脘胁胀痛、嗳气、吞酸、情绪抑郁及气滞症状为主要表现的证。

【证候表现】胃脘、胁肋胀痛或窜痛，胃脘痞满，呃逆，嗳气，吞酸嘈杂，饮食减少，情绪抑郁，善太息，或烦躁易怒，舌淡红，苔薄白或薄黄，脉弦。

【证候分析】多因情志不舒，肝气郁结，横逆犯胃，胃失和降所致。

肝气郁结，肝失疏泄，横逆犯胃，胃气郁滞，故胃脘、胁肋胀满疼痛，走窜不定，胃脘痞满；胃气上逆，胃失和降，则呃逆，嗳气；肝胃气滞，郁而化火，故吞酸嘈杂；胃受纳失职，故饮食减少；肝失疏泄，故情绪抑郁，善太息，甚则气郁化火，柔顺失和，则烦躁易怒；苔薄白，脉弦，为肝气郁滞所致；舌苔薄黄，则为气郁化火之征。

【辨证要点】脘胁胀痛、嗳气、吞酸、情志抑郁与气滞症状共见为主要表现。

（十）肝郁脾虚证

肝郁脾虚证是指肝失疏泄，脾失健运，以胸胁胀痛、腹胀、便溏、情志抑郁症状为主要表现的证。

【证候表现】胸胁胀满窜痛，腹胀纳呆，腹痛欲泻，泻后痛减，或便溏不爽，肠鸣矢气，兼见善太息，情志抑郁，或急躁易怒，舌苔白，脉弦或缓。

【证候分析】多因情志不遂，郁怒伤肝，肝失条达而横乘脾土；或饮食劳倦，损伤脾气，脾失健运，土壅侮木，肝失疏泄所致。

肝失疏泄，经气郁滞，故胸胁胀满窜痛；脾失健运，水谷不化，气滞湿阻，则腹胀纳呆，便溏不爽，肠鸣矢气，或大便溏结不调；肝郁气滞，横逆犯脾，运化失调，则腹痛欲泻；泻后气机条畅，故泻后痛减；肝失疏泄，则情志抑郁，善太息；若气郁化火，则急躁易怒；舌苔白，脉弦或缓，则为肝郁脾虚常见之征。

【辨证要点】胸胁胀痛、腹胀、便溏与情志抑郁症状共见为主要表现。

肝胃不和证须与肝郁脾虚证进行鉴别。两证均有肝郁气滞表现，见胸胁胀满疼痛、善太息，情志抑郁或烦躁易怒。肝胃不和证兼胃失和降的表现，见胃脘胀痛、痞满、嗳气、呃逆等症；肝郁脾虚证兼脾失健运的表现，常见食少、腹胀、便溏等症。

（十一）肝胆湿热证

肝胆湿热证是指湿热内蕴肝胆，肝胆疏泄失常，以身目发黄、胁肋胀痛及湿热症状为主要表现的证。以阴痒、带下黄臭及湿热症状为主要表现者，称为肝经湿热（下注）证。

【证候表现】胁肋胀痛，纳呆腹胀，泛恶欲呕，口苦厌油，身目发黄，大便不调，小便短黄；或寒热往来，舌红，苔黄腻，脉弦滑数；或阴部潮湿、瘙痒、湿疹，阴器肿痛，带下黄臭等。

【证候分析】多由感受湿热病邪，或嗜食肥甘，化生湿热，或脾胃纳运失常，湿浊内生，郁而化热，熏蒸肝胆所致。

肝主疏泄，调节胆汁分泌。湿热内蕴，肝胆疏泄失职，气机不畅，故胁肋胀痛；湿热阻滞，脾胃纳运失司，则纳呆腹胀，厌油，泛恶欲呕；若湿浊下注偏盛则大便稀溏，若湿阻气滞则排便不爽，热偏盛则大便干结；湿热郁蒸，胆汁不循常道，泛溢肌肤，则身目发黄；胆气上溢，则口苦；湿热内蕴肝胆，少阳枢机不利，正邪相争，则寒热往来；若湿热循经下注，则阴部潮湿、瘙痒，或男子睾丸肿胀热痛，或妇人带下黄臭；舌红，苔黄腻，脉弦滑数，则为湿热常见之征。

【辨证要点】肝胆湿热以胁肋胀痛、身目发黄等与湿热症状共见为主要表现；肝经湿热以阴部瘙痒、带下黄臭等与湿热症状共见为主要表现。

肝胆湿热证须与湿热蕴脾证进行鉴别。两证均有湿热内阻的表现，常见发热、纳呆、恶心、黄疸、苔黄腻等症状。不同点在于，前者病位在肝胆，故胁肋胀痛明显，或见阴痒等肝经湿热症状；后者病位在脾，常见脾失健运的表现，如腹胀、便溏不爽等症状，而无胁肋胀痛。

（十二）肝肾阴虚证

肝肾阴虚证是指肝肾两脏阴液亏虚，虚热内扰，以腰酸胁痛、两目干涩、眩晕、耳鸣、遗精及阴虚症状为主要表现的证。

【证候表现】 头晕目眩，胸胁隐痛，两目干涩，耳鸣健忘，腰膝酸软，失眠多梦，口燥咽干，五心烦热，或低热颧红，男子遗精，女子月经量少，舌红少苔，脉细数。

【证候分析】 多因久病失调，或情志内伤，或房室不节，或温病日久等耗伤肝肾之阴，肝肾阴虚，阴不制阳，虚热内扰所致。

肝肾阴虚，水不涵木，肝阳偏亢，上扰清窍，故头晕目眩；肝阴亏虚，肝络失滋，故胸胁隐痛；肝肾阴虚，不能上达，目失濡养，则两目干涩；肾精不足，不能濡养清窍，髓海失养，则耳鸣健忘；肾阴不足，腰膝失养，故腰膝酸软；虚火上扰，心神不安，故失眠多梦；虚火扰动精室，精关不固，则见遗精；阴精不足，血海不充，冲任失养，则女子月经量少；口燥咽干，五心烦热，或低热颧红，舌红少苔，脉细数等，皆为阴虚失濡，虚热内炽之征。

【辨证要点】 胸胁隐痛、腰膝酸软、眩晕耳鸣、两目干涩与虚热症状共见为主要表现。

（十三）脾肾阳虚证

脾肾阳虚证是指脾肾阳气亏虚，温化失职，虚寒内生，以久泻久痢、浮肿、腰腹冷痛及阳虚症状为主要表现的证。

【证候表现】 腰膝、下腹冷痛，久泻久痢，或五更泄泻，完谷不化，便质清冷，或全身浮肿，小便不利，形寒肢冷，面色㿠白，舌淡胖，苔白滑，脉沉迟无力。

【证候分析】 多因久病，耗伤脾肾之阳；或久泻久痢，脾阳损伤，不能充养肾阳；或水邪久踞，肾阳受损，不能温暖脾阳，终致脾阳、肾阳俱虚。

肾阳亏虚，温煦失职，则腰膝、下腹冷痛；脾阳虚弱，运化失常，故久泻不止；黎明之前阳气未振，命门火衰，阴寒偏盛，故黎明前腹痛泄泻，完谷不化，便质清冷，而称为"五更泄"；脾肾阳虚，不能温化水液，泛溢肌肤，故全身浮肿，小便不利；阳虚不能温煦全身，则形寒肢冷；阳虚水气上泛，故面色㿠白；舌淡胖，苔白滑，脉沉迟无力，皆为虚寒证常见之征。

【辨证要点】 腰腹冷痛、久泻久痢、五更泄泻与虚寒症状共见为主要表现。

脾肾阳虚证须与心肾阳虚证进行鉴别。两证均可见肾阳虚衰，水湿内停的表现，常见形寒肢冷、腰膝酸软、浮肿、小便不利、舌淡胖、苔白滑等症状。不同点在于，前者兼脾阳亏虚，运化无权的表现，常见久泻久痢、便质清冷等症状；后者兼心阳虚衰，血行不畅的表现，常见心悸怔忡、唇甲紫暗等症状。

第二节 六经辨证

六经辨证是东汉张仲景在《素问·热论》六经分证理论的基础上，根据外感病的发生发展、证候特点和传变规律总结而创立出来的一种辨证方法。六经辨证为中医临床辨证之首创，为后世各种辨证方法的形成奠定了基础，在中医学发展史上起到重要作用。

六经即指太阳、阳明、少阳、太阴、少阴、厥阴。六经辨证就是以六经所系经络、脏腑的生理病理为基础，将外感病过程中所出现的各种证，综合归纳为太阳病证、阳明病证、少阳病证、太阴病证、少阴病证、厥阴病证六类，从病变部位、疾病性质、病势进退、邪正斗争、体质因素等多方面阐述疾病的发生、发展与变化，是对疾病演变过程中各个不同阶段的发病规律、病变特点和病变本质的概括，用以指导临床的诊断和治疗。

六经病证是脏腑、经络病变的具体反映。三阳病证以六腑及阳经病变为基础；三阴病证以五脏及阴经病变为基础，故凡病位偏表在腑、正气不衰、邪正抗争激烈者，多为三阳病证；病位偏里在脏、正气不足、邪正交争于里者，多为三阴病证。六经辨证的临床应用，不限于外感时病，也可用于内伤杂病。

一、辨六经病证

（一）太阳病证

太阳病证是指外感病初期所表现的证。太阳主一身之表，抗御外邪侵袭，为人体的藩篱，外邪侵袭人体，大多从太阳而入，故首先表现出太阳病证。

邪犯太阳，随其浅深而证有经腑之分。正邪抗争于肤表浅层所表现的证，为太阳经证；若太阳经证不愈，病邪循经入腑，乃成太阳腑证。

1. 太阳经证　指六淫之邪侵袭人体肌表，正邪相争，营卫失和所表现的证。太阳经证为外感病的初起阶段。

其证候表现为恶寒，头项强痛，脉浮。外邪侵袭肌表，卫阳被郁，肌表失于温煦，故见恶寒；太阳经脉循行于头项背部，邪气凝滞经脉，经气不利，故头项强痛；正邪抗争于表，脉气鼓动向外，故脉亦应之为浮。

恶寒、头项强痛、脉浮为太阳病的主症主脉，不论病程长短，但见有此脉症，即可辨为太阳病。

由于感受病邪的不同和体质的差异，太阳经证又有太阳中风证与太阳伤寒证之分。

（1）太阳中风证　指以风邪为主的风寒之邪侵袭太阳经脉，致使卫强营弱所表现的证，临床又称外感表虚证。

【证候表现】发热，恶风，头痛，自汗出，脉浮缓，或见鼻鸣、干呕。

【证候分析】太阳主表，统摄营卫，风邪外袭，营卫失调，肌表失于温煦则恶风；风为阳邪，邪正交争于表，则发热；风性开泄，卫外不固，腠理疏松，营阴不能内守，则自汗出；汗出肌腠疏松，营阴不足，脉道松弛，故脉浮缓；鼻鸣，干呕，乃是风邪袭表，表气不利，肺胃之气不和之象。

【辨证要点】发热、恶风、汗出、脉浮缓为主要表现。

（2）太阳伤寒证　指以寒邪为主的风寒之邪侵袭太阳经脉，使卫阳被遏，营阴郁滞所表现的证，临床又称伤寒表实证。

【证候表现】恶寒，发热，头项强痛，肢体疼痛，无汗而喘，脉浮紧。

【证候分析】外感寒邪，束于肌表，卫阳被郁，温煦失职，故见恶寒；邪正交争，卫阳奋起抗邪，故见发热；寒凝收引，营阴郁滞，太阳经气不利，故见头项、肢体骨节疼痛；寒束于表，腠理闭塞，邪闭于外，肺气不利，故见无汗而喘；正气欲驱邪于外而寒邪紧束于表，故脉浮紧。

【辨证要点】恶寒、无汗、头身疼痛、脉浮紧为主要表现。

2. 太阳腑证　指太阳经证不解，病邪循经内传太阳之腑所表现的证。因其病位、病机和证候表现不同，临床又分为太阳蓄水证和太阳蓄血证。

（1）**太阳蓄水证**　指太阳经证不解，邪气内传足太阳膀胱腑，邪与水结，膀胱气化失司，水液停蓄所表现的证。

【证候表现】发热，恶寒，小腹满，小便不利，口渴，或水入则吐，脉浮或浮数。

【证候分析】太阳经证未解，故恶寒、发热、脉浮或浮数等表证仍在。邪气内传入腑，与水内结于膀胱，膀胱气化不利，水液内停，故小腹满，小便不利；邪与水结，气不化津，津不上承，故见口渴；饮多水停不化，反蓄于胃，故见水入即吐的"水逆证"。

【辨证要点】小腹满、小便不利与太阳经证症状共见为主要表现。

（2）**太阳蓄血证**　指太阳经证未解，邪热内传，邪热与瘀血互结于少腹所表现的证。

【证候表现】少腹急结或硬满，小便自利，如狂或发狂，善忘，大便色黑如漆，脉沉涩或沉结。

【证候分析】太阳经证失治，邪热循经内传，与血搏结，瘀热阻于下焦少腹，致少腹急结，硬满胀痛；邪在血分，膀胱气化如常，故小便自利；瘀热互结，上扰心神，轻则如狂、善忘，重则发狂；瘀热下行，随大便而出，故见大便色黑如漆；脉沉涩或沉结，乃瘀热内阻，脉道不畅所致。

【辨证要点】少腹急结硬满、小便自利、便黑为主要表现。

太阳蓄水证与太阳蓄血证均由太阳病经邪不解内传于腑所致，但有传入气分和血分之不同。前者为膀胱气化受阻，水液内停；后者为经热入里，与瘀血互结。前者小便不利而渴，后者小便自利而便黑。

（二）阳明病证

阳明病证是指外感病发展过程中，病邪内传阳明而致，多系阳热亢盛，胃肠燥热所表现的证。其特点是阳热炽盛，属里实热证，为邪正斗争的极期阶段，故将其主要病机简要概括为"胃家实"。

由于其邪热内实的病机不同，临床又分为阳明经证和阳明腑证。

1. 阳明经证　指邪热亢盛，充斥阳明之经，弥漫于全身，而肠中糟粕尚未结成燥屎所表现的证。

【证候表现】身大热，汗出，口渴引饮，或心烦躁扰，气粗似喘，面赤，苔黄燥，脉洪大。

【证候分析】邪入阳明，化燥化热，正邪交争，充斥阳明经，弥漫于全身，故周身大热；邪热炽盛，热迫津液外泄，故汗出；热灼津伤，且汗出复伤津液，故口渴引饮；邪热蒸腾，扰动心神，心神不宁，故见面赤，心烦；热迫于肺，呼吸不利，故气粗似喘；热盛津亏，故舌苔黄燥；热壅脉道，气血涌盛，故脉洪大有力。

【辨证要点】壮热、汗出、口渴、脉洪大为主要表现。

2. 阳明腑证　指邪热内炽阳明之腑，并与肠中糟粕相搏，燥屎内结，阻滞肠道所表现的证。

【证候表现】日晡潮热，手足濈然汗出，脐腹胀满硬痛而拒按，大便秘结不通，甚则谵语、狂乱、不得眠，舌苔黄厚干燥，或起芒刺，甚至苔焦黑燥裂，脉沉迟而实或滑数。

【证候分析】多因阳明经证大热汗多，或误用汗法，使津液外泄，以致热邪与肠中燥屎互结，腑气不通而成。

阳明经气旺于日晡，实热弥漫于经，邪正相争更剧，故潮热日晡尤甚；四肢禀气于阳明，热蒸津泄，故手足濈然汗出；邪热与糟粕互结肠中，腑气闭阻不通，故脐腹胀满硬痛而拒按，大便秘结；邪热炽盛，上扰心神，轻则不得眠，重则见谵语，甚至狂乱不宁；邪热内结而津液被劫，故舌苔黄厚干燥，边尖起芒刺，甚则焦黑燥裂；邪热与燥屎内结于肠，脉道壅滞，故见脉沉迟而实，若邪热迫急，结而不甚，亦可见脉滑数。

【辨证要点】潮热汗出、腹满硬痛、大便秘结、苔黄燥、脉沉实为主要表现。

阳明经证和阳明腑证均为里实热证，但邪入阳明，弥漫全身，往往先出现阳明经证，邪热持续亢盛，消烁津液，继而导致肠燥便结，最终形成阳明腑证，故阳明腑证的病情较阳明经证为重。一般临床所见阳明病腑证多于经证，因为经邪弥漫不能久留，腑邪内结则聚而不行，故张仲景以"胃家实"为阳明正病。

（三）少阳病证

少阳病证是指邪犯少阳，正邪分争，枢机不利，胆火内郁，经气不畅所表现的证。从其病证看，少阳病虽属热证、实证，但相对而言，亦表现有正气不足的一面。

【证候表现】寒热往来，口苦，咽干，目眩，胸胁苦满，默默不欲饮食，心烦喜呕，脉弦。

【证候分析】多系太阳经证不解，邪传少阳，或厥阴病转出少阳，或外邪直入少阳，胆气被郁，正邪分争而成。

少阳阳气较弱，邪正分争，正胜则发热，邪胜则恶寒，邪正互有胜负，故见寒热往来；少阳受病，邪热熏蒸，胆热上泛必致口苦，津为热灼则咽干，少阳风火上逆，故目为之眩；少阳之脉布于胁肋，邪郁少阳，经气不利，故胸胁苦满；胆热木郁，横犯胃腑，胃气上逆，故默默不欲饮食，甚或时时欲呕；胆热上逆，内扰心神，故心中烦扰；胆气被郁，脉气紧张，是以脉弦。

【辨证要点】寒热往来、胸胁苦满、口苦、咽干、目眩、脉弦为主要表现。

对于少阳病证所表现的证候，不必一一求齐，临证只要见到能够反映少阳病机的证候即可诊断，正所谓"有柴胡证，但见一证便是，不必悉具"。

（四）太阴病证

太阴病证是指脾阳虚弱，邪从寒化，寒湿内生所表现的证。脾属太阴，为三阴之屏障，病邪内入三阴，太阴首当其冲，故太阴病证为三阴病证之初期阶段，以脾虚寒湿为病变特点。

【证候表现】腹满而吐，食不下，口不渴，自利，时腹自痛，四肢欠温，脉沉缓而弱。

【证候分析】多由三阳病失治、误治，损伤脾阳，邪传太阴，或脾阳素虚，风寒之邪直中太阴而成。

太阴脾土主湿，中焦虚寒则脾失健运，寒湿内生，气机郁滞，故腹部胀满，腹痛时发；脾虚失运，寒湿中阻，胃失和降，故腹满而吐，食不下；脾阳失于温煦运化，寒湿内停，故口不渴；寒湿下注，水走肠间，故自利；脾主四肢，中阳内虚，温煦失职，故四肢欠温；脾虚气弱，寒湿内阻脉道，故脉沉缓而弱。

【辨证要点】腹满时痛、自利、口不渴与虚寒症状共见为主要表现。

太阴与阳明同居中焦，互为表里，生理上相互为用，病理上相互影响，两经病证在一定的条件下常相互转化。阳明病证清、下太过，损伤脾阳，易转为太阴病证；而太阴病证滥用温燥，或寒湿郁久化热，亦可转为阳明病证，故有"实则阳明，虚则太阴"之说，辨证时须注意病情虚实寒热的变化。

（五）少阴病证

少阴病证是指伤寒六经病变的后期阶段出现心肾亏虚，全身性阴阳衰惫所表现的证。少阴经属心、肾，为水火之脏，人身之根本。病至少阴，已属疾病后期的危重阶段。

由于人体阴阳有偏盛偏衰的不同，病邪从阴化寒则为少阴寒化证，从阳化热则为少阴热化证。

1. 少阴寒化证　指病邪深入少阴，心肾阳气虚衰，从阴化寒，阴寒独盛所表现的虚寒证。

【证候表现】无热恶寒，但欲寐，四肢厥冷，下利清谷，呕不能食，或食入即吐，脉微细，甚或欲绝，或见身热反不恶寒，面赤。

【证候分析】多由素体阳弱，病邪直中少阴；或他经病久渐入少阴，损伤心肾之阳，阳虚阴盛而成。

少阴阳气衰微，阴寒独盛，失于温养，故无热恶寒；心肾阳气衰微，神失所养，故见但欲寐，呈衰惫之态；四肢为诸阳之本，阳衰失于温运，故四肢厥冷；肾阳虚衰，火不暖土，脾胃纳运升降失调，故下利清谷，呕不能食，或食入即吐；若阴寒盛极，格阳于外，虚阳外浮，则表现出身热反不恶寒、面红如妆的假热之象；心肾阳衰，无力鼓动血行，故脉微细，甚则欲绝。

【辨证要点】无热恶寒、四肢厥冷、下利清谷、脉微细为主要表现。

2. 少阴热化证　指病邪深入少阴，心肾阴虚，从阳化热所表现的虚热证。

【证候表现】心烦不得眠，口燥咽干，或咽痛，舌尖红少苔，脉细数。

【证候分析】邪入少阴，从阳化热，灼耗真阴，津不上承，故口燥咽干；心肾不交，水火失济，水亏则不能上济于心，心火独亢，心神不宁，故心烦不得眠；阴不制阳，虚火循肾经上攻咽喉，故咽痛；少阴心肾阴虚，虚火内炽，故见舌尖红少苔、脉细数等虚热之象。

【辨证要点】心烦失眠、口燥咽干、舌尖红、脉细数为主要表现。

少阴兼水火二气，故邪入少阴，既可从阴化寒，也可从阳化热。就伤寒病而言，临床少阴病以阳虚寒化类型为多见。

（六）厥阴病证

厥阴病证是指伤寒病发展传变到最后阶段，所出现的阴阳对峙、寒热交错、厥热胜复所表现的证。

厥阴经系阴经之尽，阳经之始，阴中有阳，故其生理乃循阴尽阳生之机，主司阴阳之气的交接。病至厥阴，势必干扰阴阳出入和交接之机，产生阴阳逆乱、变化多端的病变，其证以寒热错杂为提纲。

【证候表现】消渴，气上撞心，心中疼热，饥而不欲食，食则吐蛔为主要表现。

【证候分析】此处所述的寒热错杂为上热下寒的证候。上热，为胃中有热，表现为消渴，气上撞心，心中疼热；下寒，为肠中有寒，表现为饥而不欲食，食则吐蛔。

邪入厥阴，阴阳交争，寒热错杂，阳热趋上，灼劫阴津，故见消渴不止；肝热上逆，上冲胃脘，则自觉气上撞心，心中疼热；阴寒趋下，脾失健运，更因肝木之乘，胃失和降，中焦气机逆乱，故见饥而不欲食，强食则吐；上寒下热，蛔虫不安，则可随呕吐而出。

【辨证要点】消渴、心中疼热、饥而不欲食为主要表现。

二、六经病证的传变

六经病证循着一定的趋向发展，在一定的条件下发生转变，谓之传变。六经病证是否传变，以及如何传变，取决于正邪的盛衰、病体的强弱、治疗是否得当等因素。一般情况下，六经病证依据脏腑、经络的相互联系而传变，表现为传经、直中、合病、并病4种方式。

（一）传经

病邪从外侵入，由表及里，或正气来复，由里出表，由某一经病证转变为另一经病证，称为传经。传经的方式有3种。

1. 循经传 指按伤寒六经的顺序相传。例如，太阳病不愈，传入阳明，阳明不愈，传入少阳；三阳不愈，传入三阴，首传太阴，次传少阴，终传厥阴。但亦有按太阳→少阳→阳明→太阴→厥阴→少阴传变的说法。

2. 越经传 指不按循经传次序，隔一经甚或隔两经相传。例如，太阳病不愈，不传阳明，而直传少阳，或直传太阴。多由病邪亢盛，正气不足所致。

3. 表里传 指六经中互为表里的阴阳两经相传。例如，太阳膀胱经传入少阴肾经，阳明胃经传入太阴脾经，少阳胆经传入厥阴肝经等。表里相传之中，从阳经传入阴经者，多为邪盛正虚，由实转虚，病情加重之恶兆；从阴经传出阳经者，则为正能胜邪，病情向愈之佳兆。

（二）直中

凡外感病邪不从阳经传入，而直接侵袭阴经者，称为直中。其特点是一发病就表现出三阴经的证候。直中多发于正气先虚，又复感重邪之人。一般而言，直中太阴者病尚浅，直中少阴、厥阴者病较深。

（三）合病

凡疾病发病之初，两经或三经的病证同时出现，称为合病。《伤寒论》中有"太阳阳明合病""太阳少阳合病"和"三阳合病"等。三阴经有合病之实，却无合病之名。在合病中，往往某一经偏盛，其症状较为突出，临床应注意观察分析。

（四）并病

疾病凡一经病证未罢，又出现另一经病证，两经病证合并出现，称为并病。《伤寒论》中有"太阳阳明并病""太阳少阳并病"等，先出现太阳病证，而后出现阳明或少阳病证。一般并病者，两经症状可以明显区分，出现的次序有先后不同。

第三节 卫气营血辨证

卫气营血辨证是清代医家叶天士创立的一种辨治外感温热病的辨证方法。温热病是一类由温热病邪所引起的热象偏重、具有一定季节性和传染性的外感疾病。叶氏应用《黄帝内经》中关于"卫""气""营""血"的分布与生理功能不同的论述，将外感温热病发展过程中所反映的不同的病理阶段，分为卫分证、气分证、营分证、血分证4个阶段，以阐明温热病变发展过程中，病位的浅深、病情的轻重和传变的规律，并指导临床治疗。

卫气营血代表着温热病浅深、轻重不同的 4 个病理阶段。温热病邪从口鼻而入，首先犯肺，由卫及气，由气入营，由营入血，病邪步步深入，病情逐渐深重。卫分证主表，邪在肺与皮毛，为外感温热病的初起阶段；气分证主里，病在胸、膈、胃、肠、胆等脏腑，为邪正斗争的亢盛期；营分证为邪入营分，热灼营阴，扰神窜络，病情深重；血分证为邪热深入血分，血热亢盛，耗血动血，瘀热内阻，为病变的后期，病情更为严重。

卫气营血辨证是外感温病的辨证纲领，弥补了六经辨证的不足，完善并丰富了中医学对外感病的辨证方法和内容。

一、辨卫气营血证

（一）卫分证

卫分证是指温热病邪侵袭肌表，卫气功能失常所表现的证，常见于外感温热病的初起阶段。

【证候表现】发热，微恶风寒，头痛，口干微渴，舌边尖红，苔薄黄，脉浮数，或伴有咳嗽、咽喉肿痛。

【证候分析】温热病邪侵袭肌表，卫气被邪热郁遏，故发热重，微恶风寒；温热之邪上扰清窍，则头痛；温热病初起，伤津不甚，故口干微渴；温热在表，故舌边尖红，脉浮数；温邪犯肺，肺气失宣，则咳嗽；温热上灼咽喉，气血壅滞，故咽喉红肿疼痛。

卫分证可因感受不同类型的温邪而有不同的病机和症状。如风热犯卫，肺卫失宣，症见发热，恶寒，头痛，微汗或无汗，咳嗽，咽红或痛，鼻塞流浊涕，口微渴，舌边尖红，苔薄白或微黄，脉浮数。暑湿犯卫，阻遏气机，症见发热，恶寒，无汗，头痛，身重，胃脘部痞满，心烦，口渴，舌红，苔白腻，脉濡数。湿热犯卫，湿遏热伏，气机阻滞，症见恶寒，身热不扬或午后热势加剧，头重如裹，肢体困重，胸脘痞闷，口黏不渴，舌苔白腻，脉濡数。燥热犯卫，肺失清肃，津伤不润，症见发热，微恶风寒，少汗，伴有皮肤及口鼻干燥，咽喉干疼，干咳少痰，舌红欠润，苔薄白而干，脉浮数。

【辨证要点】发热、微恶风寒、舌边尖红、脉浮数等为主要表现。

（二）气分证

气分证是指温热病邪内传脏腑，正盛邪炽，阳热亢盛所表现的里实热证。

【证候表现】发热，不恶寒，反恶热，汗出，口渴，尿黄，舌红苔黄，脉数有力。或见咳喘，胸痛，咳痰黄稠；或见心烦懊侬，坐卧不安；或见日晡潮热，便秘腹胀，痛而拒按，甚或谵语、狂乱，苔黄干燥甚则焦黑起刺，脉沉实；或见口苦咽干，胸胁满痛，心烦，干呕，脉弦数。

【证候分析】多因卫分之邪不解，传入气分，或因温邪直入气分，或气分伏热外发，或邪热由营分转出气分所致。根据温邪侵犯肺、胸膈、肠、胆等脏腑，病变部位因温热、湿热病邪性质的不同，而兼有不同的症状。

邪入气分，里热炽盛，邪正剧争，故发热恶热；邪热蒸腾，迫津外泄，则汗出；热灼津伤，则口渴，尿黄；热盛血涌，则舌红苔黄，脉数有力。

若热邪壅肺，肺失清肃，则见咳喘；热壅而灼津炼液，则痰黄黏稠。若热扰胸膈，心神不宁，则心烦懊侬，坐卧不安。若热结大肠，腑气不通，则便秘腹胀，痛而拒按；热扰心神，则谵语、狂乱；燥实内结，故苔黄干燥甚则焦黑起刺，脉沉实。若热郁胆经，胆气上逆，则口苦咽干；胆气郁滞，经气不利，故胸胁满痛；胆热扰心，则心烦；胆火犯胃，胃失和降，则干呕；胆经有热，则脉弦数。

湿热病邪所引起的气分证，其症状与一般温邪所引起的气分证有较大的不同，因湿热交蒸，郁阻气机而表现为发热、脘腹痞满、呕恶、便溏、苔腻等症。

【辨证要点】发热、汗出、口渴、舌红苔黄、脉数有力等为主要表现。

（三）营分证

营分证是指温病邪热内陷，营阴受损，心神被扰所表现的证。营分证是温热病发展过程中较为深重的阶段。

【证候表现】身热夜甚，口不甚渴或不渴，心烦不寐，甚或神昏谵语，斑疹隐隐，舌质红绛无苔，脉细数。

【证候分析】多因气分邪热传入营分而成，或由卫分证直接传入营分而成，称为"逆传心包"；亦有营阴素亏，初感温热之邪盛，来势凶猛，发病急骤，起病即见营分证者。

营行脉中，内通于心。邪热入营，灼伤营阴，夜与入阴之卫阳相搏，则身热夜甚；邪热蒸腾营阴，上潮于口，故口不甚渴或不渴；热深入营，侵扰心神，故心烦不寐，甚至神昏谵语；邪热入营，灼伤血络，则斑疹隐隐；营分有热，劫伤营阴，故舌质红绛无苔，脉细数。

【辨证要点】身热夜甚、心烦、舌红绛、脉细数等为主要表现。

（四）血分证

血分证是指温病邪热深入阴血，导致动血、动风、耗阴所表现的一类证。血分证是温热病发展过程中最为深重的阶段。

血分证病变主要累及心、肝、肾三脏，根据病理改变及受损脏腑的不同，血分证可分为血分实热证和血分虚热证。

1. 血分实热证　指温热病邪深入血分，闭扰心神，迫血妄行，或燔灼肝经所表现的证。本证多为血分证的前期阶段。

【证候表现】身热夜甚，躁扰不宁，甚者神昏谵语，舌质深绛，脉弦数；或见斑疹显露、色紫黑，或吐血、衄血、便血、尿血；或见四肢抽搐，颈项强直，角弓反张，目睛上视，牙关紧闭。

【证候分析】多因邪在营分不解，传入血分而成；或气分热炽，劫营伤血，径入血分而成；或素体阴亏，已有伏热内蕴，温热病邪直入血分而成。

邪热深入血分，病情更加深重，除了身热夜甚、心烦不寐等营分证表现之外，还可见血热内扰心神之躁扰不宁，或神昏谵语。邪热迫血妄行，溢于脉外，则见斑疹显露、色紫黑，或吐血、衄血、便血、尿血等。邪热燔灼肝经，炽伤筋脉，则可引动肝风，导致四肢抽搐、颈项强直甚至角弓反张、目睛上视、牙关紧闭等。

【辨证要点】身热夜甚、躁扰神昏、舌质深绛、脉弦数与出血或动风症状共见为主要表现。

2. 血分虚热证　指血热久羁，耗伤肝肾之阴，以持续低热，并见机体失养，或虚风内动等所表现的证。本证多为血分证的后期阶段。

【证候表现】持续低热，暮热早凉，五心烦热，或见口干咽燥，形体干瘦，神疲耳聋，舌干少苔，脉虚细，或见手足蠕动、瘛疭等。

【证候分析】邪热久羁，劫灼阴分，余热未清，故持续低热，暮热早凉，五心烦热；伤阴耗液，穷必及肾，上窍失润，则口干咽燥，舌干少苔；形体失于充养，故见形体干瘦，脉虚细；阴耗精损，不能上充脑髓，神窍失养，则神疲耳聋；肝阴亏损，筋脉失濡，虚风内动，则手足蠕动，瘈疭。

【辨证要点】低热持续不退与形体干瘦，或手足蠕动、瘈疭等症状共见为主要表现。

二、卫气营血证的传变

温热病的整个发展过程，实际上就是卫气营血病证的传变过程。其传变有顺传和逆传两种形式。

（一）顺传

顺传是指温热病邪按照卫分→气分→营分→血分的次序传变。顺传标志着病邪由表入里、由浅入深，病情由轻至重、由实至虚的发展传变过程，为温病发展演变的一般规律。

（二）逆传

逆传是指温热病邪不按照上述次序及规律传变，如邪入卫分后，不经过气分阶段而直接深入营分、血分，出现神昏、谵语等重笃病情。逆传标志着邪气太盛或正气大虚，病势更加危急凶险。

此外，由于感受温邪的类别、患者体质的差异及治疗的影响等，温热病也有不按上述规律传变的。例如，温病初发，邪在卫分，经积极治疗后疾病痊愈而不向里传变；也有发病之初无卫分证，而径见气分证或营分证；或卫分证未罢，又兼气分证，而致"卫气同病"；或气分证尚存，又出现营分证或血分证，称为"气营两燔"或"气血两燔"。

可见，温热病过程中，卫气营血病证的相互转化形式非常复杂。温热病整个发生、发展和演变过程中，卫、气、营、血四个阶段经常相互联系。

第四节　三焦辨证

三焦辨证是清代著名医家吴鞠通创立的一种诊治温热病的辨证方法。其依据《黄帝内经》及先贤对三焦所属部位的论述，结合张仲景六经辨证及叶天士卫气营血辨证，以临床温热病的传变特点及规律为核心总结而成。三焦辨证将外感温热病的各种证分别纳入上焦病证、中焦病证、下焦病证，着重阐明了三焦所属脏腑在温热病过程中的病理变化、临床表现、证候特点及其传变规律。

三焦辨证在阐述三焦所属脏腑病理变化及其临床表现的基础上，也反映着温病发展过程中的不同病理阶段，说明了温病初、中、末 3 个不同阶段。从三焦证来看，上焦病证主要包括手太阴肺和手厥阴心包的病变，而手太阴肺经证多为温病的初起阶段，病情轻浅；手厥阴心包经证为肺经温热邪气内陷心包之证。中焦病证主要包括足阳明胃、足太阴脾及手阳明大肠的病变，而足阳明胃主燥，易从燥化，多为里热燥实证；足太阴脾主湿，易从湿化，多为湿温病证。中焦病证多为温病的中期阶段，病情较重。下焦病证主要包括足少阴肾和足厥阴肝的病变，属温病的末期阶段，多表现为肝肾阴虚之证，病情深重。

一、辨三焦病证

（一）上焦病证

上焦病证是指温热之邪侵袭手太阴肺和手厥阴心包所表现的证。

【证候表现】 发热，微恶风寒，微汗出，头痛，咳嗽，鼻塞，口渴，舌边尖红，脉浮数；或但热不寒，多汗，烦躁口渴，咳嗽，气喘，苔黄，脉数；甚则高热，神昏，谵语，舌蹇，肢厥，舌质红绛。

【证候分析】 温邪由口鼻而入，鼻通于肺，首先犯肺，故温病一开始，即出现肺卫受邪的症状。温邪犯肺以后，有两种不同的传变趋向：一为"顺传"，即病邪由上焦顺序传入中焦，而出现中焦足阳明胃经的证；另一种为"逆传"，即从手太阴肺卫直接传入手厥阴心包经，出现"邪陷心包"的证。因此，上焦病证有"邪犯肺卫""邪热壅肺"与"邪陷心包"的不同。

邪犯肺卫，肺失宣肃，卫气郁遏，故见发热，微恶风寒；邪热蒸津外泄，则汗出；温邪上扰清窍，则头痛；肺开窍于鼻，邪居肺卫，肺气失宣，故咳嗽，鼻塞；津伤，则口渴；温热之邪在表，则舌边尖红，脉浮数等。若邪热已由表入里，故但热不寒；邪热内盛，则汗出，烦躁口渴；邪热入里，热盛肺壅，肺失肃降，气逆于上，故见咳嗽，气喘；肺热内盛，则苔黄，脉数。若肺经之邪不解，逆传心包，心神受扰，舌为心窍，则见神昏，谵语，舌蹇；里热壅盛，故见高热不退；邪热内郁，阳气被遏，不达于四末，故见肢厥；热灼营阴，则舌质红绛。

【辨证要点】 邪犯肺卫，以发热、微恶风寒、舌边尖红、脉浮数为主要表现；邪热壅肺，以但热不寒、咳喘、苔黄、脉数为主要表现；邪陷心包，以高热、神昏、肢厥、舌质红绛为主要表现。

（二）中焦病证

中焦病证是指温热之邪侵犯中焦脾胃，从燥化或从湿化所表现的证。

【证候表现】 身热气粗，面红目赤，腹满便秘，渴欲饮冷，口燥咽干，唇裂舌焦，小便短赤，大便干结，苔黄燥或焦黑，甚则神昏谵语，脉沉实有力；或身热不扬，头身困重，胸脘痞闷，泛恶欲呕，小便不利，大便不爽或溏泄，舌苔黄腻，脉细而濡数。

【证候分析】 温邪从上焦顺传于中焦脾胃，邪入阳明则易化燥伤津，出现阳明的燥热证。邪入太阴则易湿化，而出现太阴脾经的湿热证。因此，中焦病证有"阳明燥热证"和"太阴湿热证"的不同。

温热之邪内入阳明，燥热炽盛，故见身热；邪热壅盛，故呼吸气粗；热性炎上，故面红目赤；热炽津伤，故渴欲饮冷，口燥咽干，唇裂舌焦，小便短赤；胃肠津亏，燥屎内停，故见腹满便秘；侵扰心神，故见神昏谵语；苔黄燥或焦黑，脉沉实有力，则为热结津亏之征。温邪内犯太阴，中焦湿热蕴郁，热蒸于湿，湿郁于肌腠，故身热不扬；湿性重着，留于肌腠，故头身困痛；湿热阻滞于中焦，脾气受困，故见胸脘痞闷，泛恶欲呕，大便不爽或溏泄；苔黄腻，脉细而濡数，则为湿热内蕴之象。

【辨证要点】 阳明燥热，以身热、腹满、便秘、苔黄燥、脉沉实等为主要表现；太阴湿热，以身热不扬、脘痞欲呕、头身困重、苔黄腻、脉濡数等为主要表现。

（三）下焦病证

下焦病证是指温热之邪犯及下焦，以劫夺肝肾之阴为主所表现的证。

【证候表现】 身热，手足心热甚于手足背，颧红，口舌干燥，神倦，耳聋，舌红少苔，脉虚数；或见手足蠕动，或瘛疭，心中憺憺大动，神倦，脉虚，舌绛苔少，甚或时时欲脱。

【证候分析】 温热病邪久居中焦，燥热消灼下焦阴液，而致肝肾受累，故多为肝肾阴伤之证。温病后期，邪热深入下焦，损及肝肾之阴。肾阴亏耗，虚热内生，故见身热，手足心热甚于手足背，颧红；肝肾阴精既耗，神失充养，故神倦；耳失充养，故耳聋；口舌干燥，舌红少苔，脉虚数，为阴虚内热之象。热邪久羁，肾阴被灼，水不涵木，筋失所养，虚风内动，以致出现手足蠕动，甚或瘛疭；心中憺憺大动亦系阴虚水亏，虚风内扰所致；神倦，脉虚，舌绛苔少，甚或时时欲脱，均为阴精耗竭之象。

【辨证要点】肾阴亏虚，以身热颧红、神倦耳聋等与阴虚症状共见为主要表现；肝阴亏虚，以手足蠕动、瘛疭、舌绛苔少、脉虚数等与阴虚症状共见为主要表现。

二、三焦病证的传变

三焦病证的传变与否，取决于病邪的轻重和机体正气的强弱。病邪盛，或正气虚，则传变易于发生。传变的主要表现形式正如《温病条辨·中焦篇》所言："温病由口鼻而入，鼻气通于肺，口气通于胃。肺病逆传则为心包。上焦病不治，则传中焦，胃与脾也。中焦病不治，即传下焦，肝与肾也。始上焦，终下焦。"

（一）顺传

传变一般多由上焦手太阴肺经开始，继而传入中焦，最后传入下焦，此为"顺传"，提示病邪由浅入深，病情由轻转重。

（二）逆传

温热病邪由肺卫直接传入手厥阴心包经，为"逆传"，说明邪热炽盛，病情重笃。

三焦病证的传变过程并不是固定不变的。有的病犯上焦，经治而愈，并无传变；有的又可自上焦径传下焦，或由中焦再传肝肾，也有初起即见中焦太阴病症状，也有发病即见厥阴病症状；此外，还有两焦症状互见和病邪弥漫三焦，临床当灵活掌握。

第五节　经络辨证

经络辨证是以经络学说为理论依据，对患者所反映的症状、体征进行分析综合，以判断病属何经、何脏、何腑，并进而确定发病原因、病变性质及其病机的一种辨证方法。

划分病变所在的经络病位，源于《黄帝内经》，后世多有发挥。《灵枢·经脉》载有十二经病证，奇经八脉病证则以《素问·骨空论》《难经·二十九难》及李时珍《奇经八脉考》论述甚详。

经络分布周身，运行全身气血，联络脏腑关节，沟通上下内外，使人体各部相互协调，共同完成各种生理活动。当人体患病时，经络又是病邪传递的途径，外邪从皮毛、口鼻侵入人体，首先导致经络之气失调，进而内传脏腑；反之，如果脏腑发生病变时，同样也可循经络反应于体表，在体表经络循行的部位，特别是经气聚集的腧穴之处，出现各种异常反应，如麻木、酸胀、疼痛，对冷热等刺激的敏感度异常，或皮肤色泽改变等。这样便可辨别病变所在的经络、脏腑。

经络辨证是对脏腑辨证的补充和辅助，特别是在针灸、推拿等治疗方法中，更常运用经络辨证。

经络辨证的内容有十二经脉病证和奇经八脉病证。

一、辨十二经脉病证

十二经脉包括手、足三阴经和手、足三阳经。

十二经病证有一定规律可循，可表现为本经经脉循行部位和所属脏腑的病变。掌握其规律和病证特点，有助于推求病变所在的经络及脏腑。

1. 经络循行部位的症状　经脉受邪，经气不利，所现病证多与其循行部位有关。例如，足太阳膀胱经受邪，可见项背、腰脊、腘窝、足跟等处疼痛。由于肝经循行于胁肋、少腹，故《素问·脏气法时论》说："肝病者，两胁下痛引少腹。"

2. 经络及所属脏腑症状　经络受病可影响脏腑，脏腑病变可反映于经络，而常表现为所属脏腑的病候与经脉循行部位的症状相兼。例如，手太阴肺经病证，可见咳喘气逆、胸满、臑臂内侧前缘疼痛等，并常在肺俞、中府等穴出现压痛感。

3. 多经合病的症状　一经受邪，可影响其他经脉，表现为多经合病的症状。例如，脾经有病可见胃脘疼痛、食后作呕等胃经症状；足厥阴肝经受病，可出现胸胁满痛、呕逆、飧泄、癃闭等症。

二、辨奇经八脉病证

奇经八脉即冲、任、督、带、阳维、阴维、阳跷、阴跷8条经脉。奇经八脉具有联系、调节十二经脉，调节人体阴阳气血的作用。

奇经八脉的病证，由其所循行的部位和所具有的特殊功能所决定。

督脉总督一身之阳，任脉总任一身之阴，冲脉为十二经之海，三脉皆起于下极而一源三歧，与足阳明胃经、足少阴肾经联系密切。所以，冲、任、督脉的病证，常与人的先、后天真气有关，并常反映为生殖功能的异常，故调理冲任可以治疗妇女月经不调、不孕、滑胎、流产等；温养督任可以治疗生殖机能衰退等。

带脉环绕腰腹，其病常见腰脊绕腹而痛、子宫脱垂、赤白带下等。

阳跷为足太阳之别，阴跷为足少阴之别，能使机关矫健。其病多表现为肢体痿痹无力、运动障碍。

阳维脉起于诸阳会，以维系诸阳经；阴维脉起于诸阴交，以维系诸阴经，故为全身之纲维。阳维脉为病，多见寒热；阴维脉为病，多见心胸、脘腹、阴中疼痛等。

下　篇

扫一扫，查阅本章数字资源，含PPT、音视频、图片等

中医诊断过程包括采集病情资料和做出病、证等结论两个基本环节，中医思维贯穿始终。在病情资料的采集过程中，除了将各种诊法综合运用以全面收集病情资料之外，还必须在四诊的同时，对所获得的资料进行分析思考，分析这些信息可能的病因、病机、病性、病位。因此，中医诊断需要边诊边断，为断而诊。同时，还要充分考虑地理环境、季节气候及个体差异，做到天人互参，病证结合，互相补充。这样，诊察、思考交替进行，联想、启发互相贯穿，是临床诊断的必经之路。

第一节　中医诊断思维方法

中医诊断是医生的主观思维对客观存在的病证本质的认识。中医诊断不仅是抽象（逻辑）思维，同时还存在着形象（直觉）思维、灵感（顿悟）思维等，如中医学的"揆度奇恒""司外揣内""援物比类""假物取譬""辨证求因"等都是不同思维方法的具体体现。

一、中医诊断基本思维方法

中医诊断的基本思维方法包括比较法、类比法、分类法、归纳法、演绎法、反证法、模糊判断法等。

（一）比较法

比较法是区分患者的某些临床症状之间或某些证之间的相同点或不同点，一方面可以提高临床资料来源的准确性，另一方面可以进一步确定证的性质、部位和所处阶段。例如，同为食少，通过比较可以进一步明确是新病食少还是久不欲食，进食无味，食后痞胀，饥不欲食，纳呆恶食，或厌油腻。又如诊断学中证的鉴别诊断，也是比较法的具体应用。

（二）类比法

类比法是将患者的临床表现和某一常见的证进行比较，如两者主要特征相吻合，诊断便可成立。例如，少气懒言，神疲乏力，自觉有气下坠感，或内脏下垂，或有脱肛、阴挺等，为气陷证的常见症状，临床出现这些症状时，即可诊断为气陷证。类比法具有迅速、简捷的特点，当病情不复杂又具有典型表现时，类比法诊断的准确性较高。

（三）分类法

分类法是根据临床症状或病证之间的共同点和差异点，将其区分为不同种类的方法。分类法

以比较法为基础，必须遵循相应相称、统一标准、逐级进行的原则。分类反映了认识水平的深浅。中医学中四诊信息的分类，以及不同的辨证方法、某一辨证方法中不同证的分类等，都是分类法的具体体现。

（四）归纳法

归纳法是将患者表现的各种症状、体征，按照辨证的基本内容进行归类，归纳出各症状、体征所反映的共性特征，从而抓住病证本质的思维方法。当病情资料很多或者比较复杂时，最宜采用归纳法。例如，午后两颧潮红者，多属阴虚；潮热可见于阳明腑实证、阴虚证；盗汗多见于阴虚证；脉细多见于虚证或湿邪为病；脉数多见于热证，亦见于里虚证。当患者出现两颧潮红、潮热、盗汗、脉细数等症状时，其反映的共性特征为阴虚，故患者阴虚的可能性最大。

（五）演绎法

演绎法是运用从一般到个别、从抽象到具体的思维，对病情进行层层深入的辨证分析、推理的方法。例如，患者主诉"咳嗽3天"，知其为新感，病在肺系；今起但发热不恶寒，面赤，舌红，脉滑数，知其表证已除，入里化热；同时，痰多黄稠、脉滑数，为痰热的表现，故本证为痰热壅肺。

（六）反证法

反证法是寻找不属于某证的依据，通过否定其他诊断而达到确定某一诊断的目的。例如，《伤寒论》第61条云："下之后，复发汗，昼日烦躁不得眠，夜而安静，不呕，不渴，无表证，脉沉微，身无大热者，干姜附子汤主之。"仲景用不呕否定其为少阳病证，用不渴否定其为阳明病证，用无表证否定其为太阳病证，结合脉沉微、身无大热，诊断其为少阴病证。

（七）模糊判断法

模糊判断法是通过对多种不够精确、非特征性的模糊信息，进行模糊的综合评判，而达到明确诊断的思维方法。

许多临床表现是难以精确表达的模糊信息，如少神、体倦、痞满、气短、麻木，面色淡白、萎黄，脉象有力、无力、弦缓，舌象淡红、淡白等，缺乏客观、定量的依据，有很大的模糊性和不确定性，其所主的病、证，更不是简单的是非判断。所以临床诊断时，应将各种症状有机地联系起来做相关分析，进行模糊运算，求得病、证诊断的"近似值"。中医诊断常用的这种模糊判断法看似不够精确，但由于它是对各种信息进行了综合分析而做出的评判，因而能从整体上达到认识事物本质的目的。

中医常用的诊断思维方法还有很多，临床病、证诊断的确立往往需要多种逻辑思维方法的综合应用。对于一些疑难杂证、疑似病证、危急重症的诊断，还须运用特殊的思维方法。例如，疑难杂证的判断常采用经验再现、线索追溯、病因穷举等方法；疑似病证的鉴别，要在相似的基础上运用求异的思维方法；危急重症的诊断，应有准确、果断、迅速的思维，并注意诊治共举，急救为先。

二、中医诊断的思维过程

四诊是采集临床信息的手段和方法，辨证是根据采集的信息辨别为某一特定的证。由于教学的需要，在教学过程中通常先介绍的是某一个证有什么样的临床表现，然后对它的机理进行分析，最后概括出各自的辨证要点。但是，临床上整个诊断思维过程与教学思维过程却是颠倒的，临床实际中首先是采集患者的信息，通过望、闻、问、切了解患者有什么不舒服，以及可能出现的一些客观表现，在完成信息采集后，才运用所学的知识去分析、综合、辨别，最后判断是某一种证。这个过程正好与课堂教学的顺序相反。例如，脾胃气虚证，其证候包括脾胃病的特征和气虚证的共同特点，如食少、腹胀、便溏，以及神疲、少气、乏力、倦怠、懒言等表现，为了寻找"证据"，学生到了临床上就容易按图索骥，即每当面对一位患者时，首先考虑的是什么证，然后按照这个证去寻找线索，寻找诊断的证据，这似乎是顺理成章的事。但是，对于一个初学者，这样的方法往往容易出现偏差。学生根据教科书的内容，在寻找某个证的证据的时候就往往显得非常局限，甚至部分学生完全按照教科书的内容去比对患者的症；或者患者的一些症状，由于在教科书中相关证型的"临床表现"中没有，在采集过程中就可能被忽略不计；更有甚者，有时会为了辨为某一个证而去"编造"某一症状，当然这种"编造"不一定是有意的，有可能是思维上的偏差，如为了诊断表证而脉浮；为了诊断肝病而脉弦。这样的思维过程，必然影响诊断的准确性。

（一）四诊信息的采集与分析

医生运用各种诊法收集的病情资料，包括病史、症状和体征、患者生活的自然与社会环境等，是诊病、辨证的依据。由于每一诊法都是从不同的角度分别获取病情资料，故要综合考虑各种诊法的特点，多方验证，才能得出正确的结论。病情资料不够完整，往往导致漏诊、误诊。医生在收集临床资料时，不可过于强调或依赖某种诊法，不能只凭某个症状、体征或检测结果便仓促做出诊断，必须对患者进行全面而系统的诊查，并注重四诊合参。

根据四诊资料在辨病、辨证中的意义和性质，四诊资料的属性一般可划分为必要性资料、特征性资料、偶见性资料、一般性资料和否定性资料。

1. 必要性资料　这类资料对某些疾病或证的诊断是不可或缺的，一旦缺失就不能诊断为该病或该证。例如，咳嗽、气喘是诊断病位在肺的必要性资料；"恶寒"为诊断表证的必要性资料，即所谓"有一分恶寒便有一分表证"。

2. 特征性资料　这类资料仅见于某种病或证，而不见于其他的病或证，但该种病证又并非都出现这类症状。例如，"少阳之为病，口苦、咽干、目眩"，口苦、咽干、目眩并见是诊断少阳病的特征性资料；但欲漱水不欲咽仅见于血瘀证；犬吠样咳嗽仅见于白喉；五更泄泻仅见于脾肾阳虚证；而饥不欲食仅见于胃阴虚证。

3. 偶见性资料　这类资料在某一病证中的出现概率较少，只具有可能性，随个体差异、病情变化而定。此类资料对于诊断某一病证的价值不大，如鼻衄或恶心对于表证即为偶见性资料。

4. 一般性资料　指某类症状对某病证的诊断既非必备性又非特异性，只是作为诊断的参考。例如，头晕、食欲减少、脉弦等可见于许多病证，对于辨证没有特定意义，只有与其他资料结合起来时，方显示具体的诊断意义。

5. 否定性资料　指某些症状或阴性资料，对于某些病或证的诊断具有否定意义。例如，发热、口渴、面红、脉洪大并见对于寒证的诊断有否定意义；本恶寒而后不恶寒者，可否定表证仍在；而男性本不是一个症状，但对于妇科病有否定意义。

总之，必要性资料和特征性资料是诊断的主要依据，偶见性资料提示辨证的可能性，一般性资料可作为参考，这些都属于阳性资料；而否定性资料则属于阴性资料，能为鉴别诊断提供依据。此外，还有一些资料，如久居湿地、淋雨涉水，对于诊断湿证有意义，但久居湿地、淋雨涉水之人不一定都感受湿邪，取决于机体的反应性和邪正斗争的结果，这些资料属于隐性资料。因此，在收集病情资料时，不仅要有揭示病或证的阳性资料，而且要有鉴别病或证的阴性资料，同时还要注意收集隐性资料。

（二）辨证方法的综合应用

在长期的医疗实践中，中医学对辨证的认识得到不断发展、深化，创立了多种辨证归类的方法。通常提到的辨证方法有八纲辨证、脏腑辨证、六经辨证、卫气营血辨证、三焦辨证、经络辨证及病性（六淫、阴阳虚损、气血、津液）辨证等。

1. 辨证诸法的关系　各种辨证方法，由于形成的时代与条件不同，因而在内容归纳、理论特点、适用范围等方面存在差异。它们既有各自的特点，不能相互取代，又有各不全面，甚至存在着某些名同实异、相互矛盾的现象。所以，应全面把握各种辨证方法的内容与特点，并综合进行运用。

辨证方法之间的关系，如图 8-1 所示。

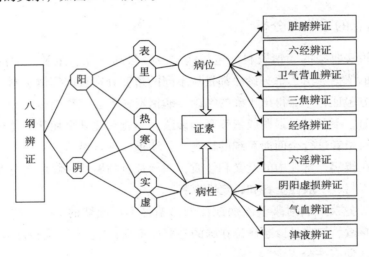

图 8-1　辨证方法之间的关系

八纲辨证是辨证的基本纲领，表里、寒热、虚实、阴阳可以从总体上分别反映证的部位、性质和类别。

脏腑辨证、经络辨证、六经辨证、卫气营血辨证、三焦辨证，是八纲中辨表里病位的具体深化，即以辨别病变现阶段的病位（含层次）为纲，以辨病性为具体内容。其中脏腑辨证、经络辨证的重点是从"空间"位置上辨别病变所在的脏腑、经络；六经辨证、卫气营血辨证、三焦辨证则主要是从"时间（层次）"上区分病情的不同阶段、层次。

辨病性则是八纲中寒热、虚实辨证的具体深化，即以辨别病变现阶段的具体病理性质为主要目的，自然也不能脱离脏腑、经络等病位。其中六淫辨证等，主要是讨论邪气的侵袭停聚为病，与六经辨证、卫气营血辨证、三焦辨证等的关系较为密切；气血、津液、阴阳虚损辨证等，主要是分析气血、津液、阴阳等正气失常所表现的变化，与脏腑辨证的关系尤为密切。

2. 辨证素　各种辨证方法名称虽异而实质相同，都在于辨别病变的位置和性质，任何复杂的"证"，都是由病位、病性等基本要素组合而成的。辨证素着眼于将各种辨证方法统一为同一辨证体系，力求中医诊断的规范统一。

（1）辨证素的概念　证素即证的要素，指辨证所要辨别的脾、肾、肝、胃等病位和气虚、血瘀、痰、寒等病性。证素是通过对证候的辨识而确定的病理本质，是构成证名的基本要素。

辨证素是指在中医学理论指导下，对证候及相关资料进行分析，辨别疾病当前的病位和病性证素，并做出证名诊断的思维过程与方法，即"根据证候，辨别证素，组成证名"。其中，识别证候是基础，辨别证素是关键，判断证名是目的。准确判断证素，便可明辨疾病当前的病理本质，并可执简驭繁地把握灵活、复杂、动态的证。

（2）证素的基本特征

1）证素为具体诊断单元：证素是诊断中不能再分解的具体诊断单元，是构成证名的基本要素。例如，虚、实、里、脏等属于纲领证，还可进一步拆分、细化，故不是具体证素；而血虚、胃则是最小诊断单元，因而是证素。

2）证素根据中医学理论确定：证素必须与整个中医学的理论体系相对应，证素的确定必须遵循约定俗成的原则。例如，藏象学说有五脏六腑、奇恒之腑之别，故病位证素亦有脏腑之别。人体官窍等与脏腑密切相关，故一般将官窍组织的病变归属于特定的脏腑。

3）证素有相应的治法方药：临床诊断经常使用的病位、病性证素大多有相应的治法方药，对临床诊疗有直接指导意义。例如，胃病则和胃、痰盛须祛痰、阳虚则温阳、气滞须理气，其中病性证素往往是确定治则的重要依据，如寒者热之、热者寒之、虚者补之、实者泻之等。

（3）常见证素辨识

1）辨病位证素的内容：辨病位证素即辨别病变现阶段的位置。对古今所提出的病位概念，通过逐项分析筛选，提取出常见的、规范的病位证素20项，分别为心神、心、肺、脾、肝、肾、胃、胆、小肠、大肠、膀胱、胞宫、精室、胸膈、少腹、表、半表半里、经络、肌肤、筋骨。

每一病位证素各有特定的证候，如心悸、心痛等为心证素的主症；新起恶寒发热、头身疼痛、脉浮等为表证素的特定证候。认识和掌握每一病位证素的特征，有利于辨别病位证素。

2）辨病性证素的内容：病性证素是指证的本质属性，是疾病当前的病理本质。通过辨证而确定的病性，是对疾病当前阶段整体反应状态的概括，是对邪正相互关系的综合认识，具有整体、动态的特点。准确地辨别病性证素，是辨证中最重要也是最困难之处。

对古今所提出的60余项病性证素概念，通过分析筛选，提取出常见的、规范的病性证素33项：（外）风、寒、暑、湿、燥、火、痰、饮、水停、虫积、食积、脓、气滞、（气）闭、血瘀、血热、血寒、气虚、气陷、气不固、（气）脱、血虚、阴虚、亡阴、阳虚、亡阳、精［髓］亏、津（液）亏、阳浮、阳亢、动风、动血、毒。

每一病性证素都有特定的证候。例如，身体困重，关节肌肉酸痛，食欲不振，腹胀，便溏，苔滑腻，脉濡等，为湿证素的证候特征；气短，乏力，神疲，舌淡，脉弱等，为气虚证素的证候特征。掌握每一病性证素的基本特征，有利于辨别病性证素，并直接关系到治法的确定。

（4）规范证名的构成　病位与病性证素确定之后，把它们进行组合形成常用的规范名称，即证名。证名是辨证的结论。通常情况下，一个完整、规范的证名必须由病位证素和病性证素组成。

3. 辨证诊断的要求　正确的辨证诊断，要求全面、准确、精炼、规范，能准确地揭示病变当前阶段的病理本质。辨证的结果即证名诊断。对于证名诊断，主要有以下要求。

（1）内容要准确全面　一个规范的证名，应当包括病位和病性。但对于病位笼统，或病位已包含在病名诊断中（如皮肤病、肛肠病、骨折病、痈疽等）者，可不标明病位，但病性绝不可少，否则就不能构成证名。

（2）证名要精炼规范　证名力求简洁扼要、精炼确切、结构严谨、符合逻辑，这样才能表达规范证的内涵。习惯上证名由2～4个字组成，如表证、血虚证、肝郁脾虚、肝胃不和等。证名用词应当具有高度的概括性，能用四个字就不要用六个字或八个字。有时为了表述准确，常在病位和病性之间加入代表病机或趋势的连接词，构成证名，如寒湿困脾证中"困"是代表病机的动词，脾虚气陷证中的"陷"代表趋势。

证名用词应符合中医学理论特色，既要反映证的本质，又必须是规范的中医术语。应当注意的是，传统中医文献中，由于历史原因，证名存在不规范的现象，应逐步加以规范完善。

（3）证候变则证名亦变 病情的变化，有可能提示病变本质已有差异。因此，一旦证候变化，其证名诊断也应随之而变。辨证是一个动态的过程，不能把证名诊断固定在一个时间或空间，而应进行动态辨识。

（4）不受证型的拘泥 临床较为常见、典型的证，可称为证型。书本所列各证，都是常用的、公认的、规范典型的证（型），故辨证时应首先考虑常见、典型证的诊断，力求以单一证概括全部临床表现。

毕竟临床上典型、单纯的证少，更多地表现为数证兼夹、复合的形式，于是教材所列的证型并不能满足临床辨证的实际需要。因此，临床辨证不能墨守成规、生搬硬套，要突破分型的局限，根据实际证候，实事求是概括出正确的证名，做到证名诊断与实际病情相符。

（三）疾病诊断的思路与方法

狭义的"病"是指由病名所代表的各具体病种。每一具体病名及其定义，是对该疾病全过程的特点与规律所做的病理性概括。

证和病都是对疾病本质的认识，二者既有联系又有区别。"证"主要揭示病变当前的主要矛盾，"病"体现疾病全过程的根本矛盾。病与证之间存在着同病异证、异病同证的关系。临床上既要辨证，又要辨病，才能使诊断更全面、更正确，治疗更有针对性。

1. 疾病诊断的意义 疾病诊断就是在中医学理论指导下综合分析四诊收集的临床资料，确定疾病的病种，并对该病种的特点和规律进行整体判断的思维过程，也称为"辨病"或"诊病"。

病名是中医学在长期临床实践中产生和发展起来的重要概念，是中医学体系中的重要内容。病名代表着该具体病种的本质及特征，因而病名诊断是中医诊断不可缺少的部分。由于证的诊断较难体现疾病发生发展的演变规律，因而疾病诊断不能由辨证（证名）代替；同时，由于中、西医学的理论体系、文化背景等存在较大差异，也不能用西医病名代替中医病名。

（1）把握病变规律 由于每一种病都有各自的本质与规律，其病因可查、病机可究、规律可循、治法可依、预后可测。因而，明确疾病诊断，便可以根据该病演变发展的一般规律，把握全局，有利于对该病的本质认识和辨证论治，掌握诊疗的主动权。正如《南阳活人书》所说："因名识病，因病识证，如暗得明，胸中晓然，无复疑虑，而处病不差矣。"例如，中风病可分为3个阶段：平时经常出现头痛、肢端麻木、眩晕欲仆等症时，为阴虚阳亢，肝风欲作之势；而一旦出现突然昏仆、昏不知人等症状时，则为卒中，系肝风夹痰夹瘀上蒙清窍；神清之后，往往脉络闭阻，表现为半身不遂、口眼㖞斜、语言不利等后遗症状。中风病一般沿着阴虚阳亢、肝风夹痰夹瘀上蒙清窍、络脉闭阻的基本病机规律发展。

（2）针对疾病治疗 确定了病名，便可根据该病的特点与规律将辨证范围大致限定于其常见证型当中，从而缩小辨证的范围，减少辨证的盲目性。

针对"病"所进行的专法、专方、专药治疗，是中医学的重要内容。徐灵胎《兰台轨范·

序》曾指出："欲治病者，必先识病之名……一病必有主方，一方必有主药。"这些专法、专方、专药对疾病的治疗有很强的针对性，可以大大提高临床疗效。此外，同病异证时，除了根据不同证选用不同的治法、方药之外，还应结合病的特点进行治疗。例如肺痨，有肺阴亏虚、阴虚火旺、气阴耗伤、阴阳两虚等不同证型，须采取不同的治疗方药，但抗痨杀虫的原则应贯穿于治疗的始终。异病同证时，可用相同的治法，但针对不同的病在治疗上应有侧重。例如胃缓、久泻和脾痿等，均可表现为脾虚证，都要健脾益气，但是胃缓以胃体下垂为主要病理特点，故健脾的同时应升提阳气；久泻多夹有湿邪，则健脾的同时常佐以利湿止泻；脾痿常伴营血亏虚，则健脾益气常加补血养营之品。

2. 疾病诊断的一般途径　病情的表现复杂而多样，但是任何疾病都有其发病、病状、病程演变等方面的规律和特点，而这些规律是可以被把握的。因而，疾病诊断应结合病因或发病特点、病史、主症或特征性症状、特发人群、流行情况等方面进行分析思考。

（1）主要依据发病特点辨病　患者年龄、性别、发病特点等的不同，常可提示或缩小诊病的范围。例如，新生儿出现黄疸称为胎黄，除却轻微者属生理现象之外，多属"血疸"范畴；青年人患黄疸，以肝热病、肝瘟为常见；中年人患黄疸，无发热等症者，女性以胆石为多，男性应考虑肝积、肝癌；中年以上患黄疸，常见于肝积、癌病，男性常见胰癌、肝癌，女性常见胆癌。

（2）主要依据病因病史辨病　若能确定导致疾病发生的特殊原因，对疾病诊断极为有益。例如，因食用蚕豆后出现腹痛、尿血、黄疸者，为蚕豆黄；近期有输血史，或毒蛇咬伤史，或服用损伤肝脏药物史，而出现黄疸者，多为血疸。

（3）主要依据主症或特征症辨病　主症及特征症是许多疾病诊断的主要线索和根据。例如，痄腮以腮部肿胀、疼痛为主要表现；哮病必有喉间哮鸣有声、呼吸喘促的主症。

（4）主要依据特发人群辨病　妇女有经、带、胎、产、杂病，育龄妇女就诊，应考虑此类疾病。若以月经异常作为主诉，则总不离月经的期、色、量、质异常，如月经提前、月经延后、月经先后无定期等；男性有遗精、阳痿、早泄、不育等特发疾病；生活于西北、沙漠等干燥地区者，易感燥邪致病。临床应考虑到其特发病的可能。

总之，医生在诊断时须将上述常用思路、方法综合运用，有所侧重，合理取舍，方能诊断正确，治疗得当。

第二节　中医诊断思维的应用

辨证论治是中医学的基本特点之一，中医学的临床诊疗体系包括病、证、症的诊断与治疗。中医临床诊断的整个过程，是在整体观念指导下进行的，其辨别的内容除了辨病、辨证、辨症之外，还要考虑个体的差异、人与自然的关系、疾病发生发展的机理，以及病、证的动态变化，即中医临床诊断还要辨"人"和辨"机"。辨症、辨证、辨病、辨人、辨机体现了中医诊断思维的综合应用，概括为"五辨"。

一、辨症

症包括症状和体征，除此之外，中医学的诊断依据还包含了和疾病发生发展相关的因素，如气候条件、地理环境及部分客观指标。这些信息都可以看作"症"或者"征"。

（一）症的有无

四诊合参是保证四诊信息可靠性的前提，四诊信息不准确常导致误诊或漏诊的发生，如望诊、闻诊的缺少，脉诊不规范等，往往导致症的信息缺失或对症的判断失误。

（二）症的轻重

疾病的临床表现十分复杂，对于症的轻重的判断是把握疾病主要矛盾和矛盾主要方面的重要依据，也是疗效评价的重要依据。

（三）症的真假

由于疾病的复杂性，临床所表现的症状或体征存在着真假的现象，如神疲乏力却动后稍舒、口干咽干却见舌苔滑腻等。对于症的真假的判断与四诊信息采集手段和能力密切相关。

（四）症的偏全

四诊信息的全面与否决定了诊断的完整性和正确性，如发热的特点及是否兼有恶寒、汗出情况等，对判断表里、寒热具有重要参考意义。因此，在临床诊断过程中应重视兼症的收集。

如果四诊信息不全面、不可靠，极易影响中医诊断的准确性。现在中医临床中存在只重视报告单、化验单，忽略望、闻、问、切的现象，必然影响中医临床诊断的水平。

二、辨证

辨证是中医临床的核心环节。中医辨证是以整体思维作为基础的，如果离开了整体思维，辨证也会陷入误区。

（一）证的有无

证是立法的重要依据。证的确立需要通过对患者的症状、体征或相关因素的综合分析。例如，黄疸的病位可能在脾胃，也可能在肝胆。脾胃湿热可见黄疸，而是否兼见口苦、胁痛等症，是判断有无湿热熏蒸肝胆的依据。

（二）证的轻重

证有轻重，如果不考虑证的轻重，必然影响立法用药和疗效判断。对证的轻重，可以进行定性的描述，除此之外，借鉴证素辨证的方法还可以逐步实现定量的描述。

（三）证的缓急

证有急缓，采取机械的辨证分型，难以体现证的缓急，如气阴两虚兼有痰瘀。必须明确孰轻孰重，孰急孰缓。如果证的轻重缓急不明确，"急则治其标，缓则治其本"的治疗原则便失去意义。

（四）证的兼杂

证常常是相兼错杂的，主次关系也不同，如气阴两虚就是气虚与阴虚相兼的证。临床上，单纯的证少见而相兼的证多见，简单地把它分成若干个证型，不符合中医临床实际。

（五）证的演变

证是动态变化的，同样的证，其形成及转归可能不同，如脾虚与湿热，可能开始是脾虚，后兼湿热；也可能开始是湿热，后伤脾而兼脾虚。

（六）证的真假

证的真假须详辨。《内经知要·阴阳》提出"大实有羸状""至虚有盛候"，意指疾病发展到了后期严重阶段出现与疾病本质相反的假象，但临床上很多患者诉说的"假象"症状不一定都是病重阶段出现的。例如，有些患者主诉"神疲乏力"，似乎是气虚证的表现，但有相当一部分患者，运动出汗后"神疲"却得到改善。这显然不符合气虚证动则益甚的特点，是真实假虚的表现。

三、辨病

辨病是中医诊断的重要内容。张仲景《伤寒杂病论》中"辨某病脉证并治"，都是以病为纲，如太阳病、阳明病、百合病等。病和证不同，病是疾病发展全过程的概括，而证是疾病某一阶段病理状态的概括，病难以体现证的阶段性特点，证也不能包括病的全过程的基本矛盾。

（一）病有中西

中医、西医的病名有本质的区别，把传统的中医病名和西医病名完全等同起来，是不全面的。例如，消渴并不完全等同于糖尿病，糖尿病也不完全等同于消渴，有一部分糖尿病患者在特定阶段是消渴，但消渴并非见于所有糖尿病患者。又如，中医的痢疾和西医的痢疾也不完全等同。因此，"病证结合"不能简单地理解为西医的病加中医的辨证分型，从中医角度来看，中医的病证结合应该是中医的病和中医的证的结合。

（二）病有因果

疾病的发生有因果关系。以外感病为例，中医学认知的原理是因发知受，即认为患者是不是感受了邪气，是否发病主要不是取决于邪气本身，而取决于邪正双方斗争的结果，如果邪正斗争的结果是邪气胜，就会发病，即"邪之所凑，其气必虚"。至于是风寒还是风热，主要依据患者所表现的证候特点进行判断。而从西医角度看，若要诊断病毒或细菌感染，必须要找到证据，因为只有病原体的确认，才能做出相应的诊断。

（三）病有善恶

对患者的病情或预后做出判断，也是诊断的任务之一，即辨病的善恶，尤其对于重病患者，善恶的判断就显得尤为重要。例如，肝属木，肝病见青色是正病正色；肝病见赤色，是病色相生，为顺；肝病见白色，是病色相克，为逆。结合这些理论，通过观察一些细微的变化就可以得出有益的结论。

（四）病有新久

新病、久病有所不同。例如，从中医学角度，糖尿病一般可以分为 4 个阶段，分别是脾瘅，特点是肥胖、口干、口甜；消中，或称热中，是中焦脾胃功能亢奋，胃热亢盛，出现消谷善饥；消渴，是典型的"三多一少"，即多饮、多食、多尿、形体消瘦、尿有甜味；消瘅，久病入络，五脏虚衰，出现失明、偏废、内障、胸痹。所以，同是糖尿病，在不同阶段中医病名不一样，不同阶段、不同病名的基本病理特点、病机不同，治疗立法原则也有区别。

四、辨人

中医学的研究对象更多注重整体的人，强调因人制宜。

（一）性别差异

某些疾病的发生和性别有关，如"女子多郁"，是由性别决定的，常表现为多愁善感，尤其某些更年期的女性，"郁"的特点表现更为明显。再如，女性有经、带、胎、产，是女性的生理特点，临床上必须考虑这些因素，如果不考虑性别，就可能出现诊治失误。

（二）年龄差异

儿童与成人不同，青壮年与老年不同。根据《黄帝内经》记载，女子以 7 岁为一单元，男子以 8 岁为一单元，不同年龄阶段的生理病理特点是有区别的。青年人虚证相对少，而老年人，即使虚象不明显，但毕竟体质已经逐渐衰退，用药的时候就要考虑这些特点。

（三）体质差异

诊断的过程还包括了解患者的体质。体质有多种分类方法，但总的说来，一个人的体质是相对稳定的，不会天天变化。不同的体质和疾病的发生、发展有着内在的联系，什么样的体质容易发展成什么样的疾病，以及病后的演变趋势有一定规律。

（四）习惯差异

辨人还包含了解患者的生活习惯。疾病与习惯也有很大的关系，如长期吸烟者多伤于肺；长期酗酒者多伤于肝；多食辛辣者易生内热，多食生冷者易伤阳气。因而，诊断过程中亦须考虑这些因素。

（五）体型差异

体型也是"辨人"的重要内容，体型不同，对疾病的发生、证候的特征、预后转归的影响也有不同。古人说"肥人多痰，易患中风""瘦人多火，易患劳瘵"即是这个道理。

五、辨机

辨病机是中医诊断的特色之一，疾病的发生发展是一个动态的过程，辨机不仅要了解病证形成的机理，还要辨先机，这也是"治未病"的重要依据。

（一）病证之机

症是辨病和辨证的依据，《黄帝内经》的"病机十九条"根据证候辨病证之机，为病证诊断提供了依据。但若患者的临床表现很少或不典型的时候，辨病证之机就有一定的困难，此时应尽可能采集和疾病发生发展相关的因素，如生活习惯、居住环境等，分析这些因素与疾病之间的内在联系，进而找出是否有阴阳失调、气血逆乱、脏腑功能失调等病理变化。以辨证的病机为例，现代许多疾病如失眠、头痛，其发生发展与饮食结构不合理、压力太大有关，这两个因素导致的结果是"郁"和"痰"，抓住这一病机，就可以从痰、从郁去解决。

（二）动态先机

以整体观念为指导，充分考虑疾病的动态变化，把握疾病发展的趋势，也是中医诊断的重要内容。参考五行生克乘侮，六经病证及三焦、卫气营血病证的传变规律，五运六气理论等，可以把握疾病的先机，实现未病先防、既病防变、既变防传、瘥后防复。正如张仲景所说："见肝之病，知肝传脾，当先实脾。"

总之，"辨"是中医临床思维的基本特征，也是中医诊断的基本过程，"五辨"是一个整体的思维过程，其目的是提高诊断的准确性，其结果是中医立法治疗的依据。

第九章

中医医案与病历书写

扫一扫，查阅本章数字资源，含PPT、音视频、图片等

第一节　中医医案

一、中医医案的特点

医案又称诊籍、脉案、方案、病案，是中医临床医师实施辨证论治过程的文字记录，是保存、查核、考评乃至研究具体诊疗活动的档案资料。医案是融合个案诊疗分析、体会的文本，包括对辨证论治的成功经验和误诊误治教训的认识与总结。它不仅是医疗活动的真实记录，而且还反映了医者的临床经验及思维过程。

中医医案与中医病历都是对患者病情资料及临床活动的真实记录，原本二者并无区别，统称为医案，但按照现代标准，二者在内容、格式要求等方面存在一定的差异，意义也就有所侧重。中医医案是中医师记录、解析个案的诊疗全过程的叙议结合的传统临证文本，属医生临床思维活动的具体描述与分析，体现医生的中医理论与临床技能水平，其意义更多的在于临证经验的总结与学术思想的传承。中医病历则侧重于规范，须按照统一的书写格式，使用医学术语，详细如实记录患者病情、病史及诊疗经过，具有档案的特点，是医疗、科研、教学、管理及司法鉴定的重要资料。

二、中医医案的内容

中医医案是记录中医临证诊疗全过程和诊疗结果的文本，常选用中医临床疗效较好的典型病例，内容包括初诊、复诊的四诊资料及证的演变、辨证处方、药物用量用法、调护、预后、按语等记录，即诊疗的理、法、方、药综合运用的整体表述。其具体内容和要求如下。

1. 一般情况　患者的就诊时间、姓名、性别、年龄、婚姻状况、职业、居处环境等。

2. 诊疗过程　初诊的主诉、伴随症状、体征、病情变化和诊疗经过，附列相关实验室检查及其他辅助检查的结果，诊断以中医诊断为主，附列西医诊断。

3. 辨证分析与立法　介绍对本医案的辨证思路与治则。

4. 处方　方药治疗者，写出主方名称，列出药味、剂量、特殊煎法、用法，内服、外用药要分别注明，写明用药天数；针灸治疗为主者，列出所用穴位、手法和留针时间；推拿和正骨治疗者，详述穴位、部位与手法、治疗所用时间及所用材料。

5. 医嘱　内容包括用药时的注意事项、饮食宜忌、起居调摄及其他有针对性的医嘱。

6. 体会（按语）　论述对本病的辨析思路，是医案的重点和精华所在，内容包括对病情的

理解、立法处方的思路和用药特点及其变化、对某药材的特殊炮制及配合其他治疗方法的特殊用意，对本案诊疗的心得体会及对本病临证的启发意义等。

二诊、三诊等医案书写时，直接书写本次诊疗的变化即可。

三、中医医案示例

刘某，女，21岁，学生。2005年7月14日初诊。

主诉：胃脘胀痛5年，加重3天，伴恶心。

初诊：患者因住校就餐，饥饱不均，出现胃脘胀痛，在本地医院经胃镜检查诊断为慢性胃炎，用药不详，疗效不明显。近3天来胃脘胀痛，饥饿时明显，伴恶心、呃逆、呕吐，无反酸，腹胀，头晕，纳呆，二便调，睡眠佳。2002年胃镜检查报告：慢性浅表性胃炎，反流性食管炎，Hp（－）。舌质淡红，苔薄白，脉平缓。诊断为胃脘痛（慢性浅表性胃炎），胃虚气滞证。治以补中和胃法。方拟香砂六君子汤加减，方药如下。

党参10g，茯苓10g，炒白术10g，炙甘草6g，陈皮10g，法半夏6g，砂仁（后下）5g，焦曲6g，莱菔子5g，炒枳壳6g，淡干姜2g，大腹皮5g，干藿香5g，炒谷芽15g，大枣4g。4剂，水煎服，日1剂。嘱饮食宜软、烂、熟、温为佳。

二诊：服药4剂后，胃脘胀痛好转，已不恶心，仍感腹胀，纳、便可；舌质淡红，苔薄白，脉平缓。前方奏效，效不更方。上方加佩兰6g，继服7剂。饮食宜忌同前。

三诊：服药7剂后，胃脘胀痛消失，仍感腹胀，口干，纳少，便可。治以理气和胃。加郁金6g，香附6g，木香3g。7剂，水煎服，日1剂。饮食宜忌同前。

按：患者长期饮食不节，造成脾胃虚弱，运化、受纳功能减退，气机不畅，则胃脘胀痛不适、腹胀、纳呆；胃气以降为顺，胃气不降反而上逆则恶心、呃逆、呕吐；清阳不升，则头晕。因病位在脾胃，病性为虚实夹杂，用香砂六君子汤健脾益气和胃，补后天之本，滋气血生化之源。本案在香砂六君子汤的基础上，加枳壳行气宽中除胀；莱菔子消食降气；炒谷芽、焦曲消食和中、健脾开胃；大腹皮下气宽中；干姜温胃止呕；藿香解暑化湿；大枣补脾和药。二诊时考虑到正值暑季，患者常有暑温夹湿的现象，故加入佩兰以芳香化湿。三诊时胃痛已愈，仍腹胀、口干，说明气机仍然不畅，遂加郁金、香附疏肝理气；木香行气调中。香砂六君子汤出自《医方集解》，常用于治疗脾胃气虚、寒湿滞于中焦之脘腹胀满疼痛等。本案准确运用经方，根据季节特点，灵活加减用药，而获此良效（引自《当代名老中医典型医案集·内科分册（中册）》"方和谦医案"）。

第二节　中医病历书写

病历不仅是临床诊疗过程的真实记录，也是医生临床经验总结和临床研究的重要依据，同时也是解决医疗纠纷的法律文书。因此，病历书写是临床工作者必须掌握的基本技能，因而也属于中医诊断学的内容之一。

一、中医病历书写的基本要求

病历书写的内容和要求，依照卫生部（现国家卫生健康委员会）和国家中医药管理局联合发布的《中医病历书写基本规范》（国中医药医政发〔2010〕29号）进行。

病历是指医务人员在医疗活动过程中形成的文字、符号、图表、影像、切片等资料的总和，包括门（急）诊病历和住院病历。

中医病历书写是指医务人员通过望、闻、问、切及查体、辅助检查、诊断、治疗、护理等医疗活动获得有关资料，并进行归纳、分析、整理形成医疗活动记录的行为。中医病历书写的基本要求如下

1. 病历书写应当客观、真实、准确、及时、完整、规范。

2. 病历书写应当使用蓝黑墨水或碳素墨水，需复写的病历资料可以使用蓝或黑色油水的圆珠笔。计算机打印的病历应当符合病历保存的要求。

3. 病历书写应当使用中文，通用的外文缩写和无正式中文译名的症状、体征、疾病名称等可以使用外文。

4. 病历书写应规范使用医学术语，中医术语的使用依照相关标准、规范执行。要求文字工整，字迹清晰，表述准确，语句通顺，标点正确。计量单位使用公制，如克（g）、千克（kg）等，不得使用"斤""两"等计量单位。

5. 病历书写过程中出现错字时，应当用双线划在错字上，保留原记录清楚、可辨，并注明修改时间，修改人签名。不得采用刮、黏、涂等方法掩盖或去除原来的字迹。

上级医务人员有审查修改下级医务人员书写的病历的责任。

6. 病历应当按照规定的内容书写，并由相应医务人员签名。

实习医务人员、试用期医务人员书写的病历，应当经过本医疗机构注册的医务人员审阅、修改并签名。

进修医务人员由医疗机构根据其胜任本专业工作实际情况认定后书写病历。

7. 病历书写一律使用阿拉伯数字书写日期和时间，采用 24 小时制记录。

8. 病历书写中涉及的诊断，包括中医诊断和西医诊断，其中中医诊断包括疾病诊断与证候诊断。

中医治疗应当遵循辨证论治的原则。

9. 对需取得患者书面同意方可进行的医疗活动，应当由患者本人签署知情同意书。患者不具备完全民事行为能力时，应当由其法定代理人签字；患者因病无法签字时，应当由其授权的人员签字；为抢救患者，在法定代理人或被授权人无法及时签字的情况下，可由医疗机构负责人或者授权的负责人签字。

因实施保护性医疗措施不宜向患者说明情况的，应当将有关情况告知患者近亲属，由患者近亲属签署知情同意书，并及时记录。患者无近亲属的或者患者近亲属无法签署同意书的，由患者的法定代理人或者关系人签署同意书。

中医病历书写内容及相关要求，应严格按照相关规定执行。由于目前广泛采用电子病历，其格式和要求参照国家中医药管理局制定发布的《中医电子病历基本规范（试行）》（2010 年 5 月 1 日起施行）。

二、中医病历书写的重点内容

中医病历书写的重点内容是主诉，现病史，中医病、证诊断。

（一）主诉的确定与书写要求

1. 主诉的确定　主诉是促使患者就诊的主要症状、体征及持续时间，是疾病主要矛盾的体现，也是认识和分析疾病的重要依据。主诉有时需要医生经过问诊或检查、分析思考后才能确

定。明确主诉，可使医生了解病情的轻重缓急、病程的长短，确定询问或检查的主次和顺序，大致判断出疾病的病位、病性、类别。此外，主诉还是划分现病史和既往史的主要依据。

2. 主诉的书写要求

（1）简洁规范　书写主诉要运用规范的书面语、医学术语，要突出部位、性质、程度、时间四要素，表达简洁明了，字数通常不超过 20 个。只能写症状或体征，而不能用病名、证名替代。

（2）重点突出　主诉强调的是主要症状或体征，能为明确诊断提供重要线索。通常只允许有 1～3 个，应避免追求全面而把次要的症状和体征列入其中。

（3）时间准确　每一主诉都必须有明确的时间，如年、月、日、时、分钟等。一般而言，病史在 1 年以上者以年为计，1 年以内者精确到月或周，1 个月以内者精确到天。尤其是急诊患者，应精确到小时或分钟。时间的记录应使用阿拉伯数字。对于两个症状以上的复合主诉，应按其症状发生时间的先后顺序排列，如"反复咳嗽 30 年，气喘 10 年，发作伴发热 5 天"。对于慢性病急性发作，除了写明发病的时间外，还要写明加剧时间，如"反复发作性头痛 10 年，加剧 3 天"。

此外，在某些特定情况下，虽然当前无明显症状或体征表现，但诊断资料、治疗目的明确，如患者 1 周前 B 超检查提示胆囊结石，现要求入院进行手术治疗，可用以下方式记述主诉，"发现'胆囊结石'1 周，入院手术"。

（二）现病史与既往史的划分

现病史是指患者当前所患病证的情况，包括本次疾病的发生、演变与诊治的全过程，以及就诊时的全部自觉症状。既往史是指患者过去健康与疾病的情况。

二者主要是根据主诉所定病证及其时间进行界定，即主诉所诉病证及其时间之内者属现病史的内容，而主诉所诉病证及其时间以外的其他疾病则属既往史的内容。

实际上，现病史与既往史有时难以截然划分。疾病的发展是一个过程，不同的阶段有不同的特点，许多疾病又有相似的症状。当某一疾病的典型症状、体征及发展特点尚未凸显时，疾病的诊断可能难以确立，或存在一定的偏差。有时既往所患"疾病"可能是现在就诊疾病发展过程的一个阶段，这一点对于中医整体观念来说，显得尤为重要。所以，正确划分现病史与既往史，不仅要确定主诉的内容及其时间，并且应当注重对病情发展的综合分析。

（三）现病史的书写要求

现病史即患者目前所要治疗的最主要疾病的病史，内容包括发病情况、主要症状特点及其发展变化情况、伴随症状、发病后诊疗经过及结果、现在症状及与鉴别诊断有关的阴性资料等。医生首先应完成必要的询问及检查，然后再按照疾病发生、变化的时间顺序，用规范的书面语记录。

1. 发病情况的记录　记录现病史时，应从初次发病开始记录，写明患者发病的时间、地点、起病缓急、症状表现、可能的原因或诱因。记录患者发病的原因或诱因时，应避免主观臆断，或根据患者的推断而轻易定论，如以"无明显诱因"，或"因……出现……"等进行记录，而应根据实际情况以"在……后出现……"真实记录。

2. 病情演变的记录　记录病情演变时应当按照症状发生、发展、变化的时间顺序，翔实记录主要症状特点及其发展变化情况，以及促使其症状发生变化的因素、伴随症状，发病以来诊治经过与结果，发病以来一般情况等。有时患者未曾出现，但具有鉴别诊断意义的阴性症状也应记录。

在记录患者诊治经过时，应尽量写明医院的名称，不宜写"当地医院"，或"某医院"，以便于评估其检查、治疗水平及可靠程度。其他医院的诊断结果与治疗应用的药物名称、剂量、使用方法均应详细记录，其内容宜加引号。若患者确实无法描述诊治情况，且无法提供详细的病历资料以供查询时，可注明"具体诊断与治疗不详""具体药物、用法、用量不详"。历次治疗后的症状变化也应详细记录，不仅可判断以往诊断的正确性与治疗效果，还可为本次的诊断与治疗提供参考。

3. 现在症状的记录 现在症状是指患者此次就诊时的症状和体征。在记录现在症状时，应当将最主要的症状放在首位，按照主次顺序依次记录。具有鉴别诊断意义的主要阴性症状也应记录在现在症状中。

（四）诊断结论书写要求

中医、中西医结合病历书写中的诊断内容，应包括中医诊断和西医诊断，中医诊断又包括病名诊断和证名诊断。书写中医病名、证名诊断应符合以下要求。

1. 规范使用病名、证名 诊断书写应依据中华人民共和国国家标准《中医临床诊疗术语》，规范使用病名和证名，而不能以西医病名代替。

2. 明辨病名与证名 病名与证名是不同的诊断概念，不能将病名与证名混为一谈，如血虚眩晕、肾虚腰痛、湿热痢疾等。

3. 诊断结论的排序 患者若同时患有多种疾病，应按重要的、急性的、本科的在先，次要的、慢性的、他科的在后的顺序分行排列，如内科门诊患者，诊断为感冒、肩痹、闭经。

4. 待确诊的处理方法 在对具体病种尚不能明确诊断时，可采用"某（症）待查""暑瘟待排""疫毒痢？"等形式记录诊断意向，一旦病名诊断明确，应及时予以纠正、更新。

5. 证名诊断的要求 应具备病位、病性等，如肝郁气滞证、脾肾阳虚证、胃火炽盛证等。多种病并存时，不能每个病名之后分别写出证名，而应写出一个能够反映整体病机的统一证名。

三、中医病历书写的格式

（一）门诊病历

1. 初诊记录

年　月　日　　科别

姓名　　　性别　　　年龄　　　职业

主诉：促使患者就诊的主要症状（或体征）及持续时间。

现病史：主症发生的时间、主要病情的发展变化、本次就诊前的诊治经过及目前情况。

既往史：记录与本次就诊疾病有关的重要既往病史、个人史与过敏史。

中医四诊情况：运用中医术语，简明扼要记录望、闻、问、切四诊情况，特别要注意舌象、脉象。

体格检查：记录生命体征、与本病相关的阳性体征及具有鉴别意义的阴性体征。

辅助检查：记录就诊时已获得的相关检查结果。

诊断：

中医诊断（包括病名诊断和证名诊断）：

西医诊断：

处理：

（1）中医论治：记录治则治法、方药、用法等。

（2）西医治疗：记录具体用药、剂量、用法等。

（3）拟行检查项目的具体名称。

（4）饮食起居宜忌、随诊要求、注意事项。

医师签名：

2. 复诊记录

年　月　日　时　　　科别

记录内容及要求如下。

（1）前次诊疗后的病情变化，中医四诊情况，辅助检查结果，简要的辨证分析，补充诊断、更正诊断。

（2）各种诊治措施的改变及其原因。

（3）随诊要求、注意事项等。

（4）同一医师守方超过3次后要重新誊写处方。

（5）3次没有确诊或疗效不佳者必须有上级医师的会诊意见。上级医师的诊疗意见应详细记录，并经上级医师签字负责。

医师签名：

（二）住院病历

姓名：	性别：
年龄：	民族：
婚况：	职业：
发病节气：	出生地：
常住地址：	单位：

入院时间：年　月　日　时　　病史采集时间：年　月　日　时

病史陈述者：　　　　　　　可靠程度：

主诉：促使患者就诊的主要症状（或体征）及持续时间。

现病史：是指患者本次疾病发生、演变、诊疗等方面的详细情况，应当按时间顺序书写，并结合中医问诊记录目前的情况。凡有鉴别意义的阴性症状亦应列入。内容应包括以下几个方面。

（1）起病情况　记录发病的时间、地点、起病缓急、前驱症状、可能的原因或诱因。

（2）主要症状特点及发展变化情况　按主要症状发生的先后顺序对其部位、性质、持续时间、程度、缓解或加剧因素，以及演变发展情况进行描述。

（3）伴随症状　记录伴随症状，描述伴随症状与主要症状之间的相互关系。

（4）发病以来诊治经过及结果　记录患者发病到入院期间，在院内、外接受检查与治疗的详细经过及效果。对患者提供的药名、诊断和手术名称需加引号以示区别。

（5）发病以来一般情况　结合"十问歌"简要记录患者发病后的寒热、饮食、睡眠、情志、二便、体重等情况。

与本次疾病虽无紧密关系，但仍需治疗的其他疾病情况，可在现病史后另起一段予以记录。

既往史：指患者过去的健康和疾病情况，包括既往健康状况、疾病史、传染病史、预防接种史、手术外伤史、输血史、食物或药物过敏史等。

个人史：记录出生地及长期居留地，生活习惯及有无烟、酒、药物等嗜好，职业与工作条件，有无工业毒物、粉尘、放射性物质接触史，有无冶游史。

婚育史、经产史：包括婚姻状况、结婚年龄、配偶健康状况、有无子女等。女性患者还应记录经带胎产史，初潮年龄、行经期天数、经期间隔天数、末次月经时间（或闭经年龄），月经量、痛经及生育、流产次数等情况。

月经史记录格式

初潮年龄 $\dfrac{每次行经天数}{经期间隔天数}$ 末次月经时间（或闭经年龄）

家族史：父母、兄弟、姐妹健康状况，有无与患者相类似的疾病，有无家族遗传倾向的疾病。

中医望、闻、切诊：应当记录神色、形态、语声、气息、舌象、脉象等。

体格检查：应当按照系统依次书写，内容包括体温、脉搏、呼吸、血压，一般情况，皮肤、黏膜，全身浅表淋巴结，头部及其器官，颈部，胸部（胸廓、肺部、心脏、血管），腹部（肝、脾等），直肠、肛门、外生殖器，脊柱，四肢，神经系统等。

专科情况：应当根据专科需要记录专科特殊情况。

辅助检查：指采集病史时已获得的与本次疾病相关的主要检查及其结果。应分类并按检查时间顺序记录，如是在其他医疗机构所做的检查，应当写明该机构名称及检查号。

辨病辨证依据：汇集四诊资料，运用中医临床辨证思维方法，分析病因病机，得出中医辨病辨证依据。

西医诊断依据：从病史、症状、体征和辅助检查等方面总结主要疾病的诊断依据。

初步诊断：指经治医师根据患者入院时的情况，综合分析所做出的诊断。如初步诊断为多项时，应当主次分明。对待查病例应列出可能性较大的诊断。

中医诊断：病名（包括主要疾病和其他疾病）
　　　　　证名
西医诊断：（包括主要疾病和其他疾病）

实习医师（签名）

住院医师（签名）

如有修正诊断、确定诊断、补充诊断时，应书写在原诊断的左下方，并签上医师姓名和诊断时间。

（三）病程记录

病程记录是指继入院记录之后，对患者病情和诊疗过程所进行的连续性记录，内容包括患者的病情变化情况，重要的辅助检查结果及临床意义，上级医师查房意见，会诊意见，医师分析讨论意见，所采取的诊疗措施及效果，医嘱更改及理由，向患者及其近亲属告知的重要事项等。

主要病程记录的要求及内容如下。

1. 首次病程记录　是指患者入院后由经治医师或值班医师书写的第一次病程记录，应当在患者入院8小时内完成。首次病程记录的内容包括病例特点、拟诊讨论（诊断依据及鉴别诊断）、诊疗计划等。

（1）病例特点　应当在对病史、四诊情况、体格检查和辅助检查进行全面分析、归纳和整理后写出本病例特征，包括阳性发现和具有鉴别诊断意义的阴性症状和体征等。

（2）拟诊讨论（诊断依据及鉴别诊断）　　根据病例特点，提出初步诊断和诊断依据，对诊断不明的写出鉴别诊断并进行分析，并对下一步诊治措施进行分析。诊断依据包括中医辨病、辨证依据与西医诊断依据；鉴别诊断包括中医鉴别诊断与西医鉴别诊断。

（3）诊疗计划　　提出具体的检查、中西医治疗措施及中医调护等。

2. 日常病程记录　　是指对患者住院期间诊疗过程的经常性、连续性记录，由经治医师书写，也可以由实习医务人员或试用期医务人员书写，但应有经治医师签名。书写日常病程记录时，首先标明记录时间，另起一行记录具体内容。对病危患者应当根据病情变化随时书写病程记录，每天至少 1 次，记录时间应当具体到分钟。对病重患者，至少 2 天记录 1 次病程记录。对病情稳定的患者，至少 3 天记录 1 次病程记录。

日常病程记录应反映四诊情况及治法、方药变化及其变化依据等。

3. 上级医师查房记录　　是指上级医师查房时对患者病情、诊断、鉴别诊断、当前治疗措施疗效的分析及下一步诊疗意见等的记录。

4. 疑难病例讨论记录　　是指由科主任或具有副主任医师以上专业技术任职资格的医师主持、召集有关医务人员对确诊困难或疗效不确切病例讨论的记录，内容包括讨论日期、主持人、参加人员姓名及专业技术职务、具体讨论意见及主持人小结意见等。

病程记录的相关内容还有许多，不同的专科还有各自特殊的要求，具体内容参照《中医病历书写基本规范》。

主要参考书目

[1] 朱文锋. 中医诊断学学习指导 [M]. 上海：上海科学技术出版社，1997.

[2] 朱文锋. 中医药学高级丛书：中医诊断学 [M]. 2 版. 北京：人民卫生出版社，2011.

[3] 袁肇凯. 中医诊断实验方法学 [M]. 2 版. 北京：科学出版社，2007.

[4] 朱文锋. 常见症状中医鉴别诊疗学 [M]. 北京：人民卫生出版社，2006.

[5] 李灿东. 中医诊断临床模拟训练 [M]. 北京：中国中医药出版社，2009.

[6] 李灿东，吴承玉. 中医诊断学 [M]. 9 版. 北京：中国中医药出版社，2012.

[7] 李灿东. 中医诊断学 [M]. 2 版. 北京：中国中医药出版社，2016.

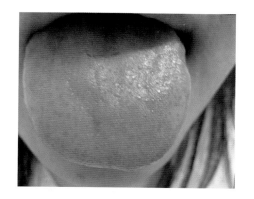

彩图 1　淡红舌

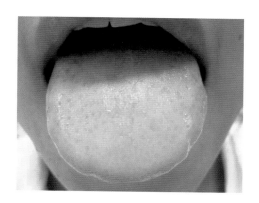

彩图 2　淡白舌

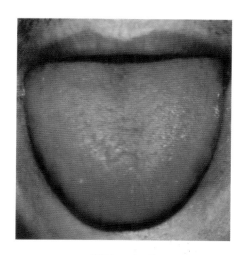

彩图 3　红舌

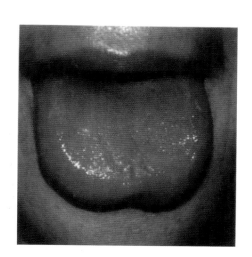

彩图 4　绛舌

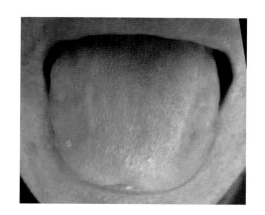

彩图 5　青舌

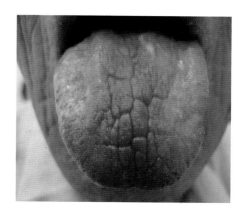

彩图 6　裂纹舌

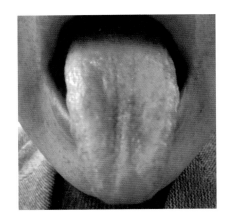

彩图 7　腻苔

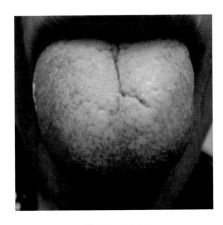

彩图 8　腐苔

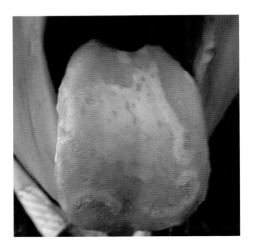

彩图 9　地图舌

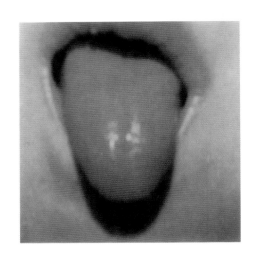

彩图 10　镜面舌

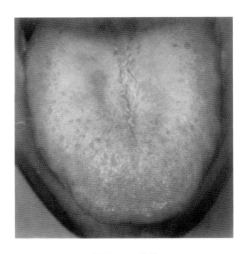

彩图 11　黄苔

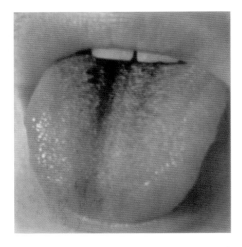

彩图 12　黑苔

全国中医药行业高等教育"十四五"规划教材

全国高等中医药院校规划教材（第十一版）

教材目录（第一批）

注：凡标☆号者为"核心示范教材"。

（一）中医学类专业

序号	书 名	主 编		主编所在单位	
1	中国医学史	郭宏伟	徐江雁	黑龙江中医药大学	河南中医药大学
2	医古文	王育林	李亚军	北京中医药大学	陕西中医药大学
3	大学语文	黄作阵		北京中医药大学	
4	中医基础理论☆	郑洪新	杨 柱	辽宁中医药大学	贵州中医药大学
5	中医诊断学☆	李灿东	方朝义	福建中医药大学	河北中医学院
6	中药学☆	钟赣生	杨柏灿	北京中医药大学	上海中医药大学
7	方剂学☆	李 冀	左铮云	黑龙江中医药大学	江西中医药大学
8	内经选读☆	翟双庆	黎敬波	北京中医药大学	广州中医药大学
9	伤寒论选读☆	王庆国	周春祥	北京中医药大学	南京中医药大学
10	金匮要略☆	范永升	姜德友	浙江中医药大学	黑龙江中医药大学
11	温病学☆	谷晓红	马 健	北京中医药大学	南京中医药大学
12	中医内科学☆	吴勉华	石 岩	南京中医药大学	辽宁中医药大学
13	中医外科学☆	陈红风		上海中医药大学	
14	中医妇科学☆	冯晓玲	张婷婷	黑龙江中医药大学	上海中医药大学
15	中医儿科学☆	赵 霞	李新民	南京中医药大学	天津中医药大学
16	中医骨伤科学☆	黄桂成	王拥军	南京中医药大学	上海中医药大学
17	中医眼科学	彭清华		湖南中医药大学	
18	中医耳鼻咽喉科学	刘 蓬		广州中医药大学	
19	中医急诊学☆	刘清泉	方邦江	首都医科大学	上海中医药大学
20	中医各家学说☆	尚 力	戴 铭	上海中医药大学	广西中医药大学
21	针灸学☆	梁繁荣	王 华	成都中医药大学	湖北中医药大学
22	推拿学☆	房 敏	王金贵	上海中医药大学	天津中医药大学
23	中医养生学	马烈光	章德林	成都中医药大学	江西中医药大学
24	中医药膳学	谢梦洲	朱天民	湖南中医药大学	成都中医药大学
25	中医食疗学	施洪飞	方 泓	南京中医药大学	上海中医药大学
26	中医气功学	章文春	魏玉龙	江西中医药大学	北京中医药大学
27	细胞生物学	赵宗江	高碧珍	北京中医药大学	福建中医药大学

序号	书 名	主 编		主编所在单位	
28	人体解剖学	邵水金		上海中医药大学	
29	组织学与胚胎学	周忠光	汪 涛	黑龙江中医药大学	天津中医药大学
30	生物化学	唐炳华		北京中医药大学	
31	生理学	赵铁建	朱大诚	广西中医药大学	江西中医药大学
32	病理学	刘春英	高维娟	辽宁中医药大学	河北中医学院
33	免疫学基础与病原生物学	袁嘉丽	刘永琦	云南中医药大学	甘肃中医药大学
34	预防医学	史周华		山东中医药大学	
35	药理学	张硕峰	方晓艳	北京中医药大学	河南中医药大学
36	诊断学	詹华奎		成都中医药大学	
37	医学影像学	侯 键	许茂盛	成都中医药大学	浙江中医药大学
38	内科学	潘 涛	戴爱国	南京中医药大学	湖南中医药大学
39	外科学	谢建兴		广州中医药大学	
40	中西医文献检索	林丹红	孙 玲	福建中医药大学	湖北中医药大学
41	中医疫病学	张伯礼	吕文亮	天津中医药大学	湖北中医药大学
42	中医文化学	张其成	臧守虎	北京中医药大学	山东中医药大学

（二）针灸推拿学专业

序号	书 名	主 编		主编所在单位	
43	局部解剖学	姜国华	李义凯	黑龙江中医药大学	南方医科大学
44	经络腧穴学☆	沈雪勇	刘存志	上海中医药大学	北京中医药大学
45	刺法灸法学☆	王富春	岳增辉	长春中医药大学	湖南中医药大学
46	针灸治疗学☆	高树中	冀来喜	山东中医药大学	山西中医药大学
47	各家针灸学说	高希言	王 威	河南中医药大学	辽宁中医药大学
48	针灸医籍选读	常小荣	张建斌	湖南中医药大学	南京中医药大学
49	实验针灸学	郭 义		天津中医药大学	
50	推拿手法学☆	周运峰		河南中医药大学	
51	推拿功法学☆	吕立江		浙江中医药大学	
52	推拿治疗学☆	井夫杰	杨永刚	山东中医药大学	长春中医药大学
53	小儿推拿学	刘明军	邰先桃	长春中医药大学	云南中医药大学

（三）中西医临床医学专业

序号	书 名	主 编		主编所在单位	
54	中外医学史	王振国	徐建云	山东中医药大学	南京中医药大学
55	中西医结合内科学	陈志强	杨文明	河北中医学院	安徽中医药大学
56	中西医结合外科学	何清湖		湖南中医药大学	
57	中西医结合妇产科学	杜惠兰		河北中医学院	
58	中西医结合儿科学	王雪峰	郑 健	辽宁中医药大学	福建中医药大学
59	中西医结合骨伤科学	詹红生	刘 军	上海中医药大学	广州中医药大学
60	中西医结合眼科学	段俊国	毕宏生	成都中医药大学	山东中医药大学
61	中西医结合耳鼻咽喉科学	张勤修	陈文勇	成都中医药大学	广州中医药大学
62	中西医结合口腔科学	谭 劲		湖南中医药大学	

（四）中药学类专业

序号	书　名	主　编		主编所在单位	
63	中医学基础	陈　晶	程海波	黑龙江中医药大学	南京中医药大学
64	高等数学	李秀昌	邵建华	长春中医药大学	上海中医药大学
65	中医药统计学	何　雁		江西中医药大学	
66	物理学	章新友	侯俊玲	江西中医药大学	北京中医药大学
67	无机化学	杨怀霞	吴培云	河南中医药大学	安徽中医药大学
68	有机化学	林　辉		广州中医药大学	
69	分析化学（上）（化学分析）	张　凌		江西中医药大学	
70	分析化学（下）（仪器分析）	王淑美		广东药科大学	
71	物理化学	刘　雄	王颖莉	甘肃中医药大学	山西中医药大学
72	临床中药学☆	周祯祥	唐德才	湖北中医药大学	南京中医药大学
73	方剂学	贾　波	许二平	成都中医药大学	河南中医药大学
74	中药药剂学☆	杨　明		江西中医药大学	
75	中药鉴定学☆	康廷国	闫永红	辽宁中医药大学	北京中医药大学
76	中药药理学☆	彭　成		成都中医药大学	
77	中药拉丁语	李　峰	马　琳	山东中医药大学	天津中医药大学
78	药用植物学☆	刘春生	谷　巍	北京中医药大学	南京中医药大学
79	中药炮制学☆	钟凌云		江西中医药大学	
80	中药分析学☆	梁生旺	张　彤	广东药科大学	上海中医药大学
81	中药化学☆	匡海学	冯卫生	黑龙江中医药大学	河南中医药大学
82	中药制药工程原理与设备	周长征		山东中医药大学	
83	药事管理学☆	刘红宁		江西中医药大学	
84	本草典籍选读	彭代银	陈仁寿	安徽中医药大学	南京中医药大学
85	中药制药分离工程	朱卫丰		江西中医药大学	
86	中药制药设备与车间设计	李　正		天津中医药大学	
87	药用植物栽培学	张永清		山东中医药大学	
88	中药资源学	马云桐		成都中医药大学	
89	中药产品与开发	孟宪生		辽宁中医药大学	
90	中药加工与炮制学	王秋红		广东药科大学	
91	人体形态学	武煜明	游言文	云南中医药大学	河南中医药大学
92	生理学基础	于远望		陕西中医药大学	
93	病理学基础	王　谦		北京中医药大学	

（五）护理学专业

序号	书　名	主　编		主编所在单位	
94	中医护理学基础	徐桂华	胡　慧	南京中医药大学	湖北中医药大学
95	护理学导论	穆　欣	马小琴	黑龙江中医药大学	浙江中医药大学
96	护理学基础	杨巧菊		河南中医药大学	
97	护理专业英语	刘红霞	刘　娅	北京中医药大学	湖北中医药大学
98	护理美学	余雨枫		成都中医药大学	
99	健康评估	阚丽君	张玉芳	黑龙江中医药大学	山东中医药大学

序号	书 名	主 编		主编所在单位	
100	护理心理学	郝玉芳		北京中医药大学	
101	护理伦理学	崔瑞兰		山东中医药大学	
102	内科护理学	陈 燕	孙志岭	湖南中医药大学	南京中医药大学
103	外科护理学	陆静波	蔡恩丽	上海中医药大学	云南中医药大学
104	妇产科护理学	冯 进	王丽芹	湖南中医药大学	黑龙江中医药大学
105	儿科护理学	肖洪玲	陈偶英	安徽中医药大学	湖南中医药大学
106	五官科护理学	喻京生		湖南中医药大学	
107	老年护理学	王 燕	高 静	天津中医药大学	成都中医药大学
108	急救护理学	吕 静	卢根娣	长春中医药大学	上海中医药大学
109	康复护理学	陈锦秀	汤继芹	福建中医药大学	山东中医药大学
110	社区护理学	沈翠珍	王诗源	浙江中医药大学	山东中医药大学
111	中医临床护理学	裘秀月	刘建军	浙江中医药大学	江西中医药大学
112	护理管理学	全小明	柏亚妹	广州中医药大学	南京中医药大学
113	医学营养学	聂 宏	李艳玲	黑龙江中医药大学	天津中医药大学

（六）公共课

序号	书 名	主 编		主编所在单位	
114	中医学概论	储全根	胡志希	安徽中医药大学	湖南中医药大学
115	传统体育	吴志坤	邵玉萍	上海中医药大学	湖北中医药大学
116	科研思路与方法	刘 涛	商洪才	南京中医药大学	北京中医药大学

（七）中医骨伤科学专业

序号	书 名	主 编		主编所在单位	
117	中医骨伤科学基础	李 楠	李 刚	福建中医药大学	山东中医药大学
118	骨伤解剖学	侯德才	姜国华	辽宁中医药大学	黑龙江中医药大学
119	骨伤影像学	栾金红	郭会利	黑龙江中医药大学	河南中医药大学洛阳平乐正骨学院
120	中医正骨学	冷向阳	马 勇	长春中医药大学	南京中医药大学
121	中医筋伤学	周红海	于 栋	广西中医药大学	北京中医药大学
122	中医骨病学	徐展望	郑福增	山东中医药大学	河南中医药大学
123	创伤急救学	毕荣修	李无阴	山东中医药大学	河南中医药大学洛阳平乐正骨学院
124	骨伤手术学	童培建	曾意荣	浙江中医药大学	广州中医药大学

（八）中医养生学专业

序号	书 名	主 编		主编所在单位	
125	中医养生文献学	蒋力生	王 平	江西中医药大学	湖北中医药大学
126	中医治未病学概论	陈涤平		南京中医药大学	